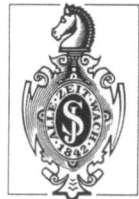

Ingomar-Werner Franz

Ergometrie bei Hochdruckkranken

Diagnostische und therapeutische
Konsequenzen für die Praxis

Mit 70 Abbildungen und 58 Tabellen

Geleitwort von P. Schölmerich

Springer-Verlag Berlin Heidelberg GmbH 1982

Ass. Prof. Dr. med. habil. Ingomar-Werner Franz

Institut für Leistungsmedizin und Kardiologische Abteilung,
Klinikum Charlottenburg, Freie Universität Berlin,
Forckenbeckstraße 20, 1000 Berlin 33

ISBN 978-3-662-07086-4   ISBN 978-3-662-07085-7 (eBook)
DOI 10.1007/978-3-662-07085-7

CIP-Kurztitelaufnahme der Deutschen Bibliothek
Franz, Ingomar-Werner:
Ergometrie bei Hochdruckkranken: diagnost. u. therapeut. Konsequenzen für
d. Praxis/Ingomar-Werner Franz. – Berlin; Heidelberg; New York: Springer,
1982.

2127/3140–543210

*Gaby, Thorid, Göran
und meiner Mutter
gewidmet*

Geleitwort

In den letzten beiden Jahrzehnten sind der praktischen Medizin zu ihrer kurativen Funktion in größerem Umfang als früher Aufgaben zugefallen, die unter dem Begriff „vorbeugende Gesundheitspflege" zusammengefaßt werden. Diese Entwicklung steht mit dem Wandel des Krankheitspanoramas in engem Zusammenhang. In den ökonomisch hoch entwickelten Ländern ist die durch Infektionskrankheiten bedingte Erkrankungsziffer stark zurückgedrängt worden, auf der anderen Seite haben aber die verschiedenen Spielarten der Arteriosklerose, bestimmte Tumorerkrankungen und sogenannte funktionelle Syndrome den Charakter von Massenerscheinungen angenommen.
Systematische epidemiologische Untersuchungen führten zum Konzept der Risikofaktoren, d.h. bestimmter exogener oder endogener Faktoren, deren Ausschaltung im Idealfall die Manifestation einer Krankheit vermeiden oder aber sie im späteren Lebensablauf oder in milderer Form manifest werden läßt. Diese Gesichtspunkte haben große sozioökonomische und sozialmedizinische Bedeutung, wie sich aus allen Statistiken über die Ursache von Arbeitsunfähigkeit und Frühberentung, sowie den Anteil verschiedener Erkrankungen an der Gesamtsterblichkeit ergibt.
Eine wirksame Vermeidung von Krankheiten durch primäre Praevention (Ausschaltung der Krankheitsursachen) oder eine Früherfassung von Erkrankungssymptomen (sekundäre Praevention), die zur Frühbehandlung führt, hätten umso größere Bedeutung als für einen Großteil der genannten Krankheitsformen nur symptomatische Behandlungsverfahren zur Verfügung stehen, nicht aber kausal wirksame.
Die Umsetzung der epidemiologisch wohlbegründeten Erkenntnisse in praktisches Handeln stößt freilich auf zahlreiche Schwierigkeiten. Sie liegen in wechselnd ausgeprägtem Gesundheitsbewußtsein mit schichtenspezifisch unterschiedlicher Inanspruchnahme von Praeventivmaßnahmen, vor allem, solange keine Beschwerden bestehen, die den Arzt in Anspruch nehmen lassen. Die Probleme beziehen sich aber auch auf die Kosten/Nutzen-Relation, die bei ungezieltem screening zu kaum vertretbarer Kostensteigerung führt, bei abgrenzbaren Risikogruppen aber ein günstigeres Verhältnis erkennen läßt. Schließlich bestehen aber auch noch zahlreiche Schwierigkeiten in der diagnostischen Bewertung und prognostischen Einschätzung bestimmter Befunde.
Das gilt in besonderem Maße für einen der wirksamsten Risikofaktoren in der Pathogenese der Arteriosklerose, die arterielle Hypertonie. Epidemiologische Daten zeigen, daß von den auf mindestens 10% der erwachsenen Bevölkerung geschätzten Betroffenen nur ein Viertel adäquat behandelt wird. Der wesentliche

Grund hierfür liegt darin, daß die Hypertonie dem Träger nicht bewußt ist. Die Bewertung gemessener arterieller Druckwerte ist gleichfalls nicht ohne Problematik. Schwankungen des Ruheblutdrucks, unterschiedliche Grenzwerte für normale und überhöhte Drücke und daraus abgeleitete differente therapeutische Empfehlungen verunsichern den Patienten wie den Arzt.

Hier liegt der erste Ansatzpunkt der vorliegenden Arbeit, die mit Hilfe einer dosierten ergometrischen Belastung eine schärfere Abgrenzung der Bereiche Normotonie, Grenzwerthypertonie und definitive Hypertonie ermöglicht. Die unterschiedliche Reaktion verschiedener Probandengruppen auf körperliche Belastung läßt gleichzeitig prognostische Aussagen zu und ist auch unter therapeutischen Aspekten aufschlußreich. Es hat sich in den vorliegenden Untersuchungen gezeigt, daß die gebräuchlichen Antihypertonika keineswegs in gleicher Weise Ruheblutdruck und Belastungsdruck senken. Schließlich kann die ergometrische Belastung auch als Modell zur Bewertung von belastungsabhängigen Stoffwechselvorgängen und hormonalen Reaktionen benutzt werden. Damit ist ein Teil der Nebenwirkungen der Therapeutika besser zu verstehen und leichter zu vermeiden.

Die Ergebnisse der an einer großen Zahl von Probanden gewonnenen Befunde haben große sozialmedizinische Bedeutung. Das Untersuchungsverfahren ist zudem universell anwendbar, nicht sehr zeitaufwendig und auch unter dem Gesichtspunkt der Kosten vertretbar.

Das Preisrichterkollegium der Stiftung „Hufeland-Preis" hat in der Monographie einen bedeutsamen Beitrag zur vorbeugenden Gesundheitspflege gesehen und vorgeschlagen, die Monographie als Preisarbeit des Jahres 1981 anzuerkennen. Diesem Vorschlag hat sich das Kuratorium der Stiftung „Hufeland-Preis" angeschlossen. Damit wird eine über zwanzigjährige Tradition fortgesetzt, Arbeiten auszuzeichnen, die wissenschaftlich begründete und praktisch anwendbare neue Erkenntnisse auf dem Gebiet der vorbeugenden Gesundheitspflege vermitteln.

P. Schölmerich
Kuratorium der Stiftung „Hufeland-Preis"

Vorwort

Der Blutdruckwert als die zentrale Größe in der Diagnostik der arteriellen Hypertonie unterliegt einer ausgeprägten Variabilität. Je nach Tageszeit und der momentanen physischen und emotionellen Lage lassen sich erheblich unterschiedliche Blutdruckwerte erheben. Hieraus ergeben sich für die klinische Einschätzung der arteriellen Hypertonie zwei wesentliche Probleme. Zum einen wird gut verständlich, daß die Blutdruckerfassung und Beurteilung in der Praxis häufig äußerst schwierig sein kann und die von der WHO vorgeschlagene Gruppeneinteilung in Normotonie, Grenzwerthypertonie und Hypertonie rein willkürlich erscheint. Dieses gilt besonders für die Diagnosestellung der Grenzwerthypertonie, der juvenilen labilen Hypertonie oder des erhöhten Blutdruckes im Alter.

Zum anderen erlaubt die Ruheblutdruckmessung keine Rückschlüsse auf die durch alltägliche Belastungen hervorgerufenen und zum Teil exzessiven Blutdruckanstiege, die das Ausmaß der Folgeerkrankungen der arteriellen Hypertonie mitbestimmen dürften. Dies gilt sowohl für die Progredienz kardiovaskulärer Folgeerkrankungen, als auch besonders für die Gefahr akuter myokardialer Ereignisse bei Hochdruckkranken mit einer noch okkulten oder manifesten koronaren Herzerkrankung, da die überhöhten Belastungsblutdrücke gleichzeitig eine erhebliche Steigerung des myokardialen O_2-Verbrauchs bedeuten.

Es wird somit ein standardisiertes Testverfahren benötigt, welches zum einen vergleichbare und vor allen Dingen reproduzierbare Blutdruckwerte gewährleistet und somit die Beurteilung des hohen Blutdruckes erleichtert.

Zum anderen muß es eine standardisierte Überprüfung der sympathischen Aktivität ermöglichen, um das Auftreten und das Ausmaß überhöhter Belastungsblutdrücke besser abschätzen zu können.

Diese Voraussetzungen werden durch eine standardisierte ergometrische Untersuchung erfüllt. Die Ergometrie hat sich zur Beurteilung der kardiokorporalen Leistungsbreite in der Sport- und Arbeitsmedizin, aber auch zum Nachweis einer koronaren Herzkrankheit in Klinik und Praxis gerade wegen der guten Reproduzierbarkeit weltweit durchgesetzt.

Bedenkt man einerseits die gute Standardisierbarkeit und Anwendbarkeit einer ergometrischen Methode in der Praxis und andererseits die großen diagnostischen Probleme bei der Beurteilung des hohen Blutdruckes, so bietet sich eine ergometrische Untersuchung zur Hochdruckdiagnostik geradezu an. Bei der großen Zahl an Hochdruckkranken kann eine solche Methode nur dann einen wesentlichen Beitrag leisten, wenn sie apparativ nicht aufwendig und für den Patienten nicht belastend ist. Darüber hinaus darf die Einzeluntersuchung nicht kostenintensiv sein, so daß sie beliebig oft wiederholt werden kann. Auch der zeitliche Aufwand muß so bemessen sein, daß eine breite Anwendung auch als ambulante Routineuntersuchung möglich ist.

Ein wesentliches Teilziel des Buches beinhaltet deshalb die Beantwortung der Frage, ob die indirekte Messung des Blutdruckes während und nach standardisierter Ergometrie die Grenze zwischen willkürlich festgelegtem normalem und pathologischem Ruheblutdruck verdeutlichen und somit die Bewertung erleichtern kann und ob darüber hinaus ein weiterer klinischer Parameter meßbar wird, der für die Früherkennung der Hochdruckkrankheit, die Einschätzung des Schweregrades und die Indikationsstellung zur medikamentösen Therapie bedeutsam ist. Dabei sollen drei wesentliche Teilaspekte besprochen werden:

1. Erleichtert eine ergometrische Untersuchung die Beurteilung der Grenzwerthypertonie?
2. Wird die Bewertung des grenzwertig bis leicht erhöhten Blutdruckes im Alter durch eine ergometrische Blutdruckkontrolle erleichtert?
3. Ist durch eine ergometrische Überprüfung des Blutdruckverhaltens eine prognostische Abschätzung der arteriellen Hypertonie möglich?

Eine positive Beantwortung dieser drei Fragen wäre von größter präventivmedizinischer und sozialmedizinischer Bedeutung, weil hierdurch die Indikation zur medikamentösen Therapie wesentlich erleichtert würde, wodurch wiederum die Folgekrankheiten der arteriellen Hypertonie verhindert oder zumindest zeitlich herausgehoben werden könnten. Dies gilt um so mehr unter Berücksichtigung der neueren amerikanischen und australischen Interventionsstudien, die zeigten, daß gerade bei den leichten Hochdruckformen schon nach einer Nachverfolgungszeit von nur 5 Jahren die Totalmortalität durch eine Therapie signifikant gesenkt werden konnte.

Der Risikofaktor arterielle Hypertonie und das Ausmaß der vaskulären Folgeschäden wird nicht nur durch den erhöhten Ruheblutdruck bestimmt, sondern im wesentlichen auch durch die Stärke, Häufigkeit und Dauer der über den Tag verteilt auftretenden Blutdruckanstiege, hervorgerufen durch alltägliche psychische und physische Belastungen. Das therapeutische Ziel einer blutdrucksenkenden Behandlung muß in Anbetracht der Häufigkeit solcher Belastungsreaktionen daraufhin gerichtet sein, gerade diese zu beeinflussen, um das Herz-Kreislauf-System zu entlasten. Antihypertensiva müssen deshalb nicht nur den Ruheblutdruck, sondern auch die erhöhten Belastungsblutdrücke bei körperlichen und psychischen Belastungen zufriedenstellend senken, was jedoch nicht bei allen der Fall ist. Der zweite Teil des Buches beschäftigt sich deshalb mit der Beantwortung folgender Fragen:

1. Beeinflussen unterschiedliche β-Rezeptorenblocker bei äquivalenter Dosierung gleichstark den überhöhten Blutdruck während Ergometrie, und gibt es Unterschiede in der Wirkdauer?
2. Beeinflussen Diuretika und β-Rezeptorenblocker bei gleichstarker Blutdrucksenkung unter Ruhebedingungen auch gleichstark überhöhte Blutdruckanstiege während Ergometrie?

3. Verstärken Diuretika den blutdrucksenkenden Effekt von β-Rezeptorenblok-kern und eignen sie sich zur Kombination?
4. Ist eine kombinierte β-Rezeptorenblocker-Diuretika-Behandlung beim hohen Blutdruck im Alter sinnvoll und anwendbar?
5. Wie wird der bei Hochdruckkranken stark erhöhte myokardiale O_2-Ver-brauch, der die Gefahr eines Herzinfarktes, aber auch hypoxisch bedingter le-taler Arrhythmien in sich birgt, durch die unterschiedlichen Therapieformen beeinflußt?
6. Bewirkt ein Ausdauertraining mit Gewichtsabnahme eine Blutdrucksenkung, und welche Möglichkeit aber auch Probleme ergeben sich beim Sport?

Die Klärung dieser Fragen erweist sich deshalb von großer praktischer Bedeu-tung, da hierdurch zum einen die Therapie der arteriellen Hypertonie erleichtert und sicherer wird; zum anderen aber auch dadurch, daß offenkundig wird, daß die durch Alltagsbelastungen hervorgerufenen Blutdruckanstiege im Therapie-konzept mit berücksichtigt werden müssen.
An dieser Stelle sei meinen Mitarbeitern, Freunden und meiner Frau Gaby ge-dankt, die mich bei meiner Arbeit stets wohlwollend unterstützt haben. Ein be-sonderer Dank gilt auch dem Springer-Verlag und Herrn Dr. Wieczorek für die großzügige Unterstützung bei der Erstellung des Buches.

Berlin, im Januar 1982   I.-W. Franz

Inhaltsverzeichnis

I. Methodik

1. Grundlagen der Ergometrie

Ergometrische Funktionsprüfungen gewährleisten sowohl exakte Messungen als auch vergleichbare, reproduzierbare Ergebnisse bei der Bestimmung kardiopulmonaler Leistungsparameter. Sie eignen sich somit als Untersuchungsmethode in der Inneren Medizin und der Arbeits- und Sportmedizin, da sie den Untersucher schnell, objektiv und ohne großen apparativen Aufwand informieren. Zur Durchführung ergometrischer Untersuchungen und zur Beurteilung der Ergebnisse ist jedoch eine genaue Kenntnis der Methodik und des Verhaltens bestimmter Leistungsgrößen während ergometrischer Untersuchungen Grundvoraussetzung. Deshalb soll kurz auf die methodischen und leistungsphysiologischen Grundlagen eingegangen werden. Für eine weitergehende Einarbeitung in dieses Gebiet sei auf das Buch „Ergometrie" von Mellerowicz [300] verwiesen.

1.1. Methodische Grundlagen

1.1.1. Physikalische Grundlagen

Bei der Ergometrie wird im Gegensatz zu anderen Funktionsprüfungen des kardio-pulmo-korporalen Systems die Leistung des Körpers physikalisch exakt in den international gebräuchlichen Leistungsgrößen mkp/sec bzw. Watt gemessen. Als Leistungsmeßgeräte dienen dabei mechanisch oder elektromagnetisch gebremste Ergometer. Anhand des auf der ganzen Welt bewährten mechanisch gebremsten Ergometer von Åstrand (Abb. 1) sollen die physikalischen Grundlagen der Leistungsmessung kurz erläutert werden. Dazu soll zunächst die Frage beantwortet werden:
Wie wird die ergometrische Leistung gemessen?
Eine Leistung ist physikalisch definiert als Kraft mal Weg pro Zeit, wobei sich die *ergometrische* Leistung aus der Brems*kraft* und dem Brems*weg* pro Zeit ergibt.
Die Bremskraft läßt sich je nach Ergometertyp verschiedenartig regeln und ablesen. Die Meßvorrichtung bei dem in Abb. 1 dargestellen Ergometer ist als Pendelwaage ausgebildet, so daß die Reibungskraft, z. B. ein Kilopond (kp) direkt abgelesen werden kann. Der Bremsweg ergibt sich jeweils aus der Konstruktion

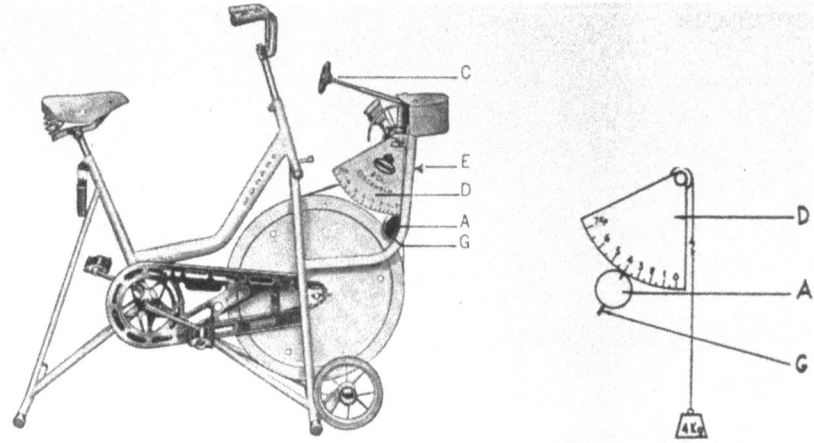

Abb. 1: Mechanisch gebremstes Fahrradergometer nach Åstrand

des Ergometers und ist somit eine feststehende Größe. Beim Ergometer von Åstrand beschreibt ein Punkt auf der Reibungsfläche des Schwungrades bei einer Tretkurbelumdrehung einen Bremsweg von 6 m. Wie läßt sich nun eine ergometrische Leistung errechnen?

Wird z. B. eine Bremskraft von 1 kp eingestellt, so vollbringt der Proband bei einer Tretkurbelumdrehung eine Arbeit (Kraft × Weg) von 6 kpm. Bei einer Tretkurbelumdrehung/min resultiert daraus eine Leistung von 6 kpm/min. Bei 50 Tretkurbelumdrehungen/min ergibt sich eine Leistung von 50 mal 6 und somit 300 kpm/min bzw. 5 kpm/sec oder in Watt ausgedrückt von rund 50 Watt, da 1 kpm/sec 9,81 Watt entspricht.

Aus dem bisher Gesagten lassen sich für die ergometrische Leistungsmessung zwei prinzipielle Aussagen ableiten: Die ergometrische Leistung kann sowohl durch die Erhöhung der Bremskraft (z. B. von 1 auf 2 kp) als auch durch die Erhöhung der Umdrehungszahl (z. B. von 50 auf 60 Umdrehungen) gesteigert werden.

Für die praktische Durchführung einer ergometrischen Untersuchung ist deshalb wichtig zu wissen, daß bei einer nicht exakten Einhaltung einer vorgegebenen Umdrehungszahl (z. B. 50 Umdrehungen/min) bei drehzahlabhängigen Ergometern mit einer hohen Fehlerbreite des Meßergebnisses zu rechnen ist.

Auch bei drehzahlunabhängigen Ergometern muß auf eine konstante und standardisierte Drehzahl geachtet werden, da die biologische Leistung bei gleicher physikalischer Leistung aber unterschiedlicher Drehzahl verschieden ist [271]. Das heißt, es ist nicht gleichgültig, ob z. B. eine Leistung von 100 Watt mit einer Umdrehungszahl von 30 oder aber 70 Umdrehungen pro Minute erbracht wird. Dieser Gesichtspunkt wird bei kardiologischen Verlaufskontrollen und bei der Beurteilung einer therapeutischen Effizienz viel zu wenig beachtet.

Darüber hinaus ist die biologische Leistung abhängig von der Kurbellänge, Kurbelhöhe und der Schwungmasse des verwendeten Ergometers und ganz besonders auch von den angewendeten Leistungs- und Steigerungsstufen [300, 301]. Deshalb soll anhand eigener vergleichender Untersuchungen über die Physical

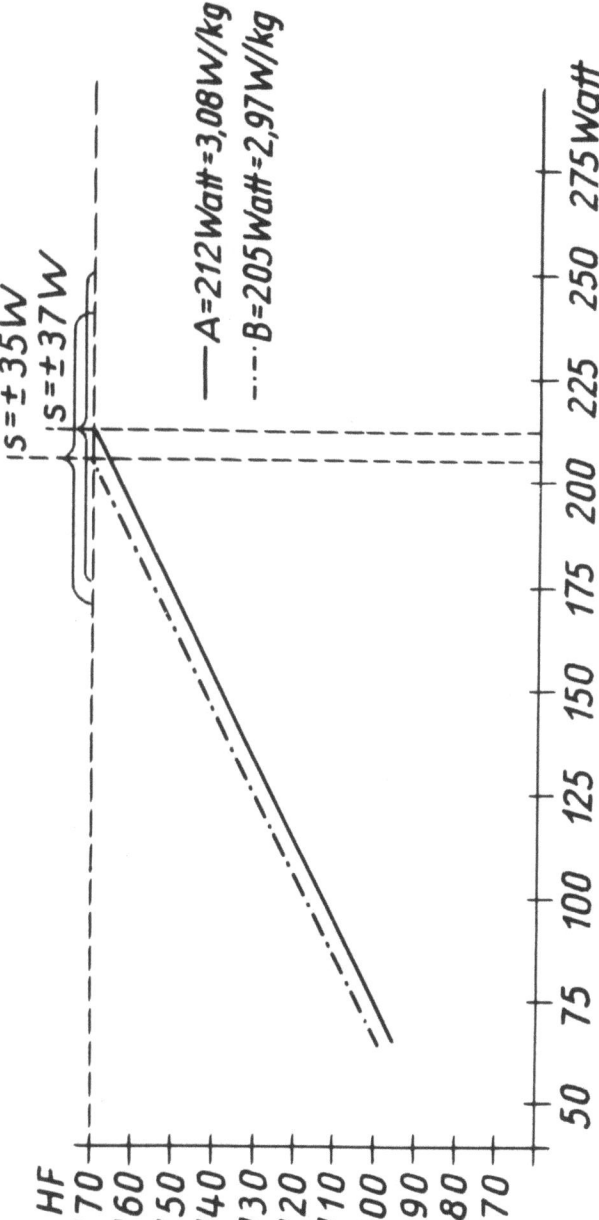

Abb. 2: PWC$_{170}$ ermittelt mit Steigerungsstufen von 25 Watt/2 min (Methode A) und 50 Watt/6 min (Methode B)

Working Capacity 170 auf diese wichtige Frage kurz eingegangen werden, zumal da diese Ergebnisse die methodische Grundlage für die zur Beurteilung des Blutdruckverhaltens während Ergometrie verwendeten Leistungs- und Steigerungsstufen darstellen.

1.1.2. Leistungs- und Steigerungsstufen

Durch die Ermittlung des individuellen Leistungsherzfrequenzverhaltens während der Ergometrie kann die aerobe Leistungsbreite eines einzelnen dadurch beurteilt werden, daß die gewonnenen Herzfrequenzen in Beziehung zur erbrachten Leistung in Watt gesetzt und mit den Normalwerten eines gesunden Kollektivs verglichen werden.
Verschiedene ergometrische Testverfahren wurden entwickelt, von denen sich die Bestimmung der Physical Working Capacity 170 (PWC 170) als besonders zuverlässig erwiesen hat [106, 107, 307, 331].
Die PWC 170 wurde von Wahlund [439] eingeführt und sollte mit drei aufeinanderfolgenden, jeweils 6½ Minuten dauernden Leistungsstufen unter Verwendung von Steigerungsstufen von 50 Watt bestimmt werden. Die Ermittlung der PWC 170 sollte dann mit Hilfe der auf den jeweiligen Leistungsstufen gemessenen Herzschlagfrequenzen unter Verwendung eines Diagramms (Abb. 2) graphisch durch Extrapolation erfolgen. Das heißt, es sollte bestimmt werden, wieviel Watt ein Proband bei einer Herzschlagfrequenz von 170 Schlägen/min leistet oder leisten würde. Die Verwendung von drei aufeinanderfolgenden jeweils 6½ Minuten dauernden Leistungsstufen ist jedoch für die tägliche Routineuntersuchung mit dem Problem des großen zeitlichen Aufwandes belastet.
Deshalb wurde in einer Untersuchung an 35 männlichen gesunden Probanden im Alter von 20 bis 30 Jahren der Frage nachgegangen, ob die mit kürzeren und unterschiedlichen Leistungsstufen (in bezug auf Dauer und Leistung) ermittelte PWC 170 in ihren Ergebnissen übereinstimmen, und ob sie reproduzierbare Ergebnisse gewährleisten [107]. In wechselnder Reihenfolge wurden deshalb bei allen Probanden folgende drei ergometrische Methoden zur Bestimmung der PWC 170 innerhalb einer Gesamtuntersuchungsdauer von 6 Minuten miteinander verglichen.

Methode A: Steigerungsstufen von 10 Watt/1 min. In der ersten Minute wurde die Wattzahl eingestellt, die etwa dem Körpergewicht in kg entsprach, dann wurde in Stufen von 10 Watt/1 min gesteigert.

Methode B: Steigerungsstufen von 25 Watt/2 min. Die Anfangsleistung betrug immer 75 Watt. Anschließend wurde für je zwei Minuten um 25 Watt gesteigert.

Methode C: Steigerungsstufen von 1 Watt/kg Körpergewicht/3 min. Die Anfangsleistung betrug 1 Watt/kg Körpergewicht über 3 Minuten. Die Leistung in weiteren 3 Minuten betrug 2 Watt/kg Körpergewicht.
Die auf diese Weise ermittelten PWC 170 ergab für die Methode A 170 Watt, für die Methode B 177 Watt und für die Methode C 176 Watt. Alle drei Methoden führten somit nahezu zu dem gleichen Ergebnis. d. h. innerhalb eines 6minütigen

Untersuchungsintervalls war die Bestimmung der PWC 170 mit den drei verschiedenen Steigerungsstufen von 10 Watt/1 min, 25 Watt/2 min und 1 Watt bzw. 2 Watt/kg Körpergewicht für drei Minuten annähernd identisch. Dieses galt sowohl für eine relativ hohe PWC 170 von 261 Watt (höchster ermittelter Wert) als auch für eine niedrige PWC 170 von nur 108 Watt (niedrigster ermittelter Wert).

Die auf der letzten Leistungsstufe in der 6. Minute erreichten Herzfrequenzen betrugen bei der Methode A im Mittel 140 und bei der Methode B 143 Schläge/min. Die Ermittlung der PWC 170 erfolgte somit mittels Extrapolation auf 170 Schläge/min. Es ist experimentell gesichert [17, 30, 198, 307, 363], daß die Gerade in dem Bereich von 140–170 Schlägen/min weiterhin linear verläuft. Dieses konnte auch durch die Methode C bei einigen Versuchspersonen bestätigt werden.

Somit stellt auch die mit modifizierter Methodik ermittelte PWC 170 eine objektive Maßangabe für die kardiokorporale Leistungsbreite dar. Die meisten Autoren [17, 299, 307, 331, 386] benutzen jedoch Leistungsstufen von 6 Minuten Dauer, deren Nachteil im großen zeitlichen Aufwand liegt. Verwendet man jedoch die kürzeren Leistungsstufen von 1 bzw. 2 Minuten Dauer, so stellt sich die wichtige Frage, ob die hiermit ermittelte PWC 170 weniger exakt ist, da die Herzfrequenz am Ende der jeweiligen Leistungsstufe möglicherweise noch nicht ganz ein Steady-state erreicht hat. Im Mittelpunkt einer weiteren Untersuchung stand deshalb die Beantwortung der Frage, ob die mit 6minütigen Leistungsstufen unter sicheren Steady-state-Bedingungen ermittelte PWC 170 und die mit 2minütigen Leistungsstufen ermittelte PWC 170 in ihren Endergebnissen differieren und wenn ja, in welchem Maß. Dazu wurden bei 30 männlichen Probanden im Alter von 18–38 Jahren folgende zwei Methoden verglichen [106]:

Methode A: 2minütige Leistungsstufen mit je 25 Watt/2 min Steigerung.

Methode B: 6minütige Leistungsstufen mit je 50 Watt/6 min Steigerung.

Die mit der Methode A ermittelte PWC 170 ergab 212 Watt bzw. 3,08 Watt/kg Körpergewicht, die mit der Methode B 205 Watt bzw. 2,97 Watt/kg Körpergewicht (Abb. 2). Somit zeigte sich kein signifikanter Unterschied bei einer Differenz von nur 7 Watt bzw. 0,11 Watt/kg Körpergewicht.

Für die praktische Ergometrie ist es von besonderer Bedeutung, daß die Stabilisierungszeit der Herzfrequenz zum Erreichen eines Steady-states bei Steigerungsstufen von 25 Watt mit zwei Minuten ausreichend lang ist und sich bei Gesunden kein signifikanter Unterschied zu den Ergebnissen mit Steigerungsstufen von 50 Watt/6 min ergab [106]. Somit stellt die mit Steigerungsstufen von 25 Watt/2 min gemessene PWC 170 eine objektive und reproduzierbare Maßangabe für die kardio-pulmo-korporale Leistung dar. Hierfür spricht auch die hochsignifikante ($p < 0,001$) Korrelation zwischen der PWC 170 ermittelt mit Steigerungsstufen von 25 Watt/2 min und der maximalen O_2-Aufnahme [142]. Dieses Ergebnis ist insofern nicht überraschend, da die Stabilisierungszeit der Leistungsherzfrequenzen, die zum Erreichen eines Steady-states erforderlich ist, selbstverständlich nicht nur von der Dauer der Leistungsstufe sondern auch von der Anfangsbelastung (nicht zu hoch) und im besonderen auch von der Größe der Steigerungsstufen in Watt abhängt. So erfordern Steigerungsstufen von über 10 bzw. 25 Watt Stabilisierungszeiten, die über eine bzw. zwei Minuten hinausgehen.

Die Ergebnisse, die inzwischen bestätigt wurden [2], zeigen, daß bei richtiger Wahl der Steigerungsstufen auch mit kürzeren Leistungsstufen im Vergleich zu 6minütigen Leistungsstufen ebenso zuverlässige und reproduzierbare Ergebnisse erzielt werden können. Deshalb empfiehlt sich für ergometrische Untersuchungen in Klinik und Praxis wegen des erheblich geringeren Zeitaufwandes die Verwendung von Steigerungsstufen von 10 Watt/1 min oder 25 Watt/2 min. Dabei sollten bei Risikopatienten Steigerungsstufen von 10 Watt/1 min verwendet werden.

1.1.3. Empfehlungen zur Durchführung ergometrischer Untersuchungen

Aufgrund früherer Standardisierungsvorschläge, neuer Forschungsergebnisse, weiterer Erfahrungen und der Abstimmung beim IV. Internationalen Seminar für Ergometrie in Berlin 1981 wird die Anwendung folgender Standardisierungsvorschläge von der Arbeitsgruppe für Ergometrie des International Councils of Sports and Physical Education (ICSPE) der UNESCO empfohlen [300, 301]:

1. Standard-Ergometer, die den ICSPE-Vereinbarungen von 1956 entsprechen (runde Schwungmasse, 100 kg, gleicher Durchmesser, Trägheitsmoment von 5,55 kg m^2 bei gleicher Umdrehungszahl von Schwungmasse und Kurbel. Unterschiedliche Schwungmassen und Umdrehungszahlen, aber mit gleicher kinetischer Energie können ebenfalls verwandt werden. Kurbellänge oder Doppelkurbellänge 33,3 cm).

2. Drehzahlen von 50 ($\pm$ 10) U/min (bei submaximalen Leistungen) bzw. von 60 bis 100 U/min (im maximalen Leistungsbereich) ($> - 2$ s von HF_{max}).

3. Leistungsstufen bestimmter Größe und Dauer. Anzuwenden sind:

   a) Stufen von 10 Watt/1 min oder 25 Watt/2 min für Probanden mit eingeschränkter Leistungsbreite, auch bei Kindern und Jugendlichen (Beginn mit 25, 30 oder 50 Watt),

   b) Stufen von 25 Watt/2 min für Probanden (weiblichen und männlichen) mit erwarteter mittlerer Leistungsbreite (Beginn mit 50 oder 75 Watt).

   c) Stufen von 25 Watt/2 min oder 50 Watt/3 min für Probanden mit erwarteter großer Leistungsbreite (Beginn mit 100 oder 150 Watt).

   d) Bei allen Probanden sind mindestens drei Leistungsstufen anzuwenden.

   e) Als relativ gleiche Standardleistung wird 1 Watt/1 kg Körpergewicht von drei oder sechs Minuten Dauer empfohlen.

   f) Zur Bestimmung maximaler ergometrischer Meßgrößen sind Stufen von 25 Watt/1 min oder 50 Watt/2 min zu verwenden. Für Probanden bzw. Patienten mit eingeschränkter Leistungsbreite können Stufen von 10 Watt/1 min erforderlich sein. Die gesamte Dauer aller Leistungsstufen soll mindestens sechs, aber nicht mehr als zwölf Minuten betragen.

   g) In begründeten Ausnahmefällen kann von diesen generellen Regeln abgewichen werden, wenn das Untersuchungsgut oder der Untersuchungszweck es erfordern. Die Begründung ist im Untersuchungsprotokoll anzugeben.

4. Definierte Leistungsumsatzbedingungen nach den Vereinbarungen des ICS-PE [300] müssen eingehalten werden.

   a) Die Ernährung vor dem Untersuchungstag ist möglichst wenig zu ändern. Bis zu drei Stunden vor der Untersuchung ist eine kleine Kohlenhydrat-mahlzeit erlaubt (zwei Schnitten Brot mit Aufstrich und ein Glas Getränk, zum Beispiel Wasser, Fruchtsaft, Milch).

   b) Am Vortag sind größere physische und psychische Beanspruchungen, am Untersuchungstag auch kleine körperliche sowie andere Beanspruchungen zu vermeiden, weil sie den Leistungsumsatz bei ergometrischen Untersuchungen verändern können.

   c) Der Untersuchungsvorgang ist dem Probanden zu erklären. Außenreize sind weitmöglichst abzuschalten, zum Beispiel Lärm, Unterhaltung, Zugluft, Blick auf verkehrsreiche Straße usw.

   d) Vor Beginn der Untersuchung soll der Proband minimal zehn Minuten sitzend, besser liegend ruhen.

   e) Die Raumtemperatur soll +18 ° bis +22 °C betragen und +16 ° bis +24 °C nicht überschreiten bei einer relativen Luftfeuchtigkeit von 30 bis 60%. An heißen Tagen mit hoher Luftfeuchtigkeit sind ergometrische Untersuchungen möglichst zu unterlassen bzw. entsprechend zu beurteilen.

   f) Bei der Untersuchung soll aus thermoregulatorischen Gründen nur eine kurze Hose getragen werden.

   g) Alle Medikamente, auch Genußmittel wie Kaffee, Tee und Nikotin sind am Untersuchungstag, Medikamente mit länger anhaltender Wirkung auch bereits an den Vortagen zu vermeiden. Erforderliche Medikationen sind im Untersuchungsprotokoll zu vermerken.

   h) Die Tageszeit der ergometrischen Untersuchung ist anzugeben. Bei wiederholten vergleichenden Untersuchungen ist möglichst die gleiche Tageszeit zu wählen, weil die Leistungsfunktionen sich im Laufe des Tages verändern.

   i) Ungewöhnliche Verhältnisse sind auf dem Untersuchungsprotokoll zu vermerken.

5. Bestimmte Qualitätskriterien der Ergometrie (betreffend Kalibrierung, Objektivität, Reproduzierbarkeit, Sensivität, Spezifität) sind zu beachten. Sie sind noch international zu vereinbaren.

1.2. Physiologische und pathophysiologische Grundlagen

Neben der strikten Beachtung von Standardisierungsvereinbarungen setzt die Beurteilung ergometrischer Ergebnisse eine genaue Kenntnis über das Verhalten bestimmter physiologischer Leistungsgrößen während Ergometrie voraus [135, 300]. So besteht eine experimentell gut gesicherte Linearität zwischen einer ansteigenden ergometrischen Leistung und dem Verhalten der Herzfrequenz, des systolischen Blutdruckes und der O_2-Aufnahme [15, 16, 17, 300]. Diese Linearität bildet nun die Grundlage für die ergometrische Leistungsmessung, indem man die gemessenen Leistungsgrößen wie Herzfrequenz oder O_2-Aufnahme in Beziehung setzt zu der auf dem Ergometer erreichten körperlichen Leistung in Watt.

Bei Kenntnis der Mittelwerte und Standardabweichungen eines Normalkollektivs resultieren hieraus ergometrische Untersuchungsmethoden, die sich zur Bestimmung der kardiokorporalen Leistungsbreite weltweit durchgesetzt haben.

Bei entsprechender Kenntnis der Normalwerte für das Blutdruckverhalten während Ergometrie dürfte sich deshalb eine standardisierte ergometrische Untersuchungsmethode auch zur Beurteilung des Blutdruckes eignen und von großer klinischer Bedeutung sein.

Dies gilt um so mehr, da der arterielle Blutdruck dynamisch auf einem Zusammenwirken zwischen dem Herzminutenvolumen (Schlagvolumen mal Herzfrequenz), dem Elastizitätskoeffizienten E' und dem totalen peripheren Strömungswiderstand beruht. Dabei wird der systolische Blutdruck im wesentlichen durch das Herzzeitvolumen bestimmt, wogegen der diastolische Druck überwiegend von der Höhe des peripheren Gefäßwiderstandes abhängt. Somit kann das Blutdruckverhalten durch hämodynamische Faktoren und durch Veränderungen der Arterienwand beeinflußt werden.

1.2.1. Hämodynamische Veränderungen

Da es während ansteigender körperlicher Leistung zu einer Zunahme des Herzminutenvolumens kommt, muß hieraus folgerichtig ein Anstieg des systolischen Blutdruckes während Ergometrie resultieren. Dieser Blutdruckanstieg ist jedoch bei Hochdruckkranken im Vergleich zu Normalpersonen auf gleicher Leistungsstufe deutlich ausgeprägter, bei Trainierten jedoch im Vergleich zu Untrainierten niedriger [108]. Die Ursachen hierfür sind zum Teil in der für die vorgegebene Belastungsintensität (Leistungsstufe) höheren bzw. niedrigeren Herzschlagfrequenzen, dem unterschiedlichen Verhalten des totalen peripheren Strömungswiderstandes und der veränderten Herzfunktion zu sehen.

1.2.2. Veränderungen der Arterienwand

Mit zunehmendem Lebensalter nimmt die Windkesselfunktion der Aorta ab (E' ↑), das heißt, das Schlagvolumen wird nach Eröffnen der Aortenklappe im Extremfall unmittelbar in voller Höhe als Druck auf der Aortenwand wirksam und kann somit zu einem Anstieg des systolischen Blutdruckes im Alter unter Ruhebedingungen und während Ergometrie führen.

Von wesentlicherer Bedeutung sind jedoch die Veränderungen an den Arteriolen im Sinne einer Mediaverdickung [101], die bei der arteriellen Hypertonie im Sinne eines erhöhten peripheren Strömungswiderstandes anzutreffen sind und den erhöhten diastolischen Blutdruck bewirken. Auch während Ergometrie wird die Höhe des diastolischen Blutdruckes im wesentlichen bestimmt durch das Verhalten des peripheren Strömungswiderstandes. Bei Normalpersonen kommt es während ergometrischer Leistungen aufgrund einer metabolischen Gefäßweitstellung zu einer deutlichen Abnahme des totalen peripheren Widerstandes [215, 216, 274, 275], so daß es trotz Zunahme des Herzzeitvolumens während Ergometrie zu keinem wesentlichen Anstieg des diastolischen Blutdruckes kommt. Hochdruckkranke weisen jedoch eine Zunahme des diastolischen Blutdruckes während Ergometrie auf, da der Abfall des peripheren Gefäßwiderstandes wäh-

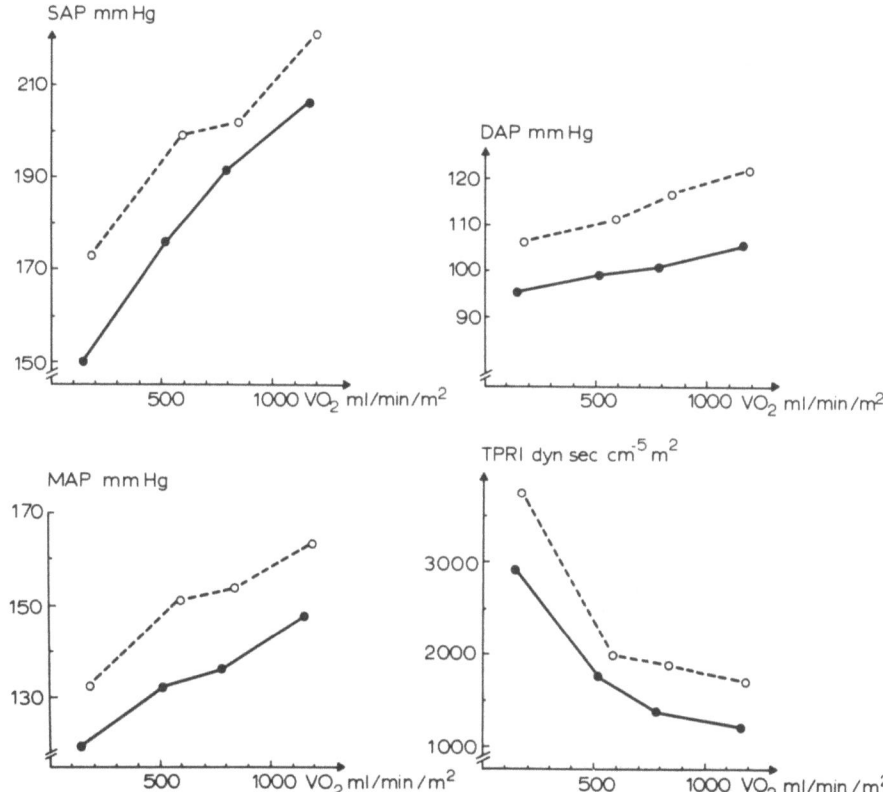

Abb.3: Hämodynamische Veränderungen in Ruhe und während Ergometrie nach 10 Jahren (-----) von unbehandelten Hochdruckkranken. Besonders bemerkenswert ist der deutliche Anstieg des systolischen (SAP), diastolischen (DAP) und des arteriellen Mitteldruckes (MAP) sowie besonders des totalen peripheren Widerstandsindex (TPRI) [n. Lund-Johansen, 274]

rend Arbeit je nach Schweregrad der Hypertonie mehr oder weniger stark eingeschränkt ist. Somit wird gerade das Verhalten des diastolischen Blutdruckes während Ergometrie zu einem wesentlichen Unterscheidungskriterium zwischen Normotension und Hypertension (Abb.3).

2. Durchführung der Blutdruckmessung während Ergometrie

2.1. Untersuchungsgut

In der Zeit von Februar 1976 bis Juli 1980 wurden insgesamt 829 weibliche und männliche Personen untersucht. Die Angaben über das Alter, die Größe, das Gewicht, aufgeschlüsselt für die je nach Fragestellung unterschiedlichen Untersuchungsgruppen werden jeweils bei den Ergebnissen dargestellt. Ebenso die jeweiligen Kriterien, die zur Aufnahme in die einzelnen Studien von den Probanden und Patienten erfüllt werden mußten.

Der ergometrischen Kontrolle des Blutdruckes ging bei allen Probanden und Patienten eine gründliche Anamneseerhebung und klinische Untersuchung voraus. Alle Patienten mit akuten und chronischen Leiden (ausschließlich der arteriellen Hypertonie) und alle, die unter medikamentösen Einflüssen standen, wurden zur weiteren Auswertung nicht herangezogen. Außerdem wurden solche Personen nicht berücksichtigt, die aufgrund der Befragung und der ergometrischen Leistungsmessung als trainiert angesehen werden konnten oder bei denen eine exakte Durchführung der Ergometrie und der Blutdruckmessung nicht möglich war.

Bei den Hochdruckkranken handelte es sich in der großen Mehrzahl um Patienten, deren arterielle Hypertonie medikamentös noch nicht behandelt worden war. Zuvor behandelte Hochdruckkranke wurden nur dann in die Studien aufgenommen, wenn ein behandlungsfreies Intervall von mindestens 8 Wochen vorausging.

2.2. Ergometrische Methodik

2.2.1. Ergometer

Für die ergometrischen Untersuchungen zur Beurteilung des Blutdruckverhaltens wurde ein eichbares, mechanisch gebremstes Fahrradergometer Typ ERG 301 der Firma Robert Bosch GmbH, Berlin, verwendet.

Die Kurbellänge und die Schwungmasse der Drehscheibe dieses Ergometers sind entsprechend den internationalen Standardisierungsvereinbarungen für Ergometrie [300] angefertigt. Darüber hinaus besitzt dieses Gerät eine Eichvorrichtung, die eine Kontrolle der Eichung und eine eventuell nötige Korrektur in einfacher Weise und ohne Zeitaufwand ermöglicht. Dieses ist bei vielen Ergometern leider noch nicht der Fall, muß aber als Grundvoraussetzung für eine exakte wissenschaftliche ergometrische Untersuchung gefordert werden [192]. Die Bremskraft läßt sich stufenlos einstellen und ermöglicht somit auch geringe Steigerungen von z. B. 5 oder 10 Watt exakt vorzunehmen. Dieses wird auch dadurch erleichtert, da das Gerät über eine gestreckte Skala zur Anzeige der tatsächlich geleisteten Wattzahl für den Bereich von 0 bis 100 Watt zur Feineinstellung verfügt. Für höhere Leistungen kann eine Skala von 0 bis 300 Watt gewählt werden.

Das verwendete Ergometer ist mit einer Spezialliege kombiniert, die ein universelles Verstellen auf die individuellen Maße eines jeden Probanden zuläßt. Je nach Größe des Probanden kann somit der Abstand zur Tretkurbel entsprechend den Standardisierungsvorschlägen [300] gewählt werden. Das Gesäß ruht auf einer horizontalen Fläche, der Oberkörper und die Arme auf einer ca. 45 ° steilen Liegefläche. Die Tretkurbel ist unterhalb der Sitzfläche des Ergometers angeordnet, so daß ein Treten nach unten wie bei der Ergometrie im Sitzen möglich ist. Diese halbsitzende Position stellt somit einen sinnvollen Kompromiß zwischen den Vorteilen einer liegenden und sitzenden Ergometrie dar. Die ruhige und entspannte Lage des Oberkörpers und der Arme bedeutet zum einen eine wesentliche Erleichterung bei der Blutdruckmessung und zum anderen eine technisch einfachere und bessere EKG-Registrierung. Demgegenüber wird aber der sonst bei der Liegendergometrie aufgrund der angehobenen Beine unphysiologisch gesteigerte venöse Blutzufluß zum Herzen vermieden. Aus der Sicht des Probanden ergibt sich darüber hinaus der Vorteil, daß ein Treten nach unten im Vergleich zur Ergometrie im Liegen subjektiv und objektiv besser toleriert wird [17].

2.2.2. Leistungs- und Steigerungsstufen

Zur Gewinnung der Normalwerte für das Blutdruckverhalten während und nach Ergometrie hatten die Probanden somit Fußkurbelarbeit in halbsitzender Position zu leisten. Beginnend mit 30 Watt bei den Frauen und mit 50 Watt bei den Männern wurde unter Verwendung von 10 Wattstufen/1 min bis jeweils 80 bzw. 100 Watt gesteigert. Dabei wurde stets darauf geachtet, daß eine konstante Umdrehungszahl von 50 Umdrehungen/min eingehalten wurde.

Zur Beurteilung des Blutdruckverhaltens der Hochdruckkranken wurde ebenfalls der Leistungsbereich von 50 bis 100 Watt gewählt. Für die Wahl des verwendeten ergometrischen Meßbereiches von 50–100 Watt war von ganz entscheidender Bedeutung, daß diese Leistungsstufen in etwa üblichen alltäglichen körperlichen Belastungen entsprechen [402, 456]. Da es hierbei bereits zu erheblichen Blutdruckanstiegen kommen kann [21, 115, 121, 258, 259, 416, 456], wird das vaskuläre Risiko der arteriellen Hypertonie durch diesen Leistungsbereich am besten charakterisiert.

Der Verzicht auf höhere oder sogar maximale Leistungsstufen ist darüber hinaus methodisch begründet. Zum einen wird, wie noch auszuführen sein wird, der diastolische Blutdruck mit ansteigender Wattzahl zunehmend falsch zu niedrig gemessen. Zum anderen wird auf maximaler Leistungsstufe auch die Bewertung des systolischen Blutdruckes, der ja im wesentlichen durch das Herzzeitvolumen bestimmt wird, dadurch erschwert, daß auch normotensive Ausdauerleister aufgrund ihrer trainingsbedingten, großen maximalen Herzzeitvolumina systolische Blutdruckwerte von 250 mmHg und mehr erreichen können.

Die Verwendung von Steigerungsstufen von 10 Watt/1 min im Vergleich zu Leistungsstufen längerer Dauer gewährleisten nicht nur exakte und reproduzierbare Ergebnisse (s. Kap. II, 1.1.2.), sondern bedeuten auch eine erhebliche Zeitersparnis, die diese Methode überhaupt erst für die Routineuntersuchung praktikabel macht.

Außerdem können durch dieses Vorgehen in kleinen Steigerungsstufen exzessive Blutdruckanstiege sofort erkannt oder sogar vermieden werden. Darüber hinaus sind diese Leistungs- und Steigerungsstufen auch für ältere Patienten und Risikopatienten mit z. B. manifester Koronarinsuffizienz anwendbar. Es bedarf keiner besonderen Erwähnung, daß bei speziellen Fragestellungen von diesen Leistungs- und Steigerungsstufen abgewichen werden kann (z. B. Steigerungsstufen von 25 Watt pro 2 Minuten und Messung des Blutdruckes bei 50, 75 und 100 Watt) oder sogar muß. Dieses gilt besonders für die Beurteilung des Blutdruckverhaltens sportlich gut trainierter Hochdruckpatienten, die bei 100 Watt nur ungenügende Herzfrequenzanstiege aufweisen. Auf höheren Leistungsstufen, die Leistungsherzfrequenzen von ungefähr 125 Schläge/min bewirken (s. Kap. II. 2.5), lassen sich dann auch bei diesen Patienten deutlich überhöhte systolische und diastolische Blutdrücke nachweisen.

2.3. Herzfrequenzmessung

Die Herzfrequenz wurde mit Hilfe einer EKG-Registrierung in der 50. bis 60. Sekunde der jeweiligen Meßminute ermittelt. Hierzu diente ein 6-Kanalschreiber der Firma Schwarzer, München, vom Typ Cardioscript C 6000. In festgelegten Abständen wurde zur Vermeidung eines Meßfehlers der Registrierpapiervorschub kontrolliert.

Zur kontinuierlichen Überwachung der Herzaktionen diente ein Zweikanal-Speicher-Oszilloskop der Firma Simonsen und Weel, das Memory Twenscobe MTS 102. Auf diese Weise konnten zusammen mit dem Ergo-EKG Herzrhythmusstörungen und eine koronare Herzkrankheit ausgeschlossen bzw. nachgewiesen werden oder beim Auftreten entsprechender Abbruchkriterien [116] die Ergometrie vorzeitig beendet werden.

2.4. Blutdruckmessung

Bei der großen Anzahl Hochdruckkranker kann eine Methode zur Diagnostik der arteriellen Hypertonie nur dann einen wesentlichen Beitrag leisten, wenn sie allgemein und weit anwendbar ist und keinen großen apparativen Aufwand erfordert. Die direkte intravasale Messung des arteriellen Blutdruckes mit telemetrischer Übertragung der Daten, wie sie z. B. von Bachmann [19–21], Krönig [253–259], Rost [361] und Taylor [416] u. a. vorgelegt wurden, erlaubt zwar eine exakte und vor allen Dingen auch kontinuierliche Überwachung des Blutdruckverhaltens Hochdruckkranker und hat wesentliche, neue Gesichtspunkte zum Verständnis der arteriellen Hypertonie erbracht. Leider können derartige Messungen aus verschiedensten methodischen Gründen keine breite Anwendung in Klinik und Praxis finden.

Deshalb wurde bewußt auf die direkte arterielle Blutdruckmessung verzichtet und die von Riva-Rocci, Korotkow und von Recklinghausen angegebene Auskultationsmethode unter Verwendung eines geeichten Quecksilbermanometers gewählt [251, 344, 356], um sie auf ihre Praktikabilität und Aussagekraft hin zu überprüfen.

Die Empfehlungen der Kommission der Deutschen Gesellschaft für Kreislaufforschung [92] und der Deutschen Liga zur Bekämpfung des hohen Blutdruckes [80] zur indirekten Bestimmung des Blutdruckes wurden dabei streng eingehalten. Nur eine exakte und gewissenhafte Beachtung der Standardisierungsvorschläge garantiert eine ausreichende Vergleichbarkeit der Blutdruckwerte sowie deren Reproduzierbarkeit und Zuverlässigkeit. Dieses gilt ganz besonders für die richtige Wahl der Manschette, deren korrekten Sitz und die korrekte Lage des Armes. Neben der richtigen Wahl der Auskultationsstelle ist auch darauf zu achten, daß das Membranstethoskop nur leicht aufgesetzt wird, da durch einen zu starken Druck ein falsch niedriger diastolischer Blutdruck gemessen werden kann.

Die Messung des Blutdruckes erfolgte jeweils in 1minütigen Abständen während der letzten 20 Sekunden der zu messenden Minute und zwar während der Ergometrie und in den 5 Minuten der Erholungsphase danach. Dabei wurde der systolische Blutdruck beim ersten leisen Auftreten der Korotkow'schen Töne, also der sogenannten Phase 1, und der diastolische Blutdruck beim ersten deutlichen Leiserwerden der Korotkow'schen Töne, also in der sogenannten Phase 4, ermittelt. Es wurde auf ein exaktes Ablesen des Manometers in 2-mm-Hg-Sprüngen geachtet, obwohl bekannt ist, daß durch die Schwingungsübertragung der Pulswelle auf die Quecksilbersäule und durch respiratorische Schwankungen ein unvermeidbarer Meßfehler entsteht. Um den Meßfehler möglichst gering zu halten, ist es ebenfalls wichtig, das Quecksilbermanometer im Bereich des Meßplatzes so anzuordnen, daß zum einen die fallende Quecksilbersäule horizontal ist und zum anderen der Untersucher vertikal auf die Quecksilbersäule schaut.

Wie bereits angeführt, erweist sich die ergometrische Untersuchung in halbsitzender Position für die Beurteilung des Blutdruckes als besonders vorteilhaft, weil am entspannten und ruhig aufliegenden Arm gemessen werden kann. Aufgrund der von Bevegård und Holmgren [37] mit invasiver Methodik durchgeführten Untersuchung über den Einfluß der Körperposition auf die Kreislauffunktion während Ergometrie kann gefolgert werden, daß sich bezüglich des Blutdruckverhaltens keine wesentlichen Unterschiede zwischen der halbsitzenden und sitzenden Ergometrie ergeben. Beim Vergleich von Sitzend- und Liegendergometrie fanden die Autoren trotz signifikant unterschiedlicher Schlagvolumina einen übereinstimmenden systolischen und diastolischen Blutdruck. Dieses Ergebnis wurde auch von Poliner et al. bestätigt [332]. Auch die in Kap. III 2.4. dargestellten Normalwerte anderer Autoren, die z. T. im Sitzen gewonnen wurden, sprechen dafür, daß zwischen der halbsitzenden und sitzenden Position keine gravierenden Blutdruckunterschiede auftreten.

2.5. Vergleich zwischen indirekter und direkter Blutdruckmessung

In zahlreichen Publikationen sind vergleichende Untersuchungen über die Wertigkeit der direkten und indirekten Messung während Ergometrie vorgelegt worden. Es besteht Übereinstimmung darüber, daß die indirekte Messung des systolischen Blutdruckes während ergometrischer Leistung keinen signifikanten Unterschied zu den direkten intravasal ermittelten Werten aufweist [9, 10, 227, 237, 290, 291, 313] und somit der direkten Methode nicht unterlegen ist und zuverlässige und reproduzierbare Ergebnisse gewährleistet.

Im Gegensatz dazu korrelieren nach Matthes et al. [290, 291] die indirekt und direkt ermittelten diastolischen Blutdrücke nur gut bei sehr leichter ergometrischer Leistung (Abb. 4), worauf auch Anschütz [10] hinweist. Mit ansteigender ergometrischer Leistung werden die indirekt ermittelten Blutdruckwerte statistisch signifikant unterschiedlich und zunehmend zu niedrig gemessen. Übereinstimmung besteht in der Literatur allerdings darüber, daß die indirekt während körperlicher Leistung gemessenen diastolischen Blutdrücke bei exakter Meßmethode stets zu niedrig angegeben werden [10, 227, 237, 290, 291 313]. Für die praktische Anwendung bedeutet dieses, daß ein gegebenenfalls gemessener diastoli-

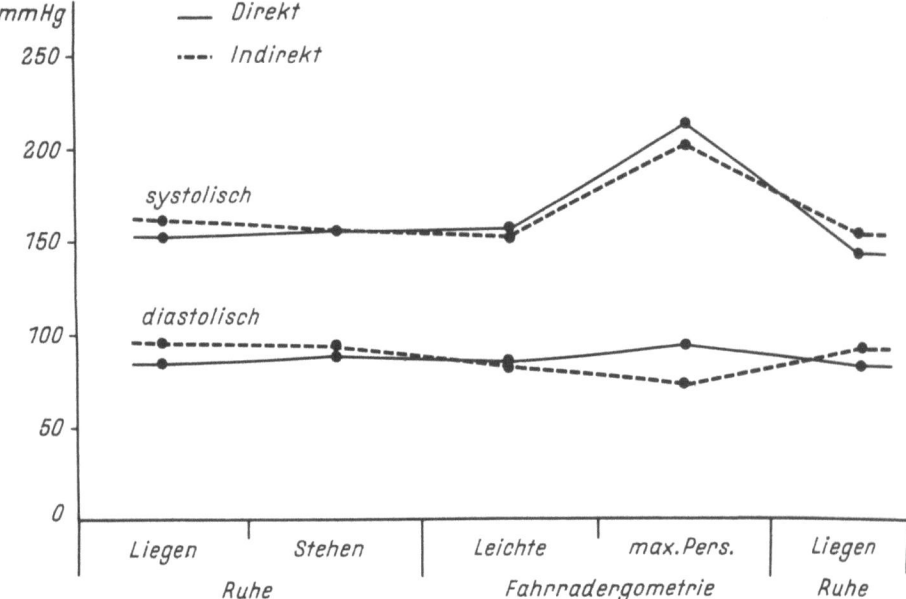

Abb. 4: Vergleichende schematische Darstellung der direkten und indirekten Blutdruckmessung [nach Matthes et al. 291]

scher Blutdruck von z. B. 120 mm Hg einer sicheren pathologischen diastolischen Blutdrucksteigerung entspricht und es nur nicht mit Sicherheit angegeben werden kann, ob der Blutdruck nicht vielleicht sogar 125 oder gar 130 mm Hg beträgt [10].

Nur eingeschränkt verwertbar sind die von Karlefors et al. 1966 [227] vorgelegten Ergebnisse, die besagen, daß die indirekte diastolische Blutdruckmessung während Arbeit keine verwertbaren Daten liefere. Als Einwand ist anzuführen, daß zwei wesentliche von der Kommission der Deutschen Gesellschaft für Kreislaufforschung vorgeschlagene Standardisierungsvorschläge nicht eingehalten wurden. Zum einen wurde eine zu schmale Oberarmmanschette von 12 cm Breite und 49 cm Länge (aufblasbarer Gummibelag mit 10,5 cm Breite ebenfalls zu schmal) verwendet. Zum anderen wurde der diastolische Blutdruck nicht in der Phase 4, sondern 5, also beim völligen Verschwinden der Korotkow'schen Töne ermittelt.

Aufgrund der vergleichenden direkten und indirekten Messung des Blutdruckes folgern Matthes und Mitarbeiter: „Vergleicht man nun diese Ergebnisse und vergegenwärtigt sich den unterschiedlichen apparativen Aufwand der indirekten Blutdruckmessung nach Riva-Rocci-Korotkow und der direkten Blutdrucktelemetrie, so glauben wir, daß letztere sehr speziellen Fragestellungen vorbehalten bleiben sollte." „Für die routinemäßige Blutdruckmessung in Klinik und Praxis und auch für die „kleine Ergometrie" bringt die indirekte Blutdruckmessung nach Riva-Rocci-Korotkow bei Beachtung der oben erwähnten Kriterien hinreichend genaue Ergebnisse."

Daß die indirekte Messung des diastolischen Blutdruckes während Ergometrie sowohl zur Beantwortung wissenschaftlicher Fragestellungen als auch für die

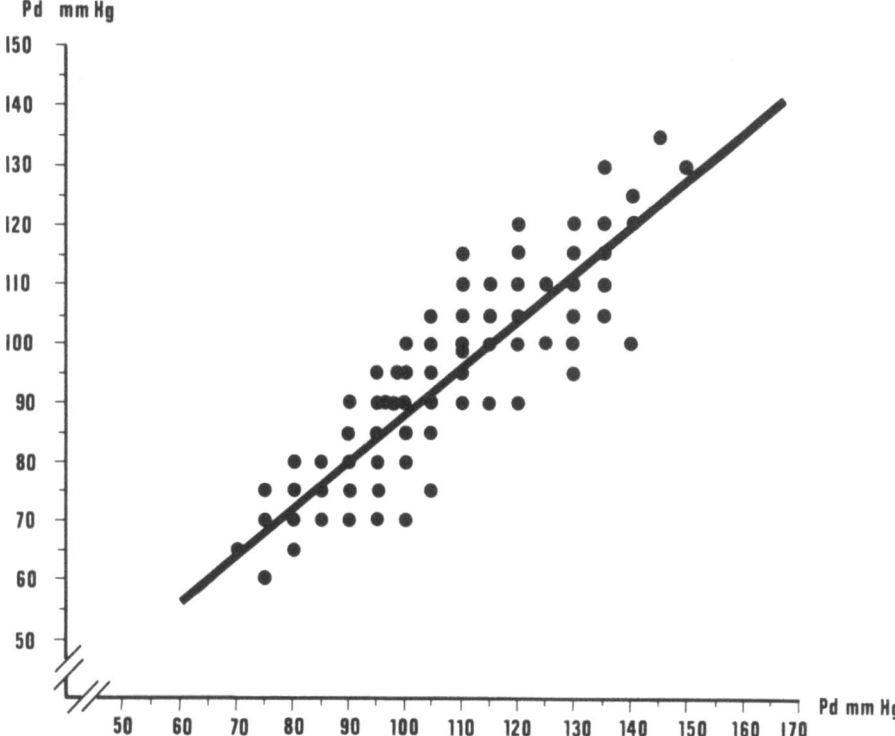

Abb. 5: Korrelation (y = 0,776 × + 11,5; r = 0,86; p < 0,001) zwischen dem diastolischen Blutdruck bei 100 Watt (x-Achse) und dem diastolischen Blutdruck in der 3. min. der Erholungsphase bei 156 männlichen Personen, 47 Normotoniker, 52 Grenzwerthypertoniker, 57 Hochdruckkranke

praktische Anwendung verwertbare Ergebnisse liefert, läßt sich auch durch die hier vorgelegten Untersuchungen eindeutig belegen. Hierfür spricht zum einen die zum Teil hochsignifikante Korrelation zwischen den während der Ergometrie gemessenen diastolischen Blutdruckwerten und denen in der 3. und 5. Minute der Erholungsphase danach, wo keine methodischen Meßprobleme mehr bestehen (s. Kap. II. 2.6.). Diese signifikante Beziehung fand sich sowohl für Normotensive als auch für Hochdruckkranke (Abb. 5). Es ließ sich zeigen, daß Patienten mit hohen diastolischen Blutdrücken während der Ergometrie auch in der Erholungsphase nach Rückgang der Herzfrequenz deutlich überhöhte Blutdrücke aufwiesen, so daß im Mittel aus den Belastungsblutdrücken die Höhe der Werte in der 3. und 5. Minute danach und umgekehrt abgeschätzt werden konnte. Deshalb besitzt auch die Messung des Blutdruckes in der Erholungsphase eine wesentliche klinische Aussagekraft bezüglich der Diagnosestellung und sollte deshalb stets durchgeführt werden. Darüberhinaus ist hierdurch eine Kontrolle des während der Leistung gemessenen diastolischen Blutdruckes möglich und macht somit dessen Beurteilung zusätzlich sicherer. Dies gilt auch für die ergometrische Überprüfung des diastolischen Blutdruckes nach erfolgter antihypertensiver Therapie (s. Kap. III.)
Weiterhin spricht für die gute Verwertbarkeit der indirekten diastolischen Blutdruckbestimmung während Ergometrie, daß unter Verwendung dieser Metho-

dik die verschiedenen Gruppen der Hochdruckkranken bezüglich ihres Alters und Schweregrades nicht nur systolisch sondern auch diastolisch eindeutig voneinander getrennt werden konnten (s. Kap. II. 3). Dabei war besonders wichtig, daß zwischen den einzelnen Gruppen die Unterschiede im diastolischen Blutdruck sowohl während der Ergometrie als auch in der Erholungsphase danach stets gleichgerichtet waren und ein entsprechendes Ausmaß aufwiesen.

Weiter angeführt werden kann die aufgezeigte gute Übereinstimmung zwischen den hier berichteten diastolischen Blutdruckwerten und den invasiv gemessenen Daten anderer Autoren (s. Kap. II. 3.4. und 5.1.).

Selten kann es bei der Messung des diastolischen Blutdruckes während der Ergometrie zum sogenannten Null- oder Durchlaufphänomen kommen, d. h. die Geräusche können bis zum Nullpunkt auskultiert werden. Hervorgerufen wird dieses durch eine Abnahme der Wandspannung und vor allen Dingen auch durch eine Zunahme der Strömungsgeschwindigkeit des Blutes, die wiederum mit höherer Leistungsherzfrequenz ansteigt [10]. Somit findet sich dieses Phänomen überwiegend bei höheren Leistungsstufen und besonders bei jüngeren Patienten mit hyperkinetischem Herzsyndrom, die überhöhte Herzfrequenzen und eine weitgestellte Peripherie aufweisen. So ließ sich auch bei 7 der insgesamt 49 belastungsnegativen Grenzwerthypertoniker (s. Kap. II. 4.1.) der diastolische Blutdruck während der Ergometrie nicht sicher in der Phase 4 bestimmen. In solchen Fällen muß zur Beurteilung des diastolischen Blutdruckes die Messung in der Erholungsphase nach Rückgang der Herzfrequenz herangezogen werden, wie es bei diesen belastungsnegativen Grenzwerthypertonikern in allen Fällen auch eindeutig möglich war. Von den 409 untersuchten Hochdruckkranken wies kein einziger ein Durchlaufphänomen auf, was aufgrund des erhöhten peripheren Widerstandes und der somit eingeschränkten Gefäßweitstellung auch nicht zu erwarten ist. D. h. kommt es während einer submaximalen Ergometrie von 50 bis 100 Watt zu einem Durchlaufphänomen und ist hierdurch der diastolische Blutdruck nicht meßbar, so ist das Vorliegen einer arteriellen Hypertonie sehr unwahrscheinlich.

2.6. Leistungsumsatzbedingungen

Ergometrische Ergebnisse können durch verschiedene Faktoren beeinflußt werden. Deshalb wurde anläßlich des 2. Internationalen Seminars für Ergometrie in Berlin 1967 vom Standardisierungskomitee für Ergometrie im ICSPE Leistungsumsatzbedingungen bei ergometrischen Untersuchungen festgelegt ([300], s. Kap. I. 1.1.3.)

Bei der Erstellung der Normalwerte für das Blutdruckverhalten während und nach Ergometrie konnten diese Bedingungen weitgehendst eingehalten werden, da allen Versuchspersonen die Leistungsumsatzbedingungen vorher bekannt waren und auf die Bedeutung und das exakte Einhalten dieser Forderung hingewiesen worden war. Eine Kontrolle konnte selbstverständlich nicht erfolgen, aber doch eine Befragung am Untersuchungstag. Bei den Hochdruckpatienten konnten die Leistungsumsatzbedingungen nicht immer umfassend eingehalten werden, wobei jedoch anamnestisch zu erhebende gröbere Verstöße zum Ausschluß aus der jeweiligen Studie führten.

II. Ergometrie zur Diagnostik

1. Problemstellung

Der Risikofaktor arterielle Hypertonie stellt eine große Herausforderung an die präventive und kurative Medizin dar. So ist in Anbetracht der großen Zahl von geschätzten 6,3 Millionen Hochdruckkranken in der Bundesrepublik Deutschland und unter Berücksichtigung der Tatsache, daß von ihnen 40% unentdeckt und insgesamt nur 25% ausreichend behandelt sind [166, 167, 200, 225, 319, 355, 440, 449], klar ersichtlich, wie weit wir davon entfernt sind, die Hochdruckkrankheit und somit die schwerwiegenden Folgeerkrankungen [74, 205, 211, 266, 295, 359], in den Griff zu bekommen. Etwa 40% aller Personen in der Bundesrepublik Deutschland unter 65 Jahren sterben an den Folgen der Hypertonie [449], 40% aller Frührentenfälle sind durch Herz-Kreislauf-Erkrankungen bedingt, wobei dem Bluthochdruck wiederum die größte Bedeutung zukommt [411].

In zahlreichen epidemologischen Studien wurde der direkte Zusammenhang zwischen dem Bluthochdruck und der Morbidität und Mortalität an Herz-Kreislauf-Erkrankungen nachgewiesen [205, 295, 414, 430–433]. Dabei konnte die Ende 1979 publizierte amerikanische Interventionsstudie „Hypertension Detection and Follow-up Program" deutlich zeigen, daß auch der milden Blutdruckerhöhung eine große pathologische Bedeutung zukommt [205, 206].

Auch die australische Interventionsstudie „The Australian Therapeutic Trial in Mild Hypertension" ergab, daß die medikamentöse Behandlung der milden Hypertonie die Morbiditäts- und Mortalitätsrate an kardiovaskulären Erkrankungen im Vergleich zur Placebogabe signifikant senkte [288]. Zum gleichen Ergebnis kam auch die von Trafford et al. (1981) publizierte und in England an 961 Patienten durchgeführte Studie [422].

In der Framingham-Studie wiesen von den Patienten mit Herzinsuffizienz 75% einen Hochdruck [225] auf. Mit zunehmender Höhe des Blutdruckes steigt auch die Zahl der an koronarer Herzkrankheit leidenden Patienten [224, 359, 398, 414] und die Zahl der Herzinfarkte [421]. Darüber hinaus erleiden Hypertoniker häufiger einen Hirninfarkt als Normotoniker [316, 449].

In Kenntnis und Wertung dieser Tatbestände schrieben Sturm und Schuster 1977 in der Deutschen Medizinischen Wochenschrift [411]: „In Anbetracht der ernsten Prognose einer unbehandelten Hypertonie und der überzeugenden Erfolge einer modernen Hochdruckbehandlung ist es ein folgenschweres Versäumnis, eine Hypertonie diagnostisch nicht zu klären, wirksam zu behandeln

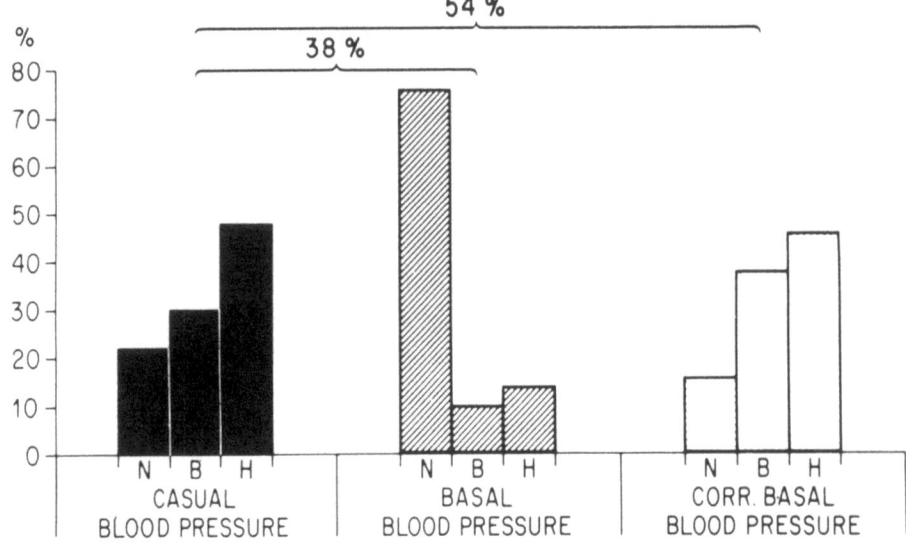

Abb. 6: Prozentuale Verteilung eines Kollektivs von 50 Männern aufgrund des Gelegenheitsblutdruckes (linke Säulen), des Basalblutdruckes (mittlere Säulen) und des über eine lineare Regression auf ein dem Gelegenheitsblutdruck entsprechendes Niveau korrigierten Basalblutdruckes (rechte Säulen). Angegeben ist außerdem die prozentuale Übereinstimmung mit der Einteilung nach dem Gelegenheitsblutdruck [n. Schulte, 379]

und sorgfältig zu überwachen." Sowohl aus präventivmedizinischer als auch aus sozialmedizinischer Sicht [95, 96, 166, 167, 199, 200, 392, 399, 449] ist somit eine Lösung des Hypertonieproblems unerläßlich. Dieses läßt sich nur durch ein frühzeitiges Erfassen des erhöhten Blutdruckes und vor allen Dingen auch ein richtiges Einschätzen der ambulant gemessenen Blutdruckwerte erreichen. Hierbei ergeben sich jedoch erhebliche Probleme, da der Blutdruckwert als die zentrale Größe in der Diagnostik der arteriellen Hypertonie einer ausgeprägten Variabilität unterliegt.

So konnten Taylor [416] und Krönig [258, 259] durch direkte kontinuierliche Blutdruckmessung über viele Stunden zeigen, daß Hochdruckkranke unter völligen Ruhebedingungen besonders auch nachts normotensive Werte aufweisen können. Schon 1921 berichtete Fahrenkamp [98], daß sich bei dreimaligen täglichen Blutdruckmessungen Differenzen bis zu 70 mm Hg systolisch bei Hochdruckkranken nachweisen ließen. 1929 bestätigte Diehl [82], daß die tageszeitlichen Blutdruckschwankungen so groß waren, daß der morgendliche Wert als normal und der abendliche als zu hoch gewertet werden mußte. Kain und Mitarbeiter [221] berichteten 1964 über die direkte Messung des Blutdruckes an 62 Hochdruckkranken über 12 Stunden an 2 bis 3 aufeinanderfolgenden Tagen. Dabei fanden sich Differenzen für den systolischen Blutdruck von 50 mm Hg (135 bis 185 mm Hg) und von 33,3 mm Hg für den diastolischen (79,6 bis

111,9 mm Hg) Blutdruck. Diese große Blutdruckvariabilität wurde auch von anderen Autoren [13, 43, 259, 416] bei direkten und indirekten Messungen bestätigt. Je nach Tageszeit und der momentanen physischen und emotionellen [259, 379, 381, 416, 435] Lage lassen sich somit erheblich unterschiedliche Blutdruckwerte nachweisen.

Von der Weltgesundheitsorganisation wurde 1959 [451] eine Einteilung des Blutdruckverhaltens in drei Gruppen der Normotonie, Grenzwerthypertonie und Hypertonie vorgenommen, die auch von der Deutschen Liga zur Bekämpfung des hohen Blutdruckes [79] übernommen wurde. Dabei soll als normales Blutdruckverhalten ein systolischer und diastolischer Blutdruck von unter 140 bzw. 90 mm Hg angesehen werden. Werte zwischen systolisch 140 bis 160 bzw. 90 bis 95 mm Hg diastolisch gelten als Übergangshypertonie und Werte, die über diesen Grenzbereich hinausgehen als hypertoner Blutdruck.

Bei der schon beschriebenen außerordentlichen Blutdruckvariabilität der Normalpersonen und besonders der Hochdruckkranken ist es gut verständlich, daß diese Gruppeneinteilung bei der Bewertung des Blutdruckes in der Praxis immer wieder auf erhebliche Schwierigkeiten gestoßen ist. So berichteten Moeller und Heyden 1959 [308], daß nur 3,9% von 432 Patienten mit labiler Hypertonie jenseits des 6. Krankenhaustages noch erhöhte Blutdruckwerte aufwiesen. Die Schwierigkeiten bei der Gruppeneinteilung in Normotonie, Grenzwerthypertonie und Hypertonie wird besonders verdeutlicht durch die von Schulte et al. [379, 381] vorgelegte Untersuchung. Aufgrund des Gelegenheitsblutdruckes bei Klinikaufnahme zeigten 20% einen normalen, 30% einen grenzwertigen und 15% einen erhöhten Blutdruck (Abb. 6). Unter strengen Ruhebedingungen im Labor hatten 75% einen normalen, 10% einen grenzwertigen und 15% einen erhöhten Blutdruck. Dabei lag eine übereinstimmende Zuordnung zu den Blutdruckgruppen nur bei 38%.

Aus dem bisher Gesagten muß gefolgert werden, daß Blutdruckwerte strenggenommen nur dann untereinander vergleichbar sind, wenn sie unter möglichst gleichen äußeren Bedingungen, also gleichem körperlichen und geistigen Streß gemessen werden. Da dieses unter den alltäglichen klinischen Bedingungen jedoch nicht realisierbar ist, wurde schon 1944 von Smirk die Bestimmung des sogenannten Basisblutdruckes [394] als reproduzierbarer Referenzwert für das Blutdruckniveau beschrieben. Dabei handelte es sich um einen unter Ruhe-Nüchtern-Bedingungen am frühen Morgen nach Mehrfachmessungen ermittelten, niedrigsten Blutdruck, von dem man annahm, daß er ein konstanter und von Tag zu Tag reproduzierbarer Wert sei. Neben dem großen Nachteil, daß für diese Blutdruckbeurteilung eine stationäre Aufnahme erforderlich ist, zeigten 1948 durchgeführte Untersuchungen von Kilpatrick [231], daß auch dieser von Smirk als Basisblutdruck beschriebene Wert einer großen Variabilität bis zu 35 mm Hg systolisch und 24 mm Hg diastolisch bei Hochdruckkranken unterlag und somit ebenfalls durch emotionelle Einflüsse überlagert wurde.

Auch der von Meesmann [296, 297] beschriebene Entspannungsblutdruck, als niedrigster Wert im Liegen nach 5minütiger aktiver Orthostase gemessen, liegt in seiner Aussagekraft nicht über der des mehrfach gemessenen Gelegenheitsblutdruckes [259]. Die von Krönig über 14 Stunden kontinuierlich durchgeführten telemetrischen Blutdruckmessungen zeigten, daß der nach jeweils 2 bis 3 Minuten

im Sitzen oder Liegen gemessene Gelegenheitsblutdruck den alltäglich vorkom-
menden Blutdruckwerten noch am besten entsprach [259].

Die hier beschriebenen Schwierigkeiten bei der Blutdruckerfassung und Beurteilung verdeutlichen, daß in der Praxis die Diagnosestellung besonders der
Grenzwerthypertonie, der juvenilen labilen Hypertonie aber auch die milde
Blutdruckerhöhung im Alter äußerst schwierig sein kann. Erschwerend kommt
hinzu, daß wiederholte Blutdruckmessungen erforderlich werden, denen sich
die Patienten zum Teil entziehen [166]. Auf der anderen Seite bestehen für den
behandelnden Arzt jedoch auch häufig Zweifel an der pathologischen Bedeutung und Behandlungsbedürftigkeit grenzwertig bis leicht erhöhter Blutdruckwerte. Bei dem üblicherweise fehlendem Beschwerdebild, besonders jugendlicher Patienten wird der erhöht gemessene Blutdruck als „Aufregungsblutdruck"
bagatellisiert [181, 182] und eine Kontrollmessung nicht durchgeführt [166]. Hinzu kommt, daß auch Hypertoniker, wie bereits erwähnt, zeitweilig normotensive
Blutdrücke aufweisen [259, 416], aus denen dann keinesfalls eine Normotonie
abgeleitet werden darf. Aber auch bei eindeutig erhöhten Blutdruckwerten im
Stadium I wird zum Teil, aufgrund der Unsicherheit bei der Beurteilung der
Blutdruckwerte, eine antihypertensive Therapie nicht eingeleitet [364].

In Anbetracht dieser Tatsachen forderte Wollheim [450] in seinem Referat
„50 Jahre Hochdruckforschung, Probleme und Ergebnisse" anläßlich der ersten
Mitgliederversammlung der Deutschen Liga zur Bekämpfung des hohen Blutdruckes „für die positive Charakterisierung des essentiellen Hochdruckes sind
weitere, auch klinisch objektivierbare Merkmale dringend erwünscht". Er ver-
wies in diesem Zusammenhang auf Untersuchungen von Hines aus dem Jahre
1936, der mit Hilfe des Cold-pressure-test Hochdruckkranke von Normalpersonen eindeutig trennen konnte [187]. So wiesen die 127 Hochdruckkranken einen
Blutdruckanstieg von im Mittel 47,2 mm Hg systolisch und 34,3 mm Hg diastolisch auf, während die Blutdruckgesunden einen Anstieg von nur 11,4 bzw.
10,6 mm Hg aufwiesen.

Schulte et al. [379, 382] wiesen darauf hin, daß die Zuverlässigkeit der diagnostischen und prognostischen Erfassung des hohen Blutdruckes am ehesten möglich
sei durch einen standardisierten Stressor. Die Autoren verwendeten hierfür einen Rechenstreß, der möglicherweise jedoch im interindividuellen Vergleich
auch nur schwer zu standardisieren bzw. zu vergleichen ist. Darüberhinaus berichtete diese Arbeitsgruppe, daß bei der Zweitanwendung des emotionalen
Stresstests Adaptationsphänomene auftraten, so daß reproduzierbare Ergebnisse nicht gewährleistet sind und sich deutliche Überschneidungen zwischen Normotensiven und Hypertensiven ergeben [318].

Eckberg [91] versuchte mit Hilfe der Baroreflexsensitätsmessung ohne Erfolg
eine verläßliche Trennung zwischen normalem und erhöhtem Blutdruck zu erreichen.

Aufgrund seiner telemetrischen Langzeituntersuchungen wies Krönig [259] auf
die unbedingte Notwendigkeit einer Belastungsuntersuchung bei den leichten
Hochdruckformen hin, indem er schrieb: „Es bleibt aus diesen Befunden zu folgern, daß bei Hochdruckkranken des WHO-Stadiums I unter Ruhebedingungen
Normotension die Regel ist, und die Hypertonie im Sinne der einleitend genannten „Bereitstellungskrankheit" nur unter Belastung nachweisbar wird, wobei
hier psychische Faktoren ebenso bedeutsam wie physische sein können."

Aufgrund der großen Blutdruckvariabilität und der Abhängigkeit des Blutdrukkes von körperlichen und emotionellen Aktivitäten sind wie bereits erwähnt Blutdruckwerte nur bei möglichst gleichen äußeren Bedingungen miteinander vergleichbar. Deshalb ist es um so wichtiger, daß diese Voraussetzung durch eine standardisierte ergometrische Untersuchung weitgehend erfüllt wird. Die Ergometrie hat sich zur Beurteilung der kardiokorporalen Leistungsbreite in der Sport- und Arbeitsmedizin aber auch zum Nachweis einer koronaren Herzkrankheit in Klinik und Praxis, eben wegen der guten Reproduzierbarkeit der Ergebnisse, weltweit durchgesetzt. Es konnte gezeigt werden, daß oberhalb einer Leistung von 1 Watt/kg Körpergewicht eine lineare Beziehung zwischen Herzfrequenz und ansteigender Leistung besteht [307], und somit das Untersuchungsergebnis durch psychische Einflüsse nicht signifikant verändert wird. Ein entsprechendes Ergebnis ließ sich auch für den systolischen und diastolischen Blutdruck nachweisen (s. Kap. II. 3.1.).

Neben der guten Standardisierbarkeit ist für die breite Anwendung einer Untersuchungsmethode wichtig, daß sie apparativ nicht aufwendig und für den Patienten nicht belastend ist. Darüber hinaus darf die Einzeluntersuchung nicht kostenintensiv sein, so daß sie beliebig oft wiederholbar ist.

Der zeitliche Aufwand mit 6 Minuten Ergometrie und einer 5minütigen Erholungsphase, die jedoch häufig verkürzt werden kann, ist zeitlich noch so bemessen, daß die Methode auch ambulant als Routineuntersuchung weite Anwendung finden kann. Dieses gilt auch besonders unter Berücksichtigung der Tatsache, daß die sonst notwendige engmaschige Verlaufskontrolle des Blutdruckes abgekürzt werden kann, was die praktische Bewältigung des Hypertonieproblems wesentlich erleichtern könnte.

Bedenkt man einerseits die gute Standardisierbarkeit und praktische Anwendbarkeit dieser Methode und andererseits die großen diagnostischen Probleme bei der Beurteilung des hohen Blutdruckes, so bietet sich eine ergometrische Untersuchung geradezu an.

Eine wesentliche Aufgabe der hier dargestellten Untersuchungsergebnisse war es deshalb, der Frage nachzugehen, ob die indirekte Messung des Blutdruckes während und nach standardisierter Ergometrie die Grenze zwischen willkürlich festgelegtem normalen und pathologischen Ruheblutdruck verdeutlichen und damit die Bewertung erleichtern kann, und ob darüber hinaus ein weiterer klinischer Parameter meßbar wird, der für die Früherkennung der Hochdruckkrankheit, die Einschätzung des Schweregrades und die Indikationsstellung zur medikamentösen Therapie bedeutsam ist.

2. Blutdruck- und Herzfrequenzverhalten bei Normalpersonen

Grundlage jeglicher ergometrischer Untersuchung ist die Kenntnis von Normalwerten. Deshalb wurde bei gesunden Normalpersonen unterschiedlichen Alters und Geschlechts das Blutdruckverhalten während und nach Ergometrie untersucht [143].

2.1. Blutdruckverhalten 20–50jähriger Männer

2.1.1. Probandengut

Insgesamt wurden 231 Männer verschiedenster Berufszweige aus den Belegschaften dreier Berliner Großbetriebe sowie deren Angehörigen untersucht. Sie hatten sich freiwillig aufgrund eines schriftlichen Aushanges in den Betrieben gemeldet, der auf die Möglichkeit einer präventivkardiologischen Untersuchung hinwies und darüber hinaus die Leistungsumsatzbedingungen für ergometrische Untersuchungen und die Ausschlußkriterien für diese Studie enthielten.

Von diesen 231 Probanden konnten insgesamt 173 als gesund und normotensiv angesehen werden und fanden Eingang in die Untersuchung. 58 Patienten mußten ausgeschlossen werden, und zwar 53 wegen erhöhter Blutdruckwerte in Ruhe und während Ergometrie sowie 5 Patienten wegen pathologischer EKG-Veränderungen, ST-Streckensenkungen bzw. ventrikulären Extrasystolen während der Ergometrie.

Die anthropometrischen Daten, das Alter und die PWC 170 der gesunden Probanden sind der Tabelle 1 zu entnehmen. Die mittlere Altersverteilung innerhalb der drei Dekaden war jeweils um die Dekadenmitte gruppiert. Dieses bedeutet, daß zum einen die Untergruppen gut miteinander vergleichbar waren und daß zum anderen repräsentative Werte für die drei Dekaden erstellt werden konnten. Des weiteren ist erwähnenswert, daß sowohl für die Größe als auch besonders für das Gewicht keine signifikanten Unterschiede innerhalb der Dekaden nachzuweisen waren, wobei allerdings eine Tendenz zur altersabhängigen Gewichtszunahme bestand [249].

Zur Charakterisierung der kardiokorporalen Leistungsbreite der einzelnen Kollektive wurde die PWC 170 bzw. PWC 170/kg Körpergewicht bestimmt. Dabei zeigte sich, daß auch die aerobe Leistungsfähigkeit keine Unterschiede innerhalb der Dekaden aufwies und insgesamt als untrainiert bewertet werden mußte.

Um die Untersuchungsbedingungen möglichst konstant zu halten, wurden sämtliche Ergometrien ausnahmslos an Samstagen in der Zeit zwischen 9.30 Uhr und 16.30 Uhr durchgeführt. Um tageszeitliche Einflüsse auf das Blutdruckverhalten innerhalb der Gruppen auszuschließen, wurde der mittlere Untersuchungszeitpunkt errechnet. Auch hier fand sich kein signifikanter Unterschied innerhalb der Gruppen.

2.1.2. Blutdruckverhalten unter Ruhebedingungen

Wie den Tabellen 2 und 3 zu entnehmen ist, wurde der Blutdruck vor der Ergometrie insgesamt viermal gemessen und zwar als Gelegenheitsblutdruck im Sitzen anläßlich der klinischen Untersuchung, nach 10 Minuten im Liegen sowie nach 1 Minute im Stehen im Anschluß an die Liegendphasen. Darüber hinaus wurde nach Einnahme der halbsitzenden Position auf dem Ergometer und Anlage der EKG-Elektroden und der Blutdruckmanschette unmittelbar vor der Ergometrie eine weitere Blutdruckmessung vorgenommen.

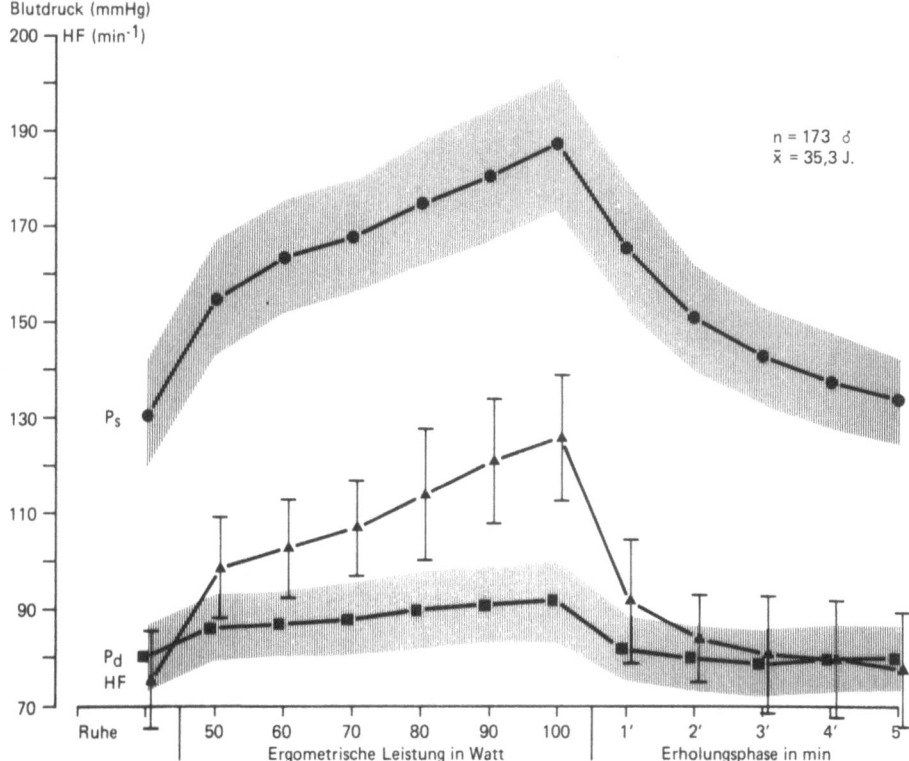

Abb. 7: Blutdruck- und Herzfrequenzverhalten 20–50jähriger männlicher Normalpersonen. Der schraffierte Bereich gibt jeweils die einfache Standardabweichung an. (P_s = systolischer; P_d = diastolischer Blutdruck, HF = Herzfrequenz)

Unter allen vier Ruhebedingungen fand sich kein statistisch signifikanter Anstieg des systolischen Blutdruckes innerhalb der Lebensdekaden. Der diastolische Blutdruck nach 10 Minuten liegen und 1 Minute stehen zeigte jedoch einen signifikanten ($p < 0,05$) Alterseinfluß beim Vergleich der 4. und 5. sowie 3. und 5. Lebensdekade.

Für das Gesamtkollektiv kam es beim Übergang vom Liegen zum Stehen zu einem minimalen Anstieg des systolischen Blutdruckes um 1,6 mm Hg und einem Anstieg des diastolischen Blutdruckes um 6,5 mm Hg ($p < 0,001$). Sowohl systolisch als auch diastolisch ($p < 0,001$) lagen die vor der Ergometrie gemessenen Blutdrücke über denen des Gelegenheitsblutdruckes und nach 10 Minuten im Liegen gemessen.

2.1.3. Blutdruckverhalten während Ergometrie

Ausgehend von einem systolischen Blutdruck von 154,5 mm Hg bei 50 Watt kam es für das Gesamtkollektiv zu einem kontinuierlichen Blutdruckanstieg von im Mittel 6,6 mm Hg/10 Watt auf maximal 187,7 mm Hg bei 100 Watt (Abb. 7). Aufgeschlüsselt für die Dekaden ergaben sich keine wesentlichen und signifikanten

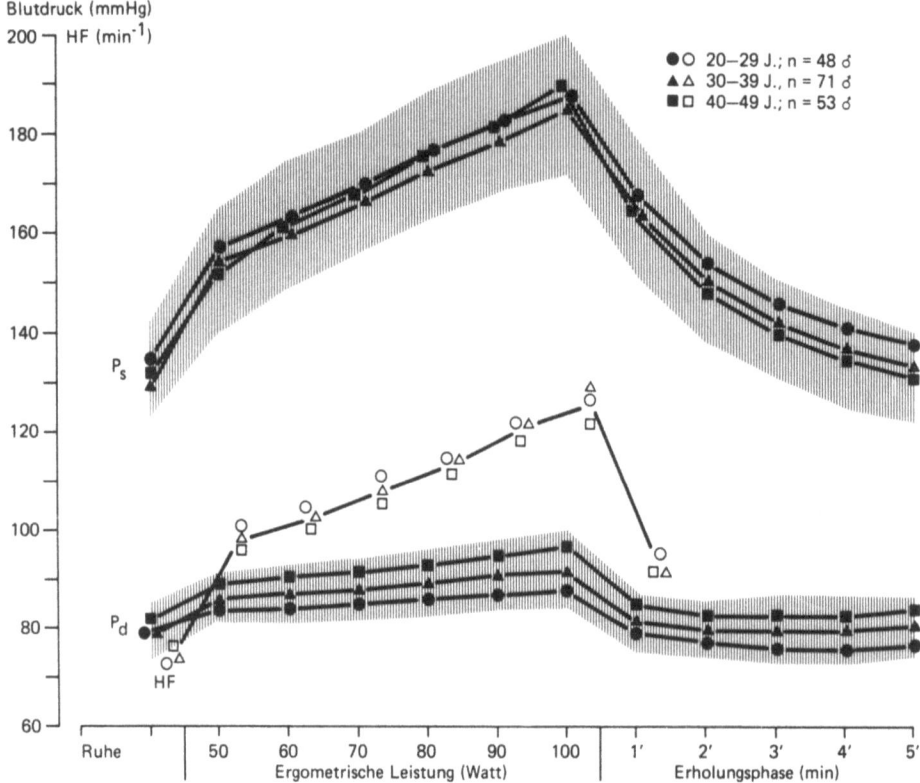

Abb.8: Blutdruck- und Herzfrequenzverhalten 20–50jähriger männlicher Normalpersonen, aufgeschlüsselt nach Lebensdekaden (20–30, 30–40, 40–50 Jahre)

Differenzen bezüglich der Mittelwerte und der Blutdrucksteigerungen/10 Watt
(Tabelle 2, Abb. 8).

Für das Gesamtkollektiv betrachtet, stieg der diastolische Blutdruck von
86,2 mm Hg bei 50 Watt ebenfalls kontinuierlich mit einem mittleren Zuwachs
von 1,1 mm Hg/10 Watt bis auf maximal 91,9 mm Hg bei 100 Watt an. Im Gegensatz zum systolischen Blutdruck zeigte sich für den diastolischen Blutdruck, wie
bereits unter Ruhebedingungen nachweisbar, ein signifikanter Alterseinfluß. So
war der diastolische Leistungsdruck beim Vergleich der 3. und 4. (p < 0,05) bzw.
4. und 5. sowie 3. und 5. (p < 0,001) Lebensdekade signifikant unterschiedlich
(Tabelle 3, Abb. 8).

2.1.4. Blutdruckverhalten in der Erholungsphase

Der größte systolische Blutdruckabfall war erwartungsgemäß am Ende der ersten Erholungsminute nachweisbar und wurde dann von Minute zu Minute geringer. Bereits in der vierten Minute hatte das Gesamtkollektiv mit 137,8 mm Hg
die obere normotensive Grenze für den systolischen Blutdruck von 140 mm Hg
unterschritten. Die fünfte Lebensdekade wies niedrigere systolische Erholungs-
blutdrücke auf, wobei sich für den Vergleich der 3. und 5. Lebensdekade mit Aus-

nahme der 1. Erholungsminute ein statistisch signifikanter Unterschied (p <
0,05) sichern ließ.
Der stärkste Abfall des diastolischen Blutdruckes fand sich ebenfalls in der ersten Erholungsminute, wobei bereits der Wert unmittelbar vor Ergometrie unterschritten wurde. Im weiteren Verlauf der Erholungsphase kam es dann nicht
mehr zu einem wesentlichen Blutdruckabfall. Im Dekadenvergleich zeigten sich
wiederum höhere diastolische Blutdrücke mit zunehmendem Alter, wobei sich
für die 5. Lebensdekade im Vergleich zur 4. (p < 0,01) und 3. Lebensdekade (p <
0,001) statistisch signifikant höhere Werte während der gesamten Erholungsphase fanden. Beim Vergleich der 3. und 4. Lebensdekade ließ sich ein statistisch signifikanter Unterschied (p < 0,05) von der 2. bis 5. Erholungsminute nachweisen.

2.1.5. Herzfrequenzverhalten vor, während und nach Ergometrie

Die jeweiligen Mittelwerte für die Ruhemessungen entsprachen dem physiologischen Schwankungsbereich und zeigten keine signifikanten Alterseinflüsse (Tabelle 4). Dieses galt auch für den Herzfrequenzanstieg nach Orthostase, der für
das Gesamtkollektiv mit 12,2 Schlägen/min dem von Thulesius [420] ermittelten
Anstieg entsprach.
Während der Ergometrie kam es dem systolischen Blutdruck entsprechend zu einem kontinuierlichen Anstieg von im Mittel 5,6 Schlägen/min/10 Watt für das
Gesamtkollektiv beginnend mit 98,1 min bei 50 Watt und ansteigend auf
126,3 min^{-1} bei 100 Watt. In der fünften Lebensdekade fand sich eine Tendenz
zu niedrigeren Herzschlagfrequenzen während der Ergometrie.
In der Erholungsphase nach Ergometrie kam es dem Blutdruckverhalten entsprechend innerhalb der ersten Erholungsminute zum stärksten Herzfrequenz-
abfall. Auch am Ende der fünften Erholungsminute erreichten die Herzfrequenzen noch nicht den Ausgangswert vor Ergometrie.

2.2. Blutdruck- und Herzfrequenzverhalten 55–80jähriger Männer

2.2.1. Probandengut

Bei 50 gesunden normotensiven Männern im Alter zwischen 55 bis 80 Jahren ($\bar{x}$
64,4 Jahre), die sich zu einer routinemäßigen, präventiv-kardiologischen Untersuchung vorstellten, wurde das Blutdruckverhalten vor, während und nach Ergometrie ermittelt. Die Probanden wiesen eine Körpergröße von 177,1 ± 8,3 cm
und ein Körpergewicht von 79,4 ± 8,7 kg auf.

2.2.2. Blutdruckverhalten unter Ruhebedingung

Der Gelegenheitsblutdruck von 140/83 mm Hg lag im Vergleich zu den im Mittel
20 Jahre jüngeren Männern der 5. Lebensdekade mit 132/82 mm Hg systolisch
signifikant (p < 0,5) höher (Tabelle 5, Abb. 8, 9).

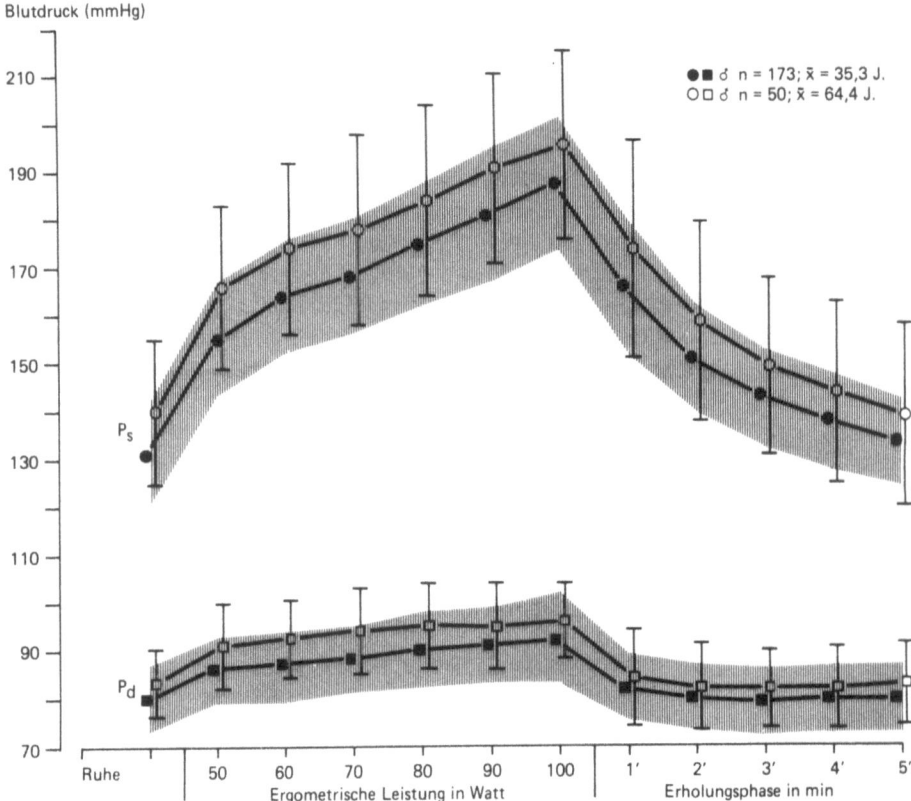

Abb. 9: Blutdruckverhalten älterer ($\bar{x}$ 64,4 Jahre) und jüngerer ($\bar{x}$ 35,3 Jahre) männlicher Normalpersonen vergleichend dargestellt. Der schraffierte Bereich stellt die einfache Standardabweichung der jüngeren Männer dar

2.2.3. Blutdruckverhalten während Ergometrie

Der systolische Blutdruck stieg kontinuierlich von 165,9 mm Hg bei 50 Watt um 6,1 mm Hg/10 Watt auf 196,3 mm Hg bei 100 Watt an und lag somit signifikant ($p < 0,05$) höher als bei den 40–50jährigen Männern (Abb. 9).

Auch der diastolische Blutdruck stieg kontinuierlich und mit dem Normalkollektiv jüngerer Männer vergleichbar um 1 mm Hg/10 Watt im Bereich von 50 bis 100 Watt an. Dabei fand sich kein signifikanter Unterschied zu den Werten 40–50jähriger Männer, allerdings bestand ein signifikanter Unterschied zu den 20–30 ($p < 0,01$) und 30–40jährigen ($p < 0,05$).

2.2.4. Blutdruckverhalten in der Erholungsphase

Der größte systolische Blutdruckabfall erfolgte innerhalb der 1. Erholungsminute. Im Vergleich zur 5. Lebensdekade lag der systolische Blutdruck während der gesamten Erholungsphase signifikant höher ($p < 0,05$), erreichte aber mit 140 mm Hg den oberen normotensiven Bereich in der 5. Erholungsminute. Der diastolische Blutdruck unterschied sich nicht signifikant von dem 20 Jahre jüngeren Kollektiv.

2.2.5. Herzfrequenzverhalten vor, während und nach Ergometrie

Sowohl in Ruhe als auch während und nach der Ergometrie fanden sich signifikant (p < 0,01 – p < 0,001) niedrigere Herzfrequenzen im Vergleich zur 5. Lebensdekade (Tabelle 5).

2.3. Blutdruck- und Herzfrequenzverhalten 20–50jähriger Frauen

2.3.1. Probandengut

Entsprechend der Blutdrucknormalwerterhebung für Männer wurden aus den gleichen Betrieben und unter gleichen Untersuchungsbedingungen 170 Frauen im Alter von 20–50 Jahren untersucht, von denen 150 ausgewertet werden konnten. 15 Frauen mußten wegen erhöhter Blutdruckwerte und 5 wegen pathologischer EKG-Befunde, ST-Streckensenkungen bzw. ventrikulären Extrasystolen während der Ergometrie ausgesondert werden.
Die Tabelle 6 enthält für das Gesamtkollektiv und die einzelnen Dekaden die Mittelwerte und Standardabweichungen für das Alter, die Größe, das Gewicht, den mittleren Untersuchungszeitpunkt und als Maß für die kardiokorporale Leistungsbreite die PWC 170/kg Körpergewicht. Bezüglich dieser Parameter fand sich ebenso wie schon beim männlichen Kollektiv eine gute Vergleichbarkeit innerhalb der einzelnen Lebensdekaden und somit auch zwischen Männern und Frauen.

2.3.2. Blutdruckverhalten unter Ruhebedingungen

Die systolischen Ruhewerte, gemessen zu den vier verschiedenen Zeitpunkten, zeigten innerhalb der drei weiblichen Altersdekaden keine statistisch signifikanten Unterschiede (Tabelle 7). Dieses galt auch für den diastolischen Blutdruck (Tabelle 8) mit Ausnahme des Gelegenheitsblutdruckes bei Ankunft, wo sich ein signifikanter Alterseinfluß im Vergleich der 3. zur 4. (p < 0,05) und der 3. zur 5. (p < 0,01) statistisch sichern ließ. Der systolische und diastolische Blutdruck unmittelbar vor der Ergometrie gemessen ergab insgesamt den höchsten Wert (p < 0,001).
Beim Übergang vom Liegen zum Stehen kam es fürs Gesamtkollektiv zu einem minimalen Anstieg des systolischen Blutdruckes von 0,7 mm Hg bei signifikant (p < 0,001) erhöhtem diastolischen Blutdruck um 4,9 mm Hg.

2.3.3. Blutdruckverhalten während Ergometrie

Der systolische Blutdruck des Gesamtkollektivs (Abb. 10) stieg kontinuierlich von 146 mm Hg bei 30 Watt um 6,6 mm Hg/10 Watt auf 178,8 mm Hg bei 80 Watt an. Dabei bestand eine deutliche Tendenz zu höheren Werten mit zunehmendem

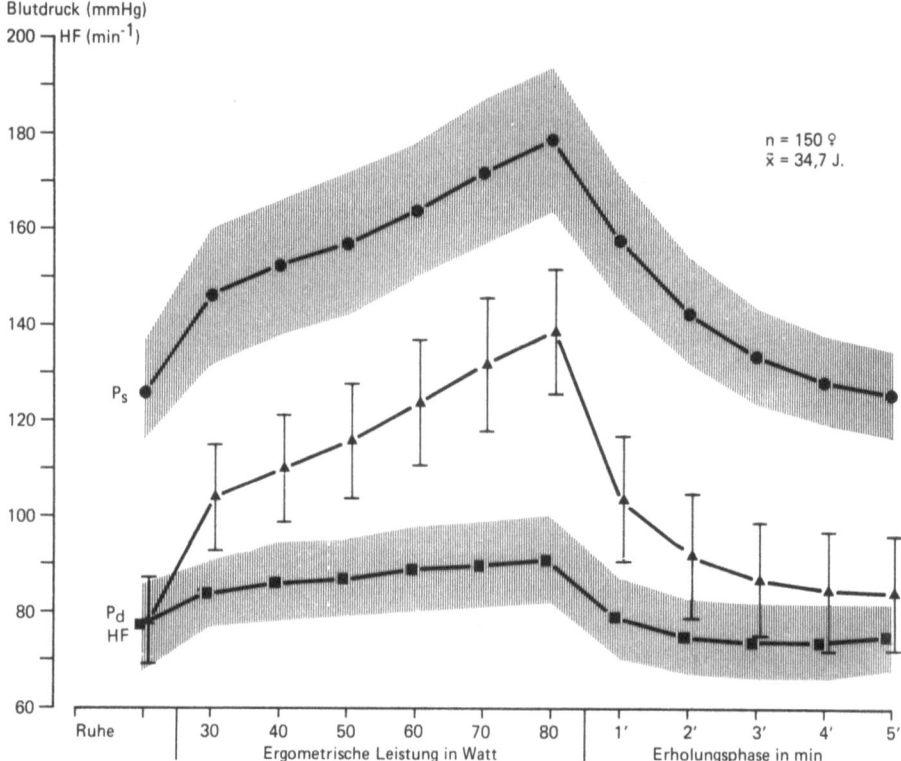

Abb. 10: Blutdruck- und Herzfrequenzverhalten 20–50jähriger weiblicher Normalpersonen

Alter, besonders beim Vergleich 4. und 5. Dekade, ohne daß sich jedoch ein statistisch signifikanter Unterschied nachweisen ließ (Tabelle 7, Abb. 11).

Der diastolische Blutdruck (Abb. 10) des Gesamtkollektivs von 83,9 mm Hg bei 30 Watt stieg ebenfalls um 1,5 mm Hg/10 Watt auf 91,5 mm Hg bei 80 Watt kontinuierlich an. Beim Vergleich der Lebensdekaden ergab sich ein statistisch signifikanter ($p < 0,05$) Unterschied zwischen der 3. und 4. Lebensdekade bei 30 und 80 Watt sowie beim Vergleich 3. und 5. Lebensdekade auf allen Leistungsstufen ($p < 0,01 - p < 0,001$) (Tabelle 8, Abb. 11).

2.3.4. Blutdruckverhalten in der Erholungsphase

Wie bei den Männern war der größte systolische Blutdruckabfall am Ende der ersten Erholungsminute nachweisbar. Bereits in der dritten Minute wurde vom Gesamtkollektiv der normotensive Grenzbereich deutlich unterschritten und in der 5. Minute mit 134 mm Hg ebenfalls der systolische Blutdruck vor Ergometrie.

Der diastolische Blutdruck des Gesamtkollektivs unterschritt mit 78,6 mm Hg bereits am Ende der 1. Erholungsminute den diastolischen Blutdruck vor Ergo-

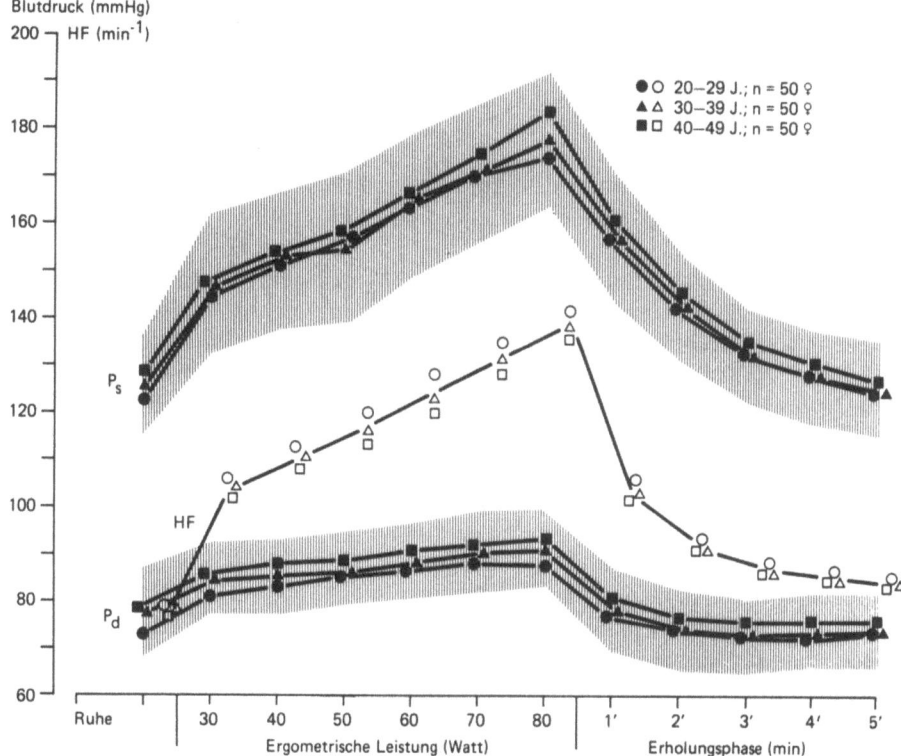

Abb. 11: Blutdruck- und Herzfrequenzverhalten 20–50jähriger weiblicher Normalpersonen, aufgeschlüsselt nach Lebensdekaden (20–30, 30–40, 40–50 Jahre)

metrie (p < 0,05). In der 4. Minute sank der diastolische Blutdruck mit 74 mm Hg
sogar signifikant (p < 0,05) unter den Wert nach 10 Minuten im Liegen ab. Auch
in der Erholungsphase wies die fünfte Lebensdekade die absolut höchsten diastolischen Blutdruckwerte auf, wobei sich ein statistisch signifikanter Unterschied nur beim Vergleich der 3. und 5. Lebensdekade für die 1. bis 4. Erholungsminute sichern ließ (Abb. 11, Tabelle 8).

2.3.5. Herzfrequenzverhalten vor, während und nach Ergometrie

Unter Ruhebedingungen ließ sich für die Herzfrequenz kein Alterseinfluß nachweisen (Tabelle 9). Der Anstieg der Herzfrequenz während Orthostase mit
10,6 Schlägen/min entsprach den von Thulesius mitgeteilten Normwerten [420].
Während Ergometrie stieg die Herzfrequenz des Gesamtkollektivs von
104 Schlägen/min bei 30 Watt dem systolischen Blutdruck entsprechend kontinuierlich um 7 Schläge/10 Watt auf 138,8 Schläge/min bei 80 Watt signifikant
an. Unterschiede innerhalb der Dekaden ließen sich nicht nachweisen, wenngleich eine Tendenz zu niedrigeren Werten mit zunehmendem Alter wie bei den
Männern nachweisbar war (Tabelle 9).

Der stärkste Abfall der Herzfrequenz fand sich am Ende der ersten Erholungsminute, wobei die Ausgangsherzfrequenz vor Ergometrie am Ende der 5. Minute
noch nicht erreicht wurde.

2.4. Vergleichende Betrachtung des Blutdruckverhaltens von männlichen und weiblichen Normalpersonen

Die 20 bis 50jährigen Männer wiesen bei 100 Watt einen Blutdruck von 188 ±
14 mm Hg zu 92 ± 9 mm Hg auf. Diese Werte sind in guter Übereinstimmung
mit dem von Kirchhoff [233] für 100 Watt angegebenen Normalbereich von
170–210/85–100 mm Hg. Al-Eshaiker und Mellerowicz [3] fanden bei 50 männlichen 20–30jährigen Probanden für Fußkurbelarbeit im Liegen und leider nicht
adäquaten Steigerungsstufen von 25 Watt/1 min einen mittleren Blutdruck von
180 mm Hg systolisch und 105 mm Hg diastolisch bei 100 Watt. Halhuber [168]
gibt für 100 Watt bei Fußkurbelarbeit im Sitzen einen mittleren Wert von
200/95 mm Hg an. Hollmann [195] fand einen deutlich niedrigeren Wert für
100 Watt, wobei allerdings berücksichtigt werden muß, daß diese Probanden
ein regelmäßiges Ausdauertraining betrieben.
Renner et al. [349] fanden bei 219 18jährigen Stellungspflichtigen einen mittleren
systolischen Blutdruck von 176 (Grenzen 196 bis 154) mm Hg bei 100 Watt Fahrradergometrie im Sitzen. Åstrand [16] ermittelte bei 80 gesunden Männern (x̄
54 Jahre) während Fahrradergometrie im Sitzen für eine Herzfrequenz von 100
± 5 Schlägen/min einen Blutdruck von 180 ± 24/92 ± 11 mm Hg. Diese Werte
liegen in etwa zwischen den für vergleichbare Herzfrequenzen ermittelten Blutdruckwerten der beiden ältesten hier untersuchten Kollektive (x̄ 44,4 und
64,4 Jahre) und zeigen somit ebenfalls eine gute Übereinstimmung.
Vergleicht man nun die hier für Normalpersonen ermittelten Blutdruckwerte mit
den direkt intravasal gemessenen Werten anderer Autoren, so findet sich ebenfalls eine recht gute Übereinstimmung der Ergebnisse. Ein von Krönig [259] untersuchtes Normalkollektiv mit einem Ruheblutdruck von 118,9/69,9 mm Hg
wies bei 75 Watt einen mittleren Blutdruck von 163 ± 22,9/82,1 ± 11,6 mm Hg
auf. Das hier untersuchte Normalkollektiv wies für 70 Watt einen mittleren
Druck von 167,7 ± 12/88,1 ± 7,3 auf, wobei der systolische Druckzugewinn
zwischen Liegen und 75 Watt mit 44,1 mm Hg bei Krönig und 42 mm Hg dieser
Studie sehr gut übereinstimmt. Rost und Hollmann [361] ermittelten für untrai-
nierte jüngere Probanden das Blutdruckverhalten während Ergometrie durch direkte arterielle Messung. Sie fanden für 100 Watt einen mittleren systolischen
Wert von 170 und einen mittleren diastolischen Wert von 87,5 mm Hg. Eine gute
Übereinstimmung findet sich auch für den von den gleichen Autoren durchgeführten Altersvergleich an 10 älteren untrainierten Männern mit einem mittleren
Alter von 60,1 Jahren. Diese Probanden wiesen einen mittleren Blutdruck von
ca. 217/98 mm Hg bei 100 Watt auf, was die hier beschriebene Altersabhängig-
keit des Blutdruckverhaltens bestätigt.
Das Gesamtkollektiv der normotensiven Frauen zeigte ebenso wie die Männer
einen kontinuierlichen Anstieg des systolischen und diastolischen Blutdruckes
während der Ergometrie. Dabei ließ sich für den diastolischen Blutdruck ein si-

gnifikanter Alterseinfluß nachweisen. Die hier erhobenen altersabhängigen Normalwerte stimmen unter Berücksichtigung der Altersdifferenz und des unterschiedlichen Ruheblutdruckes gut überein mit den von Åstrand [16] während Ergometrie im Sitzen erhobenen Blutdruckwerten bei 103 normotensiven Frauen mit einem mittleren Alter von 54 Jahren.

Bei der Gegenüberstellung der 20–50jährigen Frauen und Männer ergaben sich sowohl in Ruhe als auch in der Erholungsphase statistisch signifikant (p < 0,001) niedrigere systolische und diastolische Blutdruckwerte für die Frauen. Auf gleicher ergometrischer Leistungsstufe ließen sich für das Gesamtkollektiv jedoch keine statistisch signifikanten Differenzen zwischen Männern und Frauen nachweisen. Beim Vergleich der Geschlechter innerhalb der drei Lebensaltersdekaden fand sich allerdings ein signifikanter Alterseinfluß. So wiesen die Frauen der 5. Lebensdekade im Vergleich zu Männern gleichen Alters signifikant (p < 0,01) höhere systolische Blutdruckwerte auf gleicher Leistungsstufe auf.

2.5. Handhabung der Normalwerte in der täglichen Praxis

Das Gesamtkollektiv der Frauen wies bei gleicher physikalischer Leistung in Watt den Männern entsprechende systolische und diastolische Blutdrücke auf. So betrug z. B. bei 80 Watt der Blutdruck der Frauen $179 \pm 15/92 \pm 9$ mm Hg und der der Männer $175 \pm 13/90 \pm 8$ mm Hg. Allerdings wurden diese Blutdruckwerte bei signifikant unterschiedlichen Herzfrequenzen erbracht. So erreichten die Frauen bei 80 Watt mit 139 ± 13 min^{-1} zu 114 ± 14 min^{-1} der Männer um 22% höhere Herzfrequenzen. Dieses unterschiedliche Verhalten ist nicht erstaunlich, denn die 80 Watt bedeuten für die Frauen mit 1,32 Watt/kg Körpergewicht eine im Vergleich zu den Männern mit 1,07 Watt/kg Körpergewicht um 23% größere ergometrische Leistung. Ein biologisch exakter Geschlechtervergleich muß deshalb bei relativ gleicher Leistung erfolgen, also bei gleichem Herzfrequenzverhalten oder aber gleicher relativer Leistung. Vergleicht man z. B. das Blutdruckverhalten des Gesamtkollektivs der Frauen bei 50 Watt (116 Schläge/min) mit dem des männlichen Kollektivs bei 80 Watt (114 Schläge/min), so zeigt sich, daß bei relativ gleicher Leistung und somit annähernd gleichen Herzfrequenzen die weiblichen Probanden niedrigere systolische und diastolische Blutdruckwerte entwickeln, was dem Verhalten vor und nach Ergometrie entspricht (s. Tabelle 10, Abb. 12).

Für die praktische Handhabung der Normalwerte des Blutdruckes während Ergometrie ist es deshalb wichtig, daß man nicht nur den oberen Grenzwert für Normotonie 20–50jähriger Männer und Frauen von 200/100 mm Hg ($\bar{x}$ + 1s) auf die Leistungsstufe von 100 Watt bezieht, sondern diesen immer in Relation zum Herzfrequenzverhalten (damit gleicher relativer Leistung) setzt. Dieses hieße, daß der obere Normwert von 200/100 mm Hg zutrifft für Herzfrequenzen von 126 ± 13 min^{-1} für Männer und 145 ± 10 min^{-1} für Frauen. Die Tabelle 10 enthält deshalb die herzfrequenzbezogenen Normalwerte des Blutdruckes während Ergometrie. Dabei gilt als jeweiliger oberer Grenzwert der Mittelwert plus einfacher Standardabweichung.

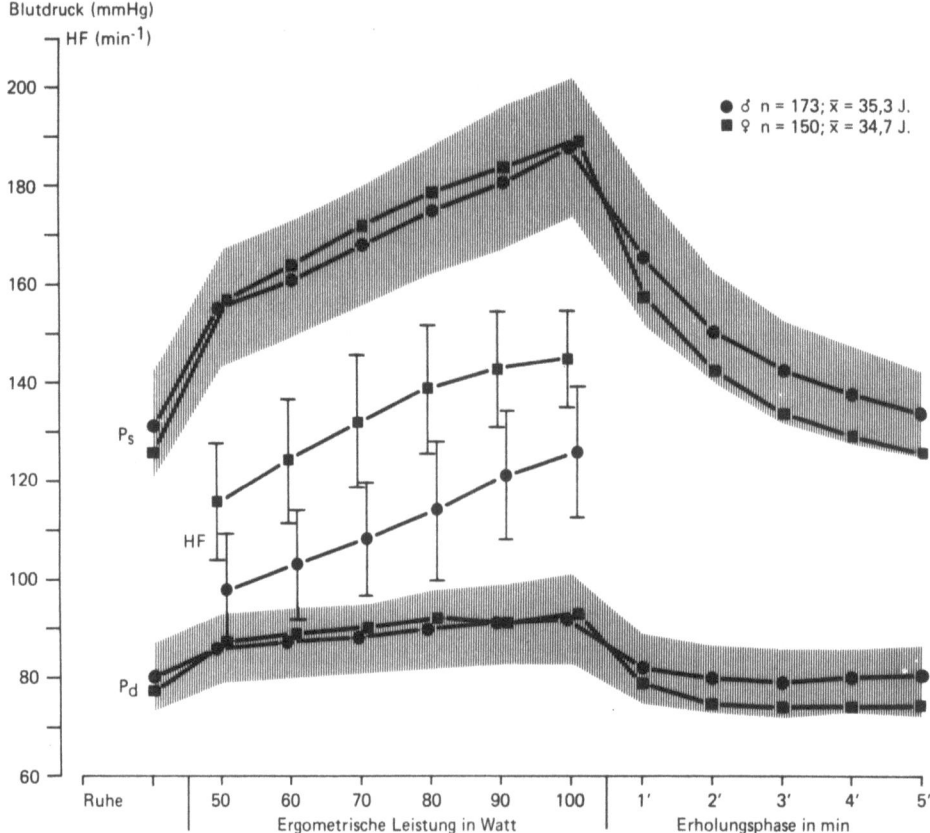

Abb. 12: Vergleichende Darstellung des Blutdruck- und Herzfrequenzverhaltens 20–50jähriger weiblicher und männlicher Normalpersonen

Für die praktische Anwendung ist die Korrektur des Blutdruckes auf das Herzfrequenzverhalten aus zweierlei Sicht von großer Bedeutung. Zum einen ist es auch innerhalb der Geschlechter nicht gleich, ob ein Mann bzw. eine Frau mit einem Körpergewicht von 50 oder 80 kg die Leistung von 100 Watt erbringt, da dann die relative Leistung sehr unterschiedlich ist.

Zum anderen ist aber auch wichtig, daß durch die alleinige Beziehung des Blutdruckes auf eine konstante Leistungsstufe von z. B. 100 Watt sich ein großer technischer Fehler einschleichen kann. Wie neuere Untersuchungen [192] zeigen konnten, stimmen die tatsächlich auf dem Ergometer erbrachten Leistungen in Watt nicht immer mit der angezeigten Wattzahl überein. Dies trifft z. T. sowohl für fabrikneue, geeichte Geräte, aber besonders auch für ältere und nicht eichbare oder geeichte Geräte zu. Durch die Bewertung des Blutdruckes bezüglich eines bestimmten Herzfrequenzniveaus können diese z. T. erheblichen Fehler vermieden werden.

Bei geeichten Ergometern bietet sich als zuverlässige und reproduzierbare Größe auch der Vergleich des Blutdruckverhaltens auf relativ gleicher Leistungsstufe von z. B. 1 Watt/kg Körpergewicht an. Bei dem mittleren Körpergewicht der

untersuchten Frauen von 60,5 kg resultiert hieraus ein Blutdruck von 164 ± 14/ 89 ± 9 mm Hg bei 1 Watt/kg Körpergewicht (also ca. 60 Watt) und einer Herzfrequenz von 124 ± 13 min^{-1}. Der entsprechende Wert bei 1 Watt/kg Körpergewicht für die Männer beträgt bei einem mittleren Körpergewicht von 74,9 kg 171 ± 13/89 ± 8 mm Hg und einer Herzfrequenz von 111 ± 13 min^{-1}.
Wie noch später auszuführen sein wird (s. Kap. II. 3.2.), kommt der Messung des Blutdruckes in der Erholungsphase eine große diagnostische Trennschärfe zwischen Normotension und Hypertension zu. Ein normales Blutdruckverhalten ist dadurch gekennzeichnet, das der Blutdruck spätestens am Ende der 5. Erholungsminute die obere normotensive Grenze für den Ruheblutdruck von 140/ 90 mm Hg erreicht bzw. unterschreitet.
Für die 55–60jährigen Männer (s. Kap. III. 2.2.) müssen während und nach Ergometrie höhere, obere Grenzwerte des Blutdruckes gewählt werden. Für sie gilt bei 70 Watt (korrespondierende Herzfrequenzen 97 ± 13 min-$^{-1}$) ein Blutdruck von 200/105 mm Hg bzw. 100 Watt (korrespondierende Herzfrequenzen 110 ± 17 min^{-1}) von 215/105 mm Hg als oberer Normwert. Bezogen auf eine relativ gleiche Standardleistung von 1 Watt/kg Körpergewicht resultiert daraus bei einem mittleren Körpergewicht von 79,4 kg (ca. 80 Watt) ein Blutdruck von 184 ± 20/95 ± 9 mm Hg als Normwert bei korrespondierenden Herzfrequenzen von 101 ± 16 min^{-1}. Am Ende der 5. Erholungsminute sollte der diastolische Blutdruck 90 mm Hg und der systolische 150 mm Hg unterschreiten.

2.6. Korrelative Betrachtung des diastolischen Blutdruckes vor, während und nach Ergometrie

Für das normotensive Kollektiv der Frauen und der Männer wurde untersucht, ob sich eine Korrelation zwischen dem diastolischen Ruheblutdruck nach 10 Minuten im Liegen bzw. nach 1 Minute im Stehen gemessen und den diastolischen Blutdruckwerten während ergometrischer Leistungen findet. Die Tabelle 11 enthält die jeweiligen Korrelationskoeffizienten. Es zeigte sich, daß sowohl für den diastolischen Blutdruck nach 10 Minuten Liegen als auch nach 1 Minute Stehen signifikante Korrelationen zu den diastolischen Blutdrücken während 30 bzw. 50 bis 80 bzw. 100 Watt für Frauen und Männer bestanden. Dabei war sowohl für Frauen und Männer die Korrelation auf den niedrigen Leistungsstufen enger.
Darüber hinaus wurde eine korrelative Betrachtung des diastolischen Blutdruckes bei 80 Watt für Frauen und 100 Watt für Männer zum diastolischen Blutdruck der dritten Erholungsminute durchgeführt. Auch hier zeigte sich eine signifikante ($p < 0{,}01$) Korrelation mit einem r von 0,52 für Männer bzw. 0,65 für Frauen.
Die signifikanten Korrelationen zwischen den diastolischen Blutdruckwerten vor, während und nach Ergometrie sprechen ebenfalls für eine gute praktische Anwendbarkeit der indirekten Blutdruckmessung im Bereich von 50 bis 100 Watt.

3. Blutdruck- und Herzfrequenzverhalten bei Hochdruckkranken

3.1. Reproduzierbarkeit des Blutdruck- und Herzfrequenzverhaltens während und nach Ergometrie

Wie bereits ausgeführt, sind Blutdruckwerte streng genommen nur bei möglichst gleichen äußeren Bedingungen untereinander vergleichbar. Es wird somit ein standardisiertes Testverfahren benötigt, welches vergleichbare und vor allen Dingen reproduzierbare Blutdruckwerte gewährleistet und somit die Beurteilung der Hypertonie erleichtert.

Für den emotionellen Stresstest konnten bei der Zweitanwendung ausgeprägte Adaptationsphänomene nachgewiesen werden [318], so daß hierdurch keine reproduzierbaren Ergebnisse gewährleistet sind. Die Güte einer diagnostischen Methode wird jedoch wesentlich von der Reproduzierbarkeit der Ergebnisse bestimmt.

Deshalb wurde untersucht, ob ähnliche Adaptationsphänomene auch für das Blutdruck- und Herzfrequenzverhalten während und nach eines standardisierten ergometrischen Testverfahrens nachweisbar sind, und ob darüber hinaus tageszeitlich bedingte Abweichungen bestehen.

3.1.1. Hochdruckkranke

Es wurde bei 20 männlichen Hochdruckkranken des Stadiums I (WHO) mit nur milder Blutdruckerhöhung und einem mittleren Alter von 35,8 Jahren dreimal an einem arbeitsfreien Sonnabend in der Zeit von 8.00 bis 10.00 Uhr, 10.00 bis 12.00 Uhr und 16.00 bis 18.00 Uhr das Blutdruckverhalten während und nach Ergometrie unter sonst identischen Bedingungen untersucht.

Es zeigte sich, daß die unter standardisierten Ruhebedingungen gemessenen Blutdruckwerte sowohl systolisch als auch diastolisch bei der 2. und 3. Untersuchung niedriger lagen als bei der Erstuntersuchung, ohne daß jedoch aufgrund der großen individuellen Streuung der Einzelwerte ein statistisch signifikanter Unterschied nachweisbar war (Tabelle 12).

Beim Vergleich des systolischen Blutdruckes während Ergometrie zu den 3 Untersuchungszeitpunkten fällt auf, daß die Blutdruckwerte gemessen anläßlich der 2. und 3. Untersuchung auf den ersten beiden Leistungsstufen von 50 und 60 Watt eine deutliche Tendenz zu niedrigeren Blutdrücken aufwiesen, wobei sich sogar ein statistisch signifikanter Unterschied (p < 0,05) bei 60 Watt zwischen der 1. und 2. Untersuchung nachweisen ließ. Mit zunehmender Leistungsstufe fand sich jedoch eine sehr gute Übereinstimmung aller drei Meßwerte mit z. B. 203 ± 12 mm Hg bei der ersten, 200 ± 12 mm Hg bei der zweiten und 203 ± 9 mm Hg bei der dritten Messung jeweils bei 100 Watt. Auch in der Erholungsphase ergab sich anläßlich der 3 Messungen kein signifikanter Unterschied für den systolischen Blutdruck mit z. B. 175 ± 12 mm Hg, 170 ± 14 mm Hg und 174 ± 11 mm Hg am Ende der ersten Minute (Tabelle 12, Abb. 13).

Eine entsprechend gute Übereinstimmung ergab sich auch für den diastolischen Blutdruck, für den sich weder vor, während noch nach Ergometrie ein signifi-

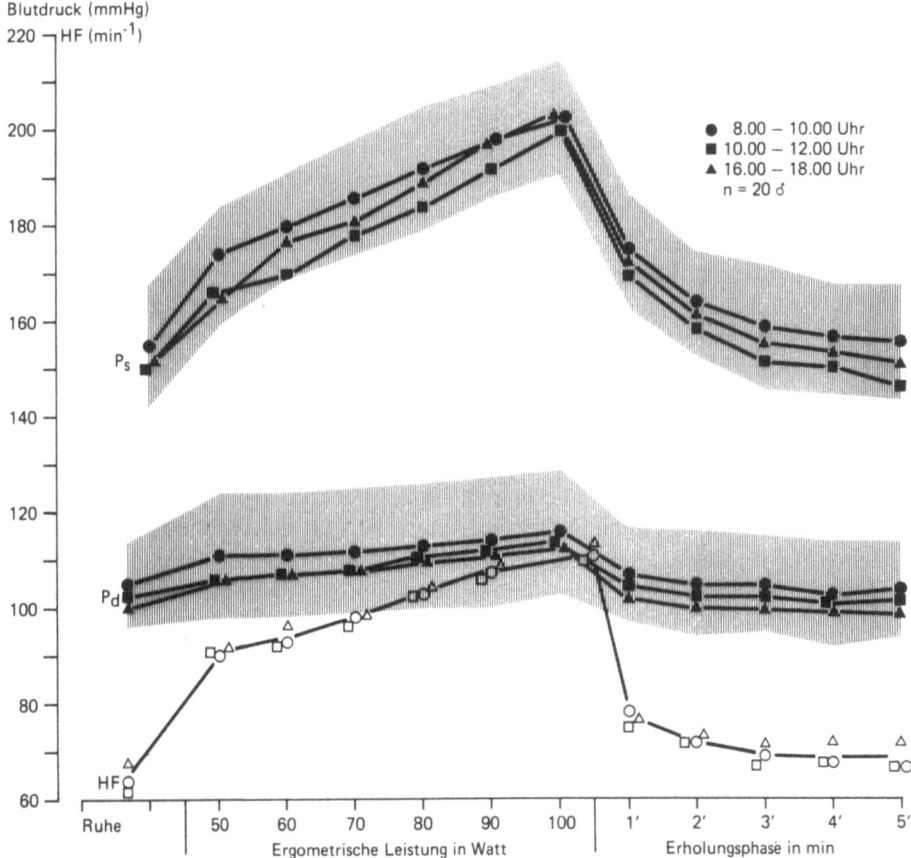

Abb. 13: Reproduzierbarkeit des Blutdruckverhaltens von 20 männlichen Hochdruckkranken anläßlich dreier Messungen zu verschiedenen Tageszeiten (8.00–10.00, 10.00–12.00, 16.00–18.00 Uhr). Der schraffierte Bereich stellt die einfache Standardabweichung der ersten Messung dar

kanter Unterschied nachweisen ließ. Auch hier kam es mit zunehmender Leistungsstufe zu einer sehr guten Übereinstimmung der gemessenen Blutdruckwerte, wobei eine Tendenz zu niedrigeren diastolischen Blutdrücken anläßlich der 2. und 3. Untersuchung bestand.

Auch die Herzfrequenzen wiesen keinen signifikanten Unterschied anläßlich der drei Untersuchungen auf. Es bestand eine Tendenz zu niedrigeren Herzfrequenzen während der Ergometrie anläßlich der zweiten Untersuchung zwischen 10.00 und 12.00 Uhr und zu höheren Werten während Ergometrie anläßlich der abendlichen Untersuchung.

3.1.2. Grenzwerthypertoniker

Die Grenzwerthypertoniker weisen bei wiederholten Messungen größere Schwankungen des Blutdruckes auf [259]. Es sollte deshalb untersucht werden, ob diese Blutdruckvariabilität auch für das Blutdruckverhalten während und nach Ergometrie nachweisbar ist. Hierzu wurden 8 Grenzwerthypertoniker, die bei wiederholten Messungen unter Ruhebedingungen ein überwiegend grenzwertiges labiles Blutdruckverhalten aufwiesen, zu drei verschiedenen Tageszeiten ergometriert. Die Untersuchungen wurden jeweils an arbeitsfreien Samstagen durchgeführt und die Patienten angehalten, die Leistungsumsatzbedingungen für ergometrische Untersuchungen strikt einzuhalten. Die erste Ergometrie wurde jeweils in der Zeit zwischen 8.00 bis 10.00 Uhr, die zweite Untersuchung exakt 2 Stunden, die dritte Untersuchung exakt 8 Stunden nach Beginn der Erstuntersuchung durchgeführt.

Vor Beginn der Ergometrie wurde der Ruheblutdruck unter drei verschiedenen Bedingungen gemessen und zwar jeweils zunächst nach 10 Minuten im Liegen, dann nach einer Minute im Stehen sowie unmittelbar vor Beginn der Ergometrie. Im Verlauf der drei Untersuchungen kam es zu jeweils niedrigeren systolischen Blutdrücken nach 10 Minuten im Liegen, wobei der Nachmittagswert mit 133,4 mm Hg sich deutlich im normotensiven Bereich befand und sich signifikant ($p < 0,05$) vom ersten Morgenwert mit 148,6 mm Hg unterschied (Tabelle 13). Auch der systolische Stehdruck fiel im Verlauf der Untersuchung um ca. 10 mm Hg ab, wenngleich sich kein statistisch signifikanter Unterschied nachweisen ließ. Das gleiche Verhalten zeigte sich auch für den systolischen Blutdruck vor Ergometrie, der sich mit 144,6 mm Hg am Nachmittag zu 152 mm Hg bei der ersten Morgenuntersuchung signifikant ($p < 0,05$) unterschied. Ein entsprechendes Verhalten mit fallenden Werten im Verlauf der drei Untersuchungen ließ sich auch für den diastolischen Blutdruck nachweisen. So war der diastolische Blutdruck am Nachmittag unmittelbar vor der Ergometrie mit 95,7 mm Hg signifikant ($p < 0,05$) niedriger im Vergleich zur ersten morgendlichen Untersuchung mit 105,7 mm Hg bzw. 102,9 mm Hg bei der zweiten morgendlichen Untersuchung.

Von besonderem Interesse ist auch der Vergleich der systolischen und diastolischen Blutdrücke gemessen unmittelbar vor Ergometrie zu den Werten nach 10 Minuten im Liegen, die jeweils deutlich höher ausfallen. Sie sind im Sinne eines psychischen Streßblutdruckwertes anzusehen. Dabei wird der im Vergleich zum Stehdruck relative diastolische Blutdruckanstieg anläßlich der zweiten und dritten Messung zunehmend kleiner und weist somit ein Adaptationsphänomen auf.

Trotz der hier aufgezeigten, großen Variabilität des Blutdruckes unter Ruhebedingungen, fanden sich für den systolischen und diastolischen Blutdruck im höheren Leistungsbereich von 70 bis 100 Watt keine signifikanten Unterschiede (Abb. 14). Auf den ersten beiden Leistungsstufen von 50 und 60 Watt war jedoch der systolische Blutdruck z.T. signifikant ($p < 0,05$) niedriger anläßlich der zweiten und dritten Messung. Bei 100 Watt zeigten jedoch die drei Meßwerte mit 200 ± 7 mm Hg, 197 ± 11 mm Hg und 199 ± 7 mm Hg eine sehr gute Übereinstimmung, was auch für das Ende der ersten Erholungsminute mit 171 ± 11 mm Hg, 167 ± 12 mm Hg und 170 ± 8 mm Hg galt.

Der diastolische Blutdruck betrug bei 100 Watt anläßlich der ersten Messung 111 ± 10 mm Hg, bei der zweiten 108 ± 10 mm Hg und bei der dritten 107 ± 8 mm Hg. Die maximale mittlere Differenz zwischen 1. und 3. Messung von somit 4 mm Hg fällt wesentlich geringer aus im Vergleich zur maximalen mittleren Differenz des diastolischen Blutdruckes vor Ergometrie mit 10 mm Hg.

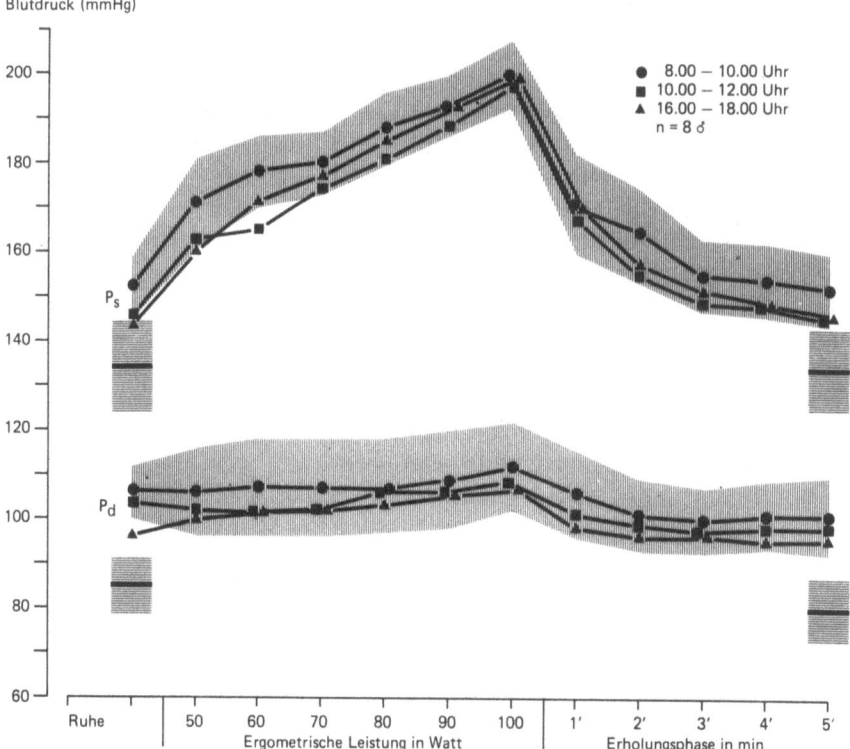

Abb. 14: Reproduzierbarkeit des Blutdruckverhaltens von 13 Grenzwerthypertonikern anläßlich dreier Messungen zu verschiedenen Tageszeiten (8.00–10.00, 10.00–12.00, 16.00–18.00 Uhr). Der schraffierte Bereich stellt die einfache Standardabweichung der ersten Messung dar

Auch bei den Grenzwerthypertonikern wies die Herzfrequenz während und nach Ergometrie keine signifikanten Unterschiede anläßlich der drei Untersuchungen auf (Tabelle 13).

Die Ergebnisse zur Reproduzierbarkeit des Blutdruckes während und nach Ergometrie lassen folgende Schlußfolgerungen zu.

1. Messungen des Blutdruckes im ergometrischen Leistungsbereich von unterhalb 1 Watt/kg Körpergewicht können bei Wiederholungsuntersuchungen Adaptationsphänomene im Sinne erniedrigter systolischer Blutdrücke ergeben.
2. Diese werden durch das niedrigere Ausgangsniveau des Blutdruckes vor Ergometrie hervorgerufen, welches wiederum von der veränderten emotionalen Lage des Patienten bestimmt wird.
3. Im höheren Leistungsbereich von 80 bis 100 Watt findet sich jedoch in Übereinstimmung mit invasiven Messungen von Dreßler und Löllgen [86] eine sehr gute Reproduzierbarkeit des systolischen und diastolischen Blutdruckes und der Herzfrequenz.

4. Dabei lassen sich in Übereinstimmung mit den telemetrisch ermittelten Daten von Krönig für Hochdruckkranke des Stadiums I (WHO) keine tageszeitlich bedingten Schwankungen nachweisen [259].
5. Auch Patienten mit labiler und grenzwertiger Hypertonie weisen trotz unterschiedlicher Meßwerte anläßlich verschiedener „standardisierter" Ruhemessungen im Leistungsbereich von 80 bis 100 Watt eine sehr gute Reproduzierbarkeit des systolischen und diastolischen Blutdruckes auf.
6. Dabei lassen sich Hochdruckkranke anhand des Blutdruckverhaltens während und nach Ergometrie stets und ohne Ausnahme sicher dem hypertensiven Blutdruckbereich zuordnen, was anhand der Ruhemessungen nicht oder nur begrenzt möglich war.
7. Eine Überprüfung des Blutdruckverhaltens während einer standardisierten Ergometrie von 50 bis 100 Watt und bis zu 5 min danach ist somit bezüglich der diagnostischen Treffsicherheit zur Identifizierung von Hochdruckkranken der Ruheblutdruckmessung deutlich überlegen.
8. Dieses gilt auch besonders unter dem Gesichtspunkt, daß die sonst notwendige engmaschige Verlaufskontrolle des Blutdruckes abgekürzt werden kann, was die praktische Bewältigung des Hypertonieproblems wesentlich erleichtern könnte.

3.2. Vergleich männlicher Hochdruckkranker unterschiedlichen Alters und Schweregrades

Im folgenden Kapitel soll das Blutdruck- und Herzfrequenzverhalten von Hochdruckkranken unterschiedlichen Alters, Schweregrades und Geschlechtes während und nach Ergometrie vergleichend dargestellt werden. Dabei soll versucht werden, neben der Beschreibung pathophysiologischer Abläufe auch besonders diagnostische und prognostische Gesichtspunkte herauszuarbeiten.

3.2.1. Patientengut

Es wurden insgesamt 281 männliche Hochdruckkranke im Alter von 18 bis 74 Jahren untersucht, die sich zu einer routinemäßigen, präventivkardiologischen Untersuchung angemeldet hatten. Zur Auswertung der Ergebnisse wurden die Patienten zunächst nach dem Alter in zwei Gruppen unterteilt und zwar jünger als 50 Jahre (Gruppe 1) und 50 Jahre und älter (Gruppe 2). Innerhalb dieser zwei Altersgruppen wurden die Patienten nochmals aufgrund des Gelegenheitsblutdruckes in zwei Untergruppen aufgeteilt. Patienten, die einen Blutdruck von unterhalb 170/105 mm Hg aufwiesen, wurden in die Gruppen 1A und 2A eingeteilt. Patienten mit höheren Blutdruckwerten als 170/105 mm Hg bildeten die Gruppen 1B und 2B (Tabelle 14). Diese Gruppeneinteilung sollte sowohl einen Altersvergleich als auch einen Vergleich des Schweregrades der arteriellen Hypertonie ermöglichen.
Angaben über das Alter, die Größe, das Gewicht sowie die Anzahl finden sich in Tabelle 14. Die Kollektive waren so verteilt, daß die beiden Gruppen älterer Hochdruckkranker (2A, 2B) einen Altersunterschied von ca. 20 Jahren zu den

beiden jüngeren Gruppen (1A, 1B) aufwiesen, und somit ein Altersvergleich gut möglich war. Weiterhin war auch ein guter Vergleich des Schweregrades der Hypertonie innerhalb der gleichen Altersgruppe durchführbar, da sowohl die zwei Gruppen jüngerer Hochdruckkranker (1A, 1B) mit 37 bzw. 40,1 Jahren und die beiden Gruppen älterer Hochdruckkranker mit 59,7 bzw. 60,9 Jahren eine annähernd gleiche Altersverteilung aufwiesen.

Die prozentuale Abweichung vom Normalgewicht (Körpergröße in cm minus 100) betrug für die Gruppe 1A 3,9%, für die Gruppe 1B 6%, für die Gruppe 2A 5,7% und für die Gruppe 2B 8,6%, so daß die beiden Gruppen mit höheren Ruheblutdruckwerten auch ein relativ größeres Übergewicht aufwiesen.

Eine mögliche Unterteilung der Hochdruckkranken nach WHO-Stadien erschien deshalb wenig sinnvoll, da sich das Kollektiv nur aus den Stadien 1 und 2, und zwar überwiegend dem Stadium 1 zusammensetzte.

3.2.2. Altersvergleich bei Hochdruckkranken mit einem Blutdruck von unterhalb 170/105 mm Hg

Es wird zunächst das Verhalten des Blutdruckes und der Herzfrequenz in Abhängigkeit vom Alter für die leichteren Hochdruckformen vergleichend dargestellt (Tabelle 15, Abb. 15). Die Gruppe der jüngeren Hochdruckkranken mit leichter Hypertonie (Gruppe 1A) wies sowohl während als auch nach Ergometrie hochsignifikant ($p < 0,001$) höhere systolische Blutdruckwerte im Vergleich zu dem normotensiven Kollektiv gleichen Alters auf. Betrachtet man nun die systolischen Blutdruckwerte der im Mittel 20 Jahre älteren Hochdruckkranken (Gruppe 2A), so fanden sich im Vergleich zur Gruppe 1A trotz gleicher diastolischer Ruheblutdrücke signifikant ($p < 0,001$) erhöhte systolische Werte und zwar vor, während und nach Ergometrie. Dabei ist es für beide Gruppen besonders erwähnenswert, daß der systolische Blutdruck noch am Ende der 5. Erholungsminute deutlich über dem Wert vor Ergometrie lag.

Der diastolische Blutdruck stieg für beide Gruppen 1A und 2A kontinuierlich während der Ergometrie an und lag auch in der Erholungsphase danach hochsignifikant ($p < 0,001$) über den Blutdrücken des Normalkollektivs. Bei nahezu identischen Ausgangswerten des diastolischen Blutdruckes unter Ruhebedingungen lagen auf jeder Leistungsstufe die diastolischen Blutdrücke bei den älteren Hochdruckkranken über denen der jüngeren, ohne daß sich jedoch ein signifikanter Unterschied nachweisen ließ. Entsprechend dem Verhalten des systolischen Blutdruckes zeigte sich auch für den diastolischen Blutdruck, daß selbst am Ende der 5. Erholungsminute die schon vorher erhöhten Ausgangsblutdrücke vor Ergometrie noch nicht erreicht bzw. unterschritten wurden.

Das Herzfrequenzverhalten zeigte für beide Gruppen sowohl in Ruhe als auch während und nach Ergometrie ein nahezu gleichartiges Verhalten.

3.2.3. Altersvergleich bei Hochdruckkranken mit einem Blutdruck von oberhalb 170/105 mm Hg

Der Vergleich der Hochdruckkranken der Gruppen 1B und 2B mit höheren Blutdruckwerten unter Ruhebedingungen (Tabelle 16, Abb. 16) ergab, daß der systolische Blutdruck auf allen Leistungsstufen und in der Erholungsphase da-

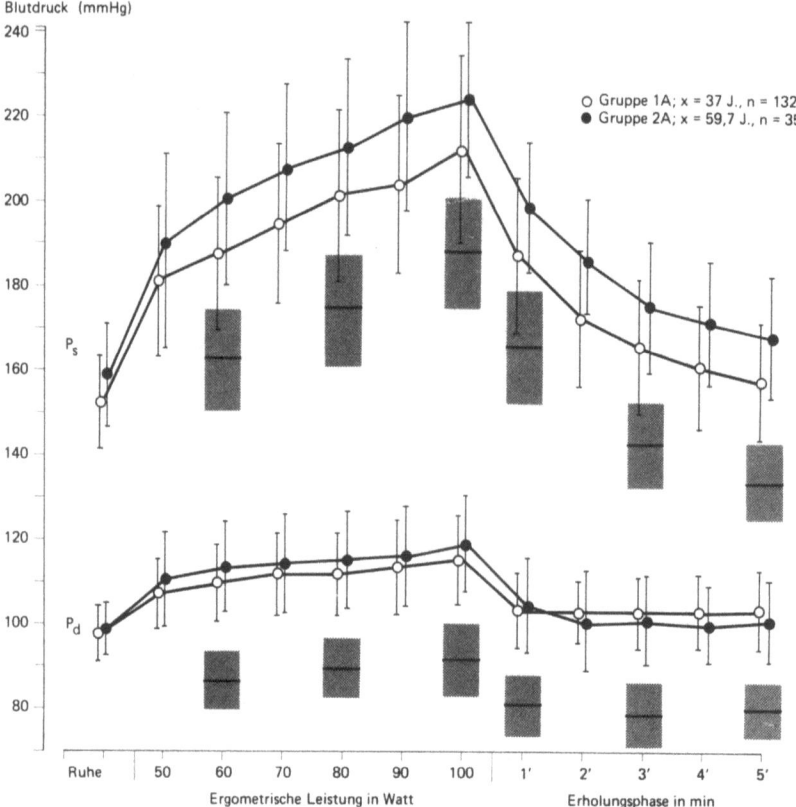

Blutdruck (mmHg)

O Gruppe 1A; x = 37 J., n = 132
● Gruppe 2A; x = 59,7 J., n = 35

Ergometrische Leistung in Watt   Erholungsphase in min

Abb. 15: Blutdruckverhalten von jüngeren (Grp 1 A) und älteren (Grp 2 A) Hochdruckkranken mit milder Blutdruckerhöhung unter Ruhebedingungen. Der schraffierte Bereich zeigt das normale Blutdruckverhalten

nach bei den älteren Hochdruckkranken (Gruppe 2B) höher ausfiel, obwohl unter Ruhebedingungen vor Ergometrie kein signifikanter Unterschied bestand. Ein statistisch signifikanter Unterschied ($p < 0{,}05 - p < 0{,}01$) ließ sich allerdings nur für 80 bis 100 Watt und die 1. und 3. Erholungsminute nachweisen. Somit wiesen diese älteren Hochdruckkranken nicht nur absolut sondern auch relativ höhere Blutdruckanstiege auf. Dieses zeigt auch der Vergleich der Gruppe 1B mit dem älteren Kollektiv in Kapitel II. 3.2.)

Ein entsprechendes Verhalten zeigte auch der diastolische Blutdruck, der bei der älteren Hochdruckgruppe trotz signifikant ($p < 0{,}05$) niedrigeren Ruhewertes auf allen Leistungsstufen höher lag, ohne allerdings einen signifikanten Unterschied aufzuweisen.

Bei der Betrachtung des systolischen und diastolischen Blutdruckverhaltens beider Gruppen am Ende der 5. Erholungsminute zeigte sich auch hier, daß die Ausgangswerte vor Ergometrie nicht erreicht wurden.

Die Herzfrequenzen lagen bei der älteren Gruppe zwar auf jeder Leistungsstufe niedriger, es bestand jedoch kein signifikanter Unterschied.

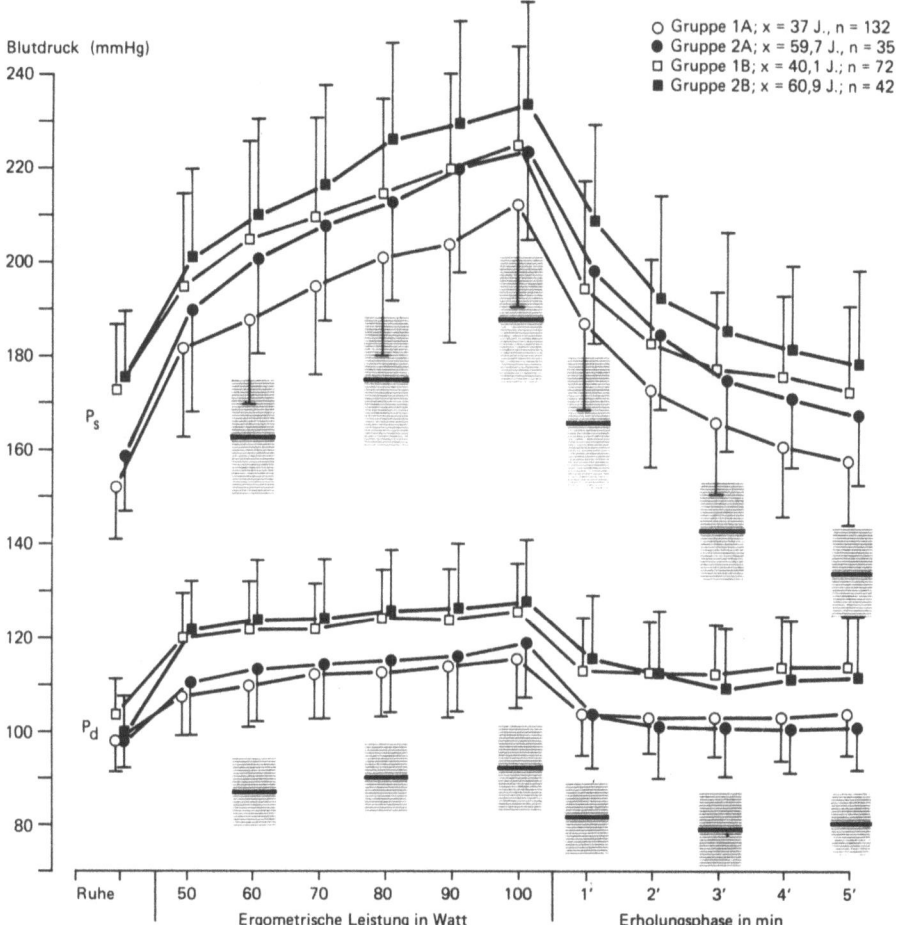

Abb. 16: Blutdruckverhalten der Gruppe 1A, 2A, 1B, 2B von jüngeren und älteren Hochdruckkranken mit unterschiedlichen Schweregraden der Hypertonie

3.2.4. Hochdruckkranke verschiedenen Schweregrades aber gleichen Alters

Die jüngeren Hochdruckkranken der Gruppen 1A und 1B wiesen mit 152/ 98 mm Hg bzw. 173/114 mm Hg signifikant ($p < 0,001$) unterschiedliche Ruheblutdruckwerte auf. Dieser Unterschied war auf gleichem Signifikanzniveau für die gesamten Leistungsbereiche von 50 bis 100 Watt mit z. B. 213/116 bzw. 225/ 126 mm Hg bei 100 Watt und in der gesamten Erholungsphase danach nachweisbar (Tabelle 15 und 16, Abb. 16).

Die älteren Hochdruckkranken der Gruppe 2A und 2B wiesen ebenfalls mit 159/ 98 mm Hg bzw. 176/110 mm Hg einen signifikant ($p < 0,001$) unterschiedlichen Ruheblutdruck auf. Auch hier wies die Gruppe 2B während der Ergometrie signifikant ($p < 0,05 - p < 0,01$) höhere systolische Blutdruckwerte mit z. B. 234 zu 224 mm Hg bei 100 Watt auf. Dieses erhöhte systolische Blutdruckniveau ließ sich auch in der Erholungsphase danach mit Ausnahme der 2. Erholungsminute bei einem p < 0,05 - p < 0,01 statistisch sichern. Der diastolische Blutdruck der Gruppe 2B stieg während Ergometrie auf ein statistisch signifikant höheres Niveau (p < 0,01 - p < 0,001) an mit z. B. 128 zu 119 mm Hg bei 100 Watt. Auch in der Erholungsphase lagen die diastolischen Blutdruckwerte bei der Gruppe 2B signifikant (p < 0,001) über denen der Gruppe 2A.

Es gilt somit sowohl für jüngere als auch für ältere Hochdruckkranke die Aussage, daß im Mittel bei höheren Blutdruckwerten unter Ruhebedingungen auch höhere Belastungsblutdrücke erwartet werden können. Allerdings muß deutlich gemacht werden, daß dieses Verhalten zwar für die Mittelwerte gilt, daß es jedoch im Einzelfalle schon aus niedrigen Ruheblutdruckwerten zu extremen Blutdruckanstiegen während Ergometrie kommen kann, und somit das vaskuläre Risiko der Patienten anhand des Ruheblutdruckes deutlich unterschätzt werden kann. Dieses Problem ist von klinischer Bedeutung und wird anhand von Falldarstellungen (II. 3.4.5.) verdeutlicht und diskutiert. Auf der anderen Seite kommt es in Einzelfällen auch zum umgekehrten Verhalten. Relativ hohen Blutdruckwerten unter Ruhebedingungen folgt nur noch ein minimaler Anstieg während Ergometrie, wie dieses besonders beim Hochdruck im Alter (Kap. II. 6) nachweisbar ist.

3.3. Vergleich weiblicher Hochdruckkranker unterschiedlichen Alters

3.3.1. Patientengut

Es wurden insgesamt 49 Frauen untersucht, die sich zu einer ambulanten, präventivkardiologischen Untersuchung angemeldet hatten. Aufgrund der relativ geringen Fallzahl wurden für das Kollektiv nur ein Altersvergleich durchgeführt und die Patientinnen unterhalb von 50 Jahren der Gruppe 1 und oberhalb von 50 Jahren der Gruppe 2 zugeteilt. Die Mittelwerte und Standardabweichungen des Alters, der Größe und des Gewichts finden sich in der Tabelle 14.

3.3.2. Blutdruck- und Herzfrequenzverhalten

Unter Ruhebedingungen wiesen die Gruppe 1 der jüngeren Frauen ($\bar{x}$ 39,9 Jahre) und die Gruppe 2 der älteren Frauen ($\bar{x}$ 60,4 Jahre) für den systolischen Blutdruck mit 157 bzw. 162 mm Hg keinen statistisch signifikanten Unterschied auf (Tabelle 17, Abb. 17).

Während der Ergometrie kam es jedoch schon auf der ersten Leistungsstufe von 50 Watt (p < 0,01) und dann im weiteren Verlauf zu signifikant (p < 0,001) höheren systolischen Blutdruckwerten. So entwickelte das ältere Kollektiv bereits bei 80 Watt einen sehr hohen systolischen Blutdruck von 241 $\pm$ 18 mm Hg, der sich hochsignifikant von den 211 mm Hg der jüngeren Hochdruckpatientinnen unterschied. Auch in der Erholungsphase fand sich ein entsprechendes Verhalten für den systolischen Blutdruck.

Obwohl der diastolische Ruheblutdruck mit 97 mm Hg der älteren Frauen im Vergleich zu 101 mm Hg der jüngeren Frauen signifikant niedriger war, kam es während Ergometrie von 50 bis 80 Watt zu höheren diastolischen Blutdrücken,

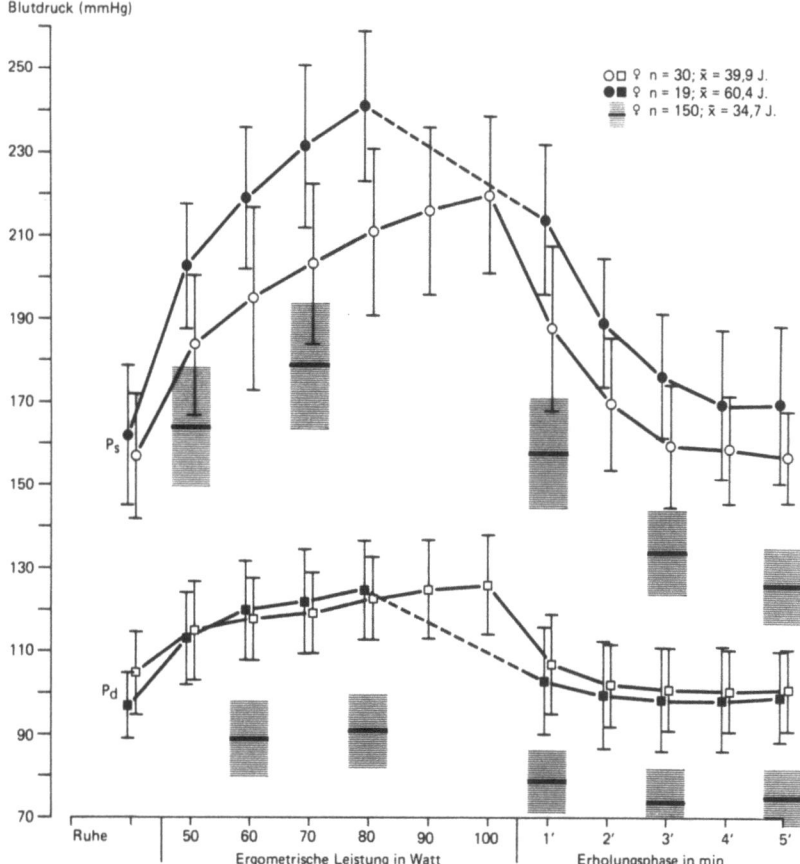

Abb. 17: Blutdruckverhalten von weiblichen Hochdruckkranken verschiedenen Alters (x̄ 39,9 J.; x̄ 60,4 J.). Die schraffierten Säulen zeigen das Blutdruckverhalten des jüngeren Normalkollektivs

ohne daß sich allerdings ein statistisch signifikanter Unterschied nachweisen ließ.

Vergleicht man das Verhalten des systolischen und diastolischen Blutdruckes beider Gruppen am Ende der 5. Erholungsminute, so fand sich mit Ausnahme des diastolischen Blutdruckes der Gruppe 1 das gleiche typische Verhalten wie bei den Männern. Es wurde der Ausgangsblutdruck vor Ergometrie noch nicht erreicht bzw. unterschritten.

Die Herzfrequenzen wiesen vor, während und nach Ergometrie keine altersspezifischen, signifikanten Unterschiede auf. Der Altersvergleich für die beiden Gruppen wurde nur für den Bereich 50 bis 80 Watt durchgeführt, da die meisten Patientinnen der Gruppe 2 bei 80 Watt die Ergometrie abbrachen, bzw. wegen des hohen Blutdruckes die Ergometrie beendet wurde.

3.4. Zusammenfassende Beurteilung der stabilen Hypertonie

3.4.1. Verhalten des mittleren systolischen und diastolischen Blutdruckes

Hämodynamische Studien bei Hochdruckkranken in Ruhe und während Ergometrie haben übereinstimmend gezeigt [37, 51, 151, 215, 216, 274, 275, 366, 367], daß der erhöhte periphere Strömungswiderstand als das charakterisierende Merkmal der arteriellen Hypertonie angesehen werden muß.

Normotensive Probanden weisen während körperlicher Arbeit aufgrund der metabolischen Gefäßweitstellung einen ausgeprägten Abfall des totalen peripheren Widerstandes auf [37, 152, 274], so daß es während Ergometrie trotz erhöhtem Herzzeitvolumen nur zu einem geringen Anstieg des diastolischen Blutdruckes kommt (s. Abb. 3). Bei Hochdruckkranken kann jedoch diese kompensatorische Gefäßweitstellung während der Ergometrie stark eingeschränkt sein [274, 275, 366, 367], so daß es zu einem deutlichen Anstieg des diastolischen Blutdruckes kommt. Ursache hierfür könnte die von Folkow [101] beschriebene Arteriolenwandverdickung mit einer veränderten Reaktionslage auf Vasokonstriktorenreize [328], eine erhöhte Freisetzung endogener Katecholamine oder aber eine erhöhte Alpha-Rezeptorenempfindlichkeit sein.

Die hier dargestellten Ergebnisse verdeutlichen, daß sich diese pathophysiologischen Vorgänge bei der arteriellen Hypertonie durch die indirekte Messung des Blutdruckes in Form erhöhter systolischer aber auch vor allen Dingen erhöhter diastolischer Blutdrücke während Ergometrie eindeutig nachweisen lassen.

Die Hochdruckkranken dieser Studie wiesen im Vergleich zum Normalkollektiv unabhängig von Geschlecht, Alter und Schweregrad signifikant höhere Blutdruckwerte während und nach Ergometrie auf. Dabei zeigte sich unabhängig von der Höhe des Ruheblutdruckes ein signifikanter Alterseinfluß im Sinne erhöhter systolischer Blutdruckwerte während der Ergometrie und in der Erholungsphase. Auch für den diastolischen Blutdruck zeigte der Altersvergleich unabhängig von der Höhe des diastolischen Blutdruckes unter Ruhebedingungen deutlich höhere diastolische Blutdrücke in den jeweiligen ca. 20 Jahre älteren Kollektiven, allerdings ließ sich ein statistisch signifikanter Unterschied nicht nachweisen.

Vergleicht man das Blutdruckverhalten der verschiedenen Kollektive sowohl unter Ruhebedingungen als auch während Ergometrie, so zeigt sich, daß aus höheren systolischen und diastolischen Blutdruckwerten auch höhere Blutdrücke während Ergometrie resultieren. So fand sich bei den jüngeren männlichen Hochdruckkranken mit mildem Ruheblutdruck von 152/98 mm Hg ein mittlerer Blutdruck von 213/116 mm Hg bei 100 Watt, wogegen die gleichaltrigen Hochdruckkranken (Gruppe 1B) mit höherem Ruheblutdruck von 173/114 mm Hg auch signifikant höhere Blutdrücke bei 100 Watt mit 225/126 mm Hg aufwiesen. Auch die zwei annähernd 20 Jahre älteren Kollektive wiesen ein entsprechendes Verhalten auf. So zeigte sich für die Gruppe 2A mit milder Hypertonie und einem Ruheblutdruck von 159/98 mm Hg ein Wert von 224/119 mm Hg bei 100 Watt, wogegen die Gruppe 2B mit dem höheren Ruheblutdruck von 176/110 mm Hg auch während Ergometrie auf höhere Werte von 234/128 mm Hg bei 100 Watt anstieg.

Betrachtet man das Blutdruckverhalten der weiblichen Hochdruckkranken, so wies das jüngere Kollektiv ($\bar{x}$ 39,9 Jahre) mit 211/123 mm Hg zu 179/92 mm Hg des Normalkollektivs bei 80 Watt signifikant (p < 0,001) höhere systolische und diastolische Blutdruckwerte auf. Das Hochdruckkollektiv der im Mittel 20 Jahre älteren Frauen der Gruppe 2 wies bei 80 Watt mit 241 ± 8 mm Hg hochsignifikant (p < 0,001) zur Gruppe 1 erhöhte systolische Blutdrücke auf, obwohl sich der Ruheblutdruck im Liegen gemessen nicht signifikant unterschied. Somit scheint der Alterseinfluß der weiblichen Hochdruckkranken noch stärker ausgeprägt zu sein als der der Männer. Ein entsprechendes Verhalten zwischen den Gruppen 1 und 2 fand sich auch in der Erholungsphase danach für den systolischen Blutdruck. Auch die diastolischen Blutdrücke während Ergometrie lagen bei den älteren weiblichen Hochdruckkranken trotz niedrigerer Ausgangsdrükke unter Ruhebedingungen höher als die der jüngeren, allerdings ließ sich ein statistisch signifikanter Unterschied nicht nachweisen.

Vergleicht man das Blutdruckverhalten der männlichen Hochdruckkranken der Gruppe 1A, die vom Ruheblutdruck und Alter vergleichbar sind mit dem Kollektiv der jüngeren Frauen, so zeigt sich, daß die Frauen sogar bei gleicher physikalischer Leistung von 50 bis 100 Watt insgesamt höhere systolische Blutdruckwerte aufwiesen, wobei sich für 80 und 90 Watt ein statistisch signifikanter (p < 0,05 – p < 0,01) Unterschied ergab. Die diastolischen Blutdrücke der jüngeren weiblichen Hochdruckkranken lagen auf allen Stufen signifikant (p < 0,01 – p < 0,001) über denen des vergleichbaren männlichen Hochdruckkollektivs mit z. B. 126 mm Hg der Frauen zu 116 mm Hg der Männer bei 100 Watt. Allerdings ließ sich dieser statistisch signifikante Unterschied in der Erholungsphase nicht mehr nachweisen.

Vergleicht man die im Schnitt 20 Jahre älteren weiblichen und männlichen Hochdruckkranken der Gruppe 2 und 2A, die aufgrund ihres Ruheblutdruckverhaltens gut vergleichbar sind, so wiesen die älteren Frauen hochsignifikant (p < 0,001) höhere Blutdruckwerte mit z. B. 241/124 mm Hg zu 213/115 mm Hg bei 80 Watt auf.

Das in Abhängigkeit vom Ruheblutdruck, dem Alter und Geschlecht der Patientengruppen typische systolische und diastolische Blutdruckverhalten während der Ergometrie ließ sich in entsprechender Weise auch jeweils in der Erholungsphase nachweisen. Somit kann an der Aussagekraft der ergometrisch ermittelten Blutdruckwerte nicht gezweifelt werden.

3.4.2. Reproduzierbarkeit des Blutdruckes

Dieses gilt ganz besonders auch deshalb, weil die Zuverlässigkeit jedes diagnostischen Verfahrens von der Reproduzierbarkeit der Daten abhängt. Die vergleichenden ergometrischen Untersuchungen über das Blutdruckverhalten zu verschiedenen Tageszeiten erbrachten bei 20 Hochdruckkranken annähernd gleiche und nicht signifikant unterschiedliche Ergebnisse. Dabei ist besonders hervorzuheben, daß es sich bei dieser Untersuchung zum einen um Hochdruckkranke des Stadiums I (WHO) mit leichter Hypertonie und zum anderen sogar um Grenzwerthypertoniker handelte. Dennoch konnte zu allen 3 Untersuchungszeitpunkten übereinstimmend und sicher die Diagnose „arterieller Hypertonie" gestellt werden. Dabei fielen die Differenzen zwischen den einzelnen Messungen für den systolischen und diastolischen Blutdruck bei 100 Watt geringer aus als die Schwankungen der Ruhewerte.

Diese Ergebnisse sind in guter Übereinstimmung mit den direkt gemessenen Blutdruckwerten von Krönig [259], der ebenfalls eine sehr gute Reproduzierbarkeit der durch Treppensteigen hervorgerufenen Belastungsblutdrücke nachweisen konnte. Auch bei dreimaligen Messungen über den Tag verteilt und wiederholten Kontrollen an verschiedenen Tagen fand sich kein signifikanter Unterschied innerhalb der gemessenen Belastungsreaktionen. Entsprechend den hier vorgelegten Ergebnissen fand sich auch bei den Untersuchungen von Krönig [259] eine Tendenz zu niedrigeren systolischen und diastolischen Blutdrücken anläßlich der 2. Messung um die Mittagszeit.

3.4.3. Analyse des Blutdruckes nach hämodynamischen Reaktionstypen

Bei einer Analyse des individuellen Blutdruckverhaltens während Ergometrie ergibt sich, daß man drei unterschiedliche hämodynamische Reaktionstypen unterscheiden kann (Tabelle 18). Der Typ A weist besonders überschießende systolische Blutdruckwerte bei nur mittleren diastolischen Blutdruckerhöhungen während der Ergometrie auf. Beim Typ B kommt es zu einem annähernd gleichstarken pathologischen Anstieg des systolischen und diastolischen Blutdruckes, wogegen der Typ C durch einen besonders ausgeprägten Anstieg des diastolischen Blutdruckes bei nur mittlerem Anstieg des systolischen Blutdruckes gekennzeichnet ist.

Die Tabelle 18 zeigt für die unterschiedlichen Gruppen, wie prozentual häufig die Reaktionstypen A, B und C nachweisbar waren. Dabei wurden jene Patienten dem Typ A zugeordnet, deren systolischer Blutdruck bei 100 Watt den Mittelwert plus einfacher Standardabweichung des jeweiligen Kollektivs übertraf, aber gleichzeitig einen diastolischen Blutdruck aufwiesen, der nicht größer als der jeweilige Mittelwert war. Demgegenüber wurde für die Zuordnung zum Typ C ein hoher diastolischer Blutdruck von mehr als $\bar{x}$ plus 1s bei 100 Watt gefordert, wobei der systolische Blutdruck kleiner als der Mittelwert des jeweiligen Kollektivs sein mußte. Die verbleibenden Patienten wurden dem Typ B zugeordnet.

Die Ergebnisse zeigen, daß die überwiegende Anzahl der Patienten gleichstarke systolische und diastolische Blutdruckanstiege bei 100 Watt aufwiesen und somit der Typ B am häufigsten nachweisbar war. Intersssanterweise fand sich nur in den beiden Gruppen 1A und 1B der jüngeren männlichen Hochdruckkranken sowie in der Gruppe der jüngeren Frauen nennenswerte prozentuale Zuordnungen zum Typ C, was mit gewisser Einschränkung auch für die belastungspositiven Grenzwerthypertoniker galt. Es ist reizvoll darüber zu spekulieren, ob es sich bei diesen Hochdruckpatienten um jene handelt, bei denen am Anfang zunächst nur der totale periphere Widerstand erhöht ist, so daß überwiegend eine diastolische Blutdruckerhöhung nachweisbar wird. Nach erfolgter kardialer Anpassung an den erhöhten peripheren Widerstand im Sinne einer Myokardhypertrophie, würden dann auch diese Patienten relativ gleichstarke systolische Blutdruckanstiege aufweisen.

Nicht unerwartet nimmt der Anteil des Typs A mit überschießenden systolischen Blutdrücken im Alter zu. Dieses zeigt sich für die zwei älteren männlichen Hochdruckkollektive und die älteren Frauen und könnte neben kardialen Anpassungsvorgängen überwiegend durch die nachlassende Windkesselfunktion der Aorta erklärt werden.

3.4.4. Analyse der oberen normotensiven Grenzwerte

Aufgeschlüsselt für alle Gruppen ist in der Tabelle 18 auch der Anteil der Patienten dargestellt, der bei 100 Watt einen Blutdruck unterhalb des oberen Grenzwertes mit systolisch zwischen 190 bis 200 mm Hg oder diastolisch unter 100 mm Hg aufwies. Unabhängig vom Alter, Geschlecht und Schweregrad der arteriellen Hypertonie fand sich bei keinem einzigen Patienten ein diastolischer Blutdruck von unter 100 mm Hg bei 100 Watt, so daß diese Grenze zur Trennung zwischen normotensiver und pathologisch erhöhter Belastungsreaktion als sehr zuverlässig angesehen werden kann. Kein Hochdruckkranker wies einen systolischen Blutdruck unterhalb von 190 mm Hg bei 100 Watt auf. Allerdings wiesen 14,8% einen Blutdruck zwischen 190 und 200 mm Hg auf und lagen somit unterhalb des als systolischer Grenzbereich angegebenen Wertes von 200 mm Hg bei 100 Watt. Diese Patienten ließen sich jedoch aufgrund ihres diastolischen Blutdruckes eindeutig als Hochdruckkranke identifizieren.

Die Tabelle 19 zeigt den prozentualen Anteil der Patienten für die einzelnen Gruppen, der am Ende der 5. Erholungsminute einen diastolischen Blutdruck von über 100 mm Hg, zwischen 99 und 95 mm Hg, zwischen 94 und 90 mm Hg sowie unter 90 mm Hg aufwies. Keiner der männlichen Hochdruckkranken und nur 3 weibliche Hochdruckpatienten wiesen am Ende der 5. Erholungsminute einen diastolischen Blutdruck von unter 90 mm Hg auf, so daß auch dieser Wert zur Trennung zwischen normotensiven und hypertensiven Patienten als sehr gut geeignet angesehen werden muß. Dieses wird bestärkt durch die Tatsache, daß insgesamt 75,7% der insgesamt 379 männlichen und weiblichen Hochdruckkranken nach 5 Minuten noch einen diastolischen Blutdruck von 100 bzw. über 100 mm Hg aufwiesen, was für die zwei männlichen Gruppen mit erhöhten Ruheblutdruckwerten in annähernd 95% der Fall war.

3.4.5. Individuelles Blutdruckverhalten

Die bisher für die Gesamtkollektive anhand der Mittelwerte durchgeführte Betrachtung des Blutdruckverhaltens darf nicht zu dem Fehlschluß führen, daß anhand des Ruheblutdruckes das Ausmaß der Belastungsblutdrücke vorhergesagt werden kann. Selbst bei unter Ruhebedingungen grenzwertigem Blutdruckverhalten kann es zu exzessiven Blutdruckanstiegen kommen. Anhand des individuellen Blutdruckverhaltens einiger Patienten verschiedenen Alters und Geschlechtes mit milder Ruheblutdruckerhöhung soll verdeutlicht werden, welche große Bedeutung eine ergometrische Untersuchung über die diagnostische Wertigkeit hinaus bezüglich der Beurteilung des Schweregrades und somit der prognostischen Abschätzung des Krankheitsbildes besitzt.

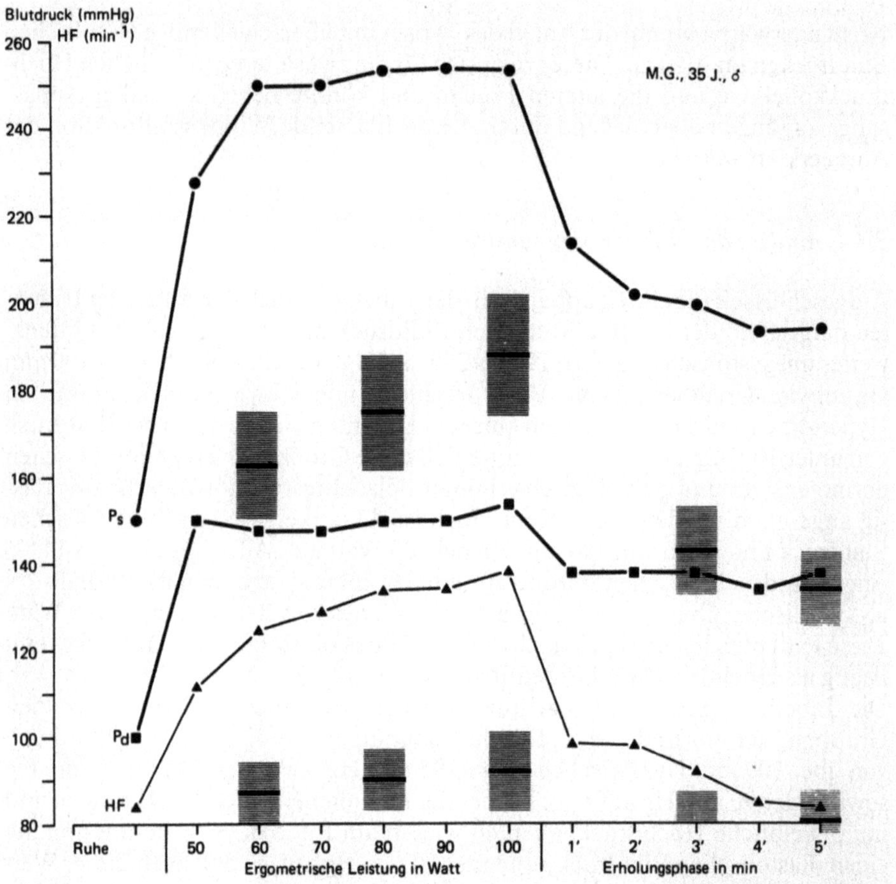

Abb. 18: Blutdruckverhalten eines 35jährigen normalgewichtigen Hochdruckkranken, dessen Ruheblutdruck von 150/100 mm Hg schon bei 50 Watt auf 228/150 mm Hg und bei 100 Watt auf 250/154 mm Hg anstieg. Der schraffierte Bereich zeigt das Blutdruckverhalten eines altersentsprechenden Normalkollektivs

Abbildung 18 zeigt das Blutdruckverhalten eines 35jährigen normalgewichtigen Mannes, dessen Ruheblutdruck von 150/100 mm Hg bereits bei 50 Watt und somit kleinster alltäglicher Belastung schon auf 228/150 mm Hg und bei 100 Watt dann auf 250/154 mm Hg anstieg. Noch 5 Minuten nach der Ergometrie war der Blutdruck mit 194/138 mm Hg exzessiv überhöht.

Die Abbildung 19 zeigt das Verhalten eines 46jährigen normalgewichtigen Patienten, dessen Ruheblutdruck von 165/100 mm Hg während der Ergometrie kontinuierlich auf einen Blutdruck von 275/155 mm Hg bei 100 Watt anstieg. Auch hier ist wieder auffällig, daß der Blutdruck noch in der 5. Minute nach Ergometrie mit 180/120 mm Hg deutlich überhöht war.

Die Abbildung 20 enthält das Blutdruckverhalten eines 52jährigen leicht übergewichtigen Mannes, bei dem nach eigenen Angaben seit 15 Jahren vom Hausarzt wiederholt grenzwertige Blutdrücke unter Ruhebedingungen gemessen wurden.

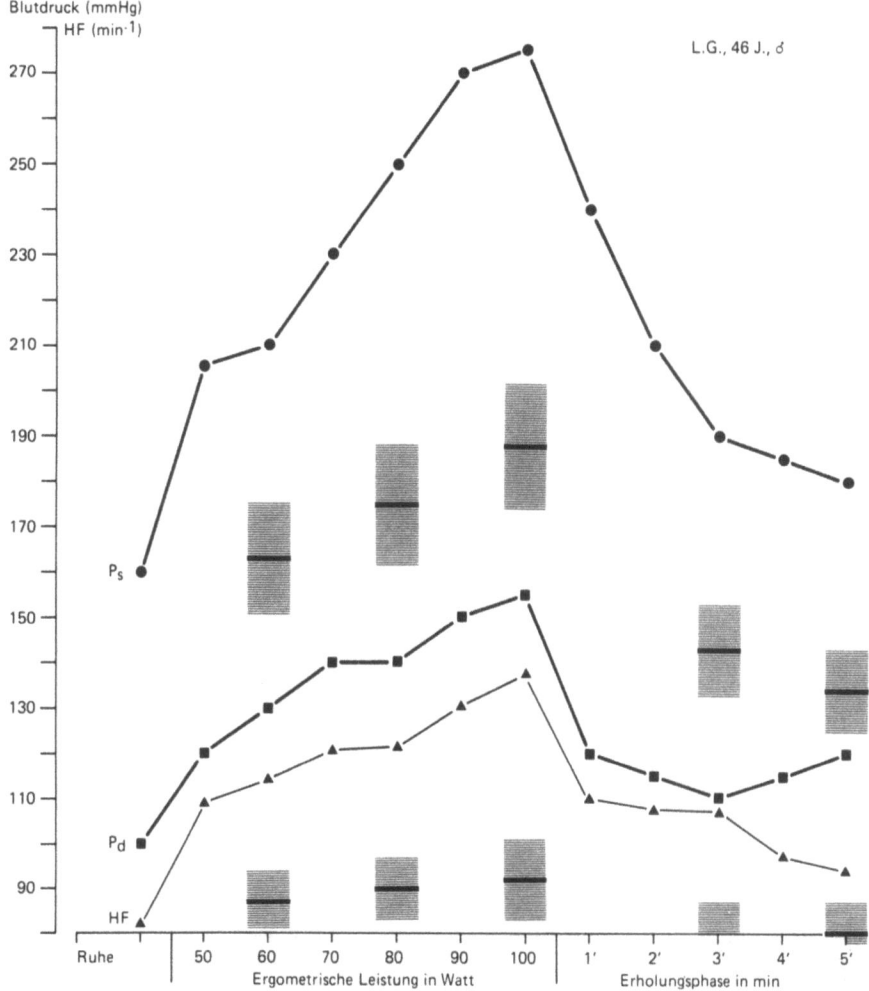

Abb. 19: Blutdruckverhalten eines 46jährigen normgewichtigen Patienten, dessen Ruheblutdruck von 165/100 mm Hg auf 275/155 mm Hg bei 100 Watt anstieg

Sein Ruheblutdruck von 150/100 mm Hg stieg bei 100 Watt auf 240/140 mm Hg an und 5 Minuten danach betrug der Blutdruck noch 210/120 mm Hg. Sein EKG wies zum Zeitpunkt der Untersuchung deutliche Zeichen der Linksherzhypertrophie auf und die Röntgenthoraxaufnahme zeigte ein deutlich links verbreitertes Herz mit elongierter Aorta und betontem Aortenknopf.

Die Abbildung 21 enthält das Blutdruckverhalten einer 48jährigen Mutter und ihrer beiden 27- und 24jährigen Söhne. Bei der Mutter stieg der unter Ruhebedingungen deutlich erhöhte Wert von 160/110 mm Hg während der Ergometrie auf 210/120 mm Hg an, ohne somit besonders ausgeprägte Blutdruckanstiege aufzuweisen. Die beiden Söhne erreichten jedoch trotz grenzwertigem Blutdruck unter Ruhebedingungen von 154/96 bzw. 156/96 mm Hg Blutdruckwerte von 272/140 bzw. 248/130 mm Hg bei 100 Watt und Herzfrequenzen von 130

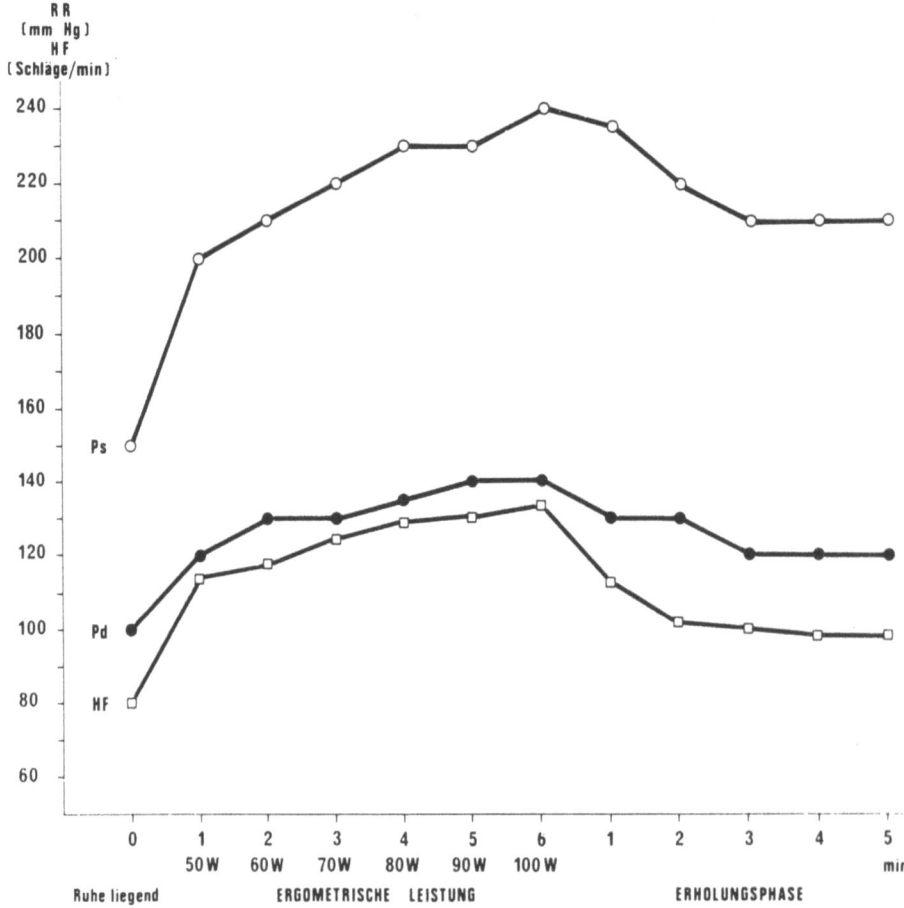

Abb. 20: Blutdruckverhalten eines 52jährigen Patienten, dessen Ruheblutdruck von 150/100 mm Hg auf 240/140 mm Hg bei 100 Watt anstieg und noch 5 min danach 210/120 mm Hg betrug

bzw. 132 min⁻¹. Diese Blutdruckanstiege konnten auch bei wiederholten Ergometrien immer reproduziert werden. Da ein Jahr vor der Erstuntersuchung der Großvater an den Folgen eines Schlaganfalls bei bestehendem Hochdruck verstorben war, kann eine deutliche Erbbelastung bezüglich des Hochdruckes in dieser Familie vermutet werden. Es ist interessant darüber zu spekulieren, ob auch das Ausmaß der Belastungsblutdrücke genetisch mitbestimmt wird, wofür das gleiche Blutdruckverhalten der beiden Söhne sprechen könnte.

Auch junge Frauen mit grenzwertigem Blutdruckverhalten unter Ruhebedingungen wie in Abbildung 22 dargestellt, können deutlich überhöhte Belastungsblutdrücke aufweisen. So stieg bei dieser 31jährigen übergewichtigen Frau der Ruheblutdruck von 130/95 mm Hg auf 232/142 mm Hg bei 100 Watt an.

Das letzte Einzelbeispiel soll noch einmal verdeutlichen, daß die älteren hochdruckkranken Frauen durch überhöhte Belastungsblutdrücke besonders gefährdet zu sein scheinen. Abbildung 23 zeigt das Blutdruckverhalten einer 64jährigen Patientin, deren Ruheblutdruck von 150/100 auf 270/138 mm Hg bei 80 Watt

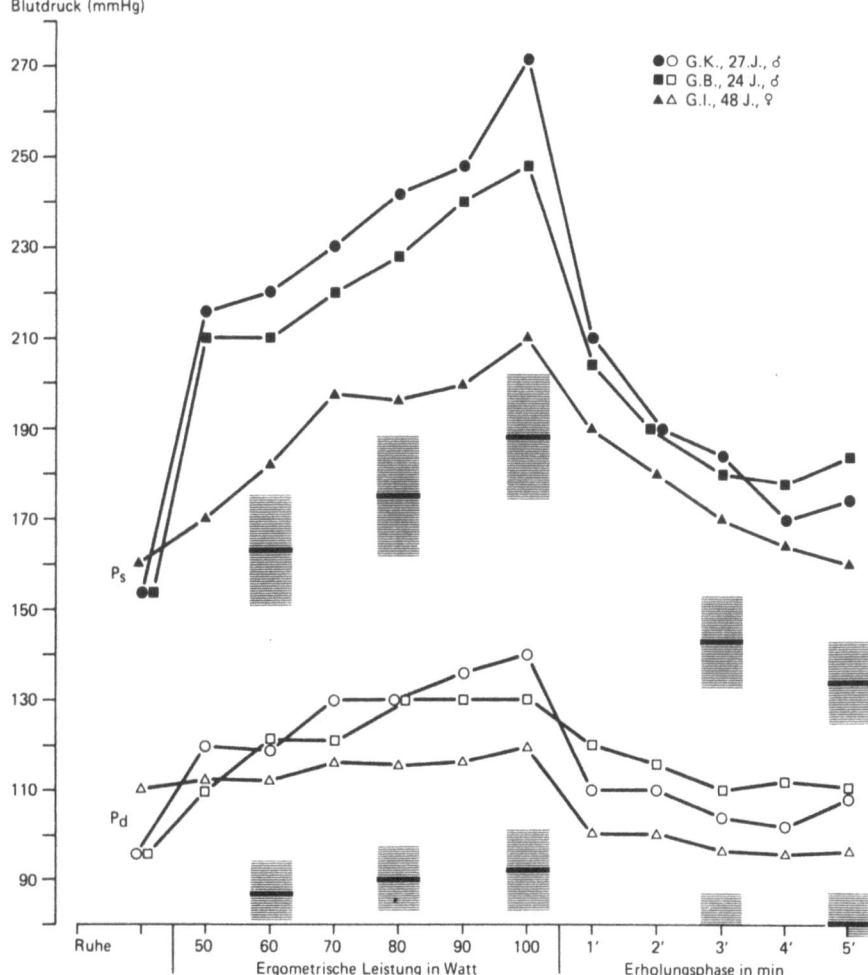

Abb. 21: Blutdruckverhalten einer 48jährigen Hochdruckkranken und deren 27- und 24jährigen Söhne. Trotz grenzwertigem Ruheblutdruck wiesen die Söhne exzessive Blutdruckanstiege während Ergometrie auf

anstieg, obwohl die Herzfrequenz nur 110 min^{-1} betrug. Noch 5 Minuten danach war der Blutdruck mit 190/114 mm Hg deutlich überhöht.

Geht man davon aus, daß das vaskuläre Risiko bei der arteriellen Hypertonie unmittelbar abhängig ist von der Höhe des Blutdruckes (s. Kap. III. 1.), so kann möglicherweise der Schweregrad der Hochdruckkrankheit durch eine ergometrische Untersuchung besser abgeschätzt werden, als es sonst anhand des Ruheblutdruckes und dessen großer Variabilität möglich ist.

2.4.6. Prognostische Bedeutung der Ergometrie

Somit käme der Ergometrie neben der diagnostischen Wertigkeit besonders bei der leichten und labilen Hypertonie auch eine prognostische Wertigkeit zu. Die-

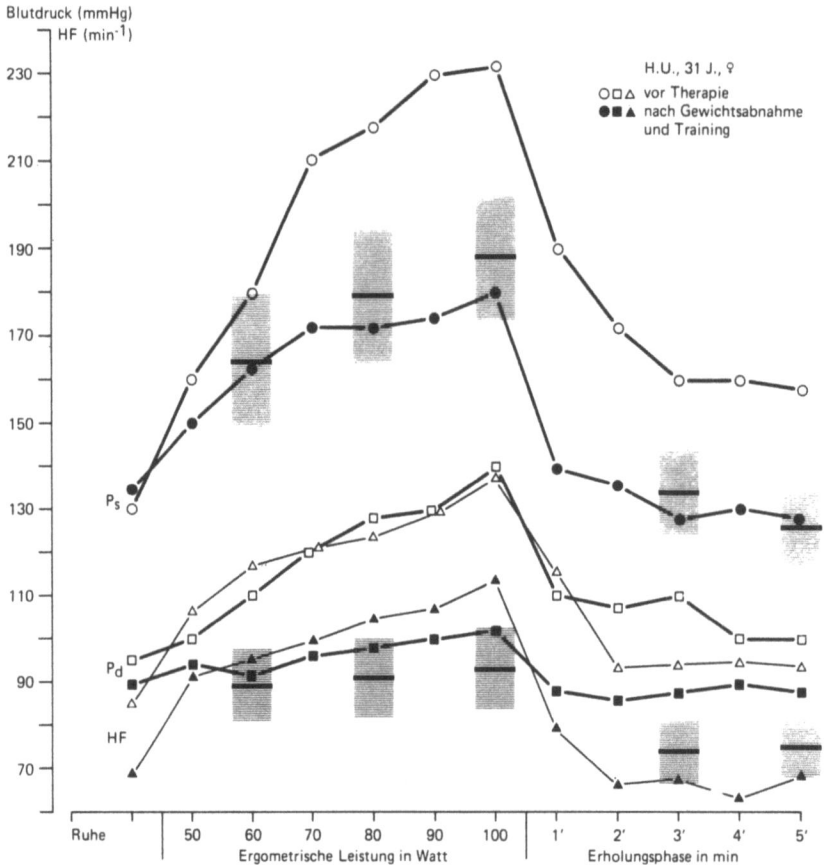

Abb. 22: Blutdruckverhalten einer 31jährigen übergewichtigen Frau, deren Ruheblutdruck von 130/
95 mm Hg auf 232/142 mm Hg bei 100 Watt anstieg. Darüber hinaus ist der Effekt eines dreimonatigen Gewichtsabnahmetrainings dargestellt

se Annahme könnte durch die Untersuchungen von Krönig [259] insofern gestützt werden, da sich bei den untersuchten Hochdruckkranken in Abhängigkeit
vom WHO-Stadium zunehmend höhere Belastungsblutdrücke fanden. Beim
Gehen auf ebener Erde wies das Kollektiv des WHO-Stadiums I einen mittleren
Blutdruck von 150/84 mm Hg, das Kollektiv des WHO-Stadiums II einen mittleren Druck von 182/102 mm Hg und das Kollektiv des WHO-Stadiums III einen
mittleren Druck von 225/122 mm Hg auf. Ein entsprechendes Verhalten mit höheren Absolutwerten fand sich auch während des Treppensteigens über 2 Stock-
werke. Hier wiesen die Hochdruckkranken des Stadiums I (WHO) einen mittleren Druck von 174/90, das Stadium II einen mittleren Blutdruck von 212/
106 mm Hg und das WHO-Stadium III einen mittleren Blutdruck von 257/
132 mm Hg auf. Hieraus könnte man schließen, daß die höheren Belastungsblutdrücke auch stärker ausgeprägte Folgeerkrankungen hervorrufen. Auf der anderen Seite kann natürlich auch so argumentiert werden, daß die überhöhten Belastungsblutdrücke sekundäre kardiale und periphere Anpassungsvorgänge in

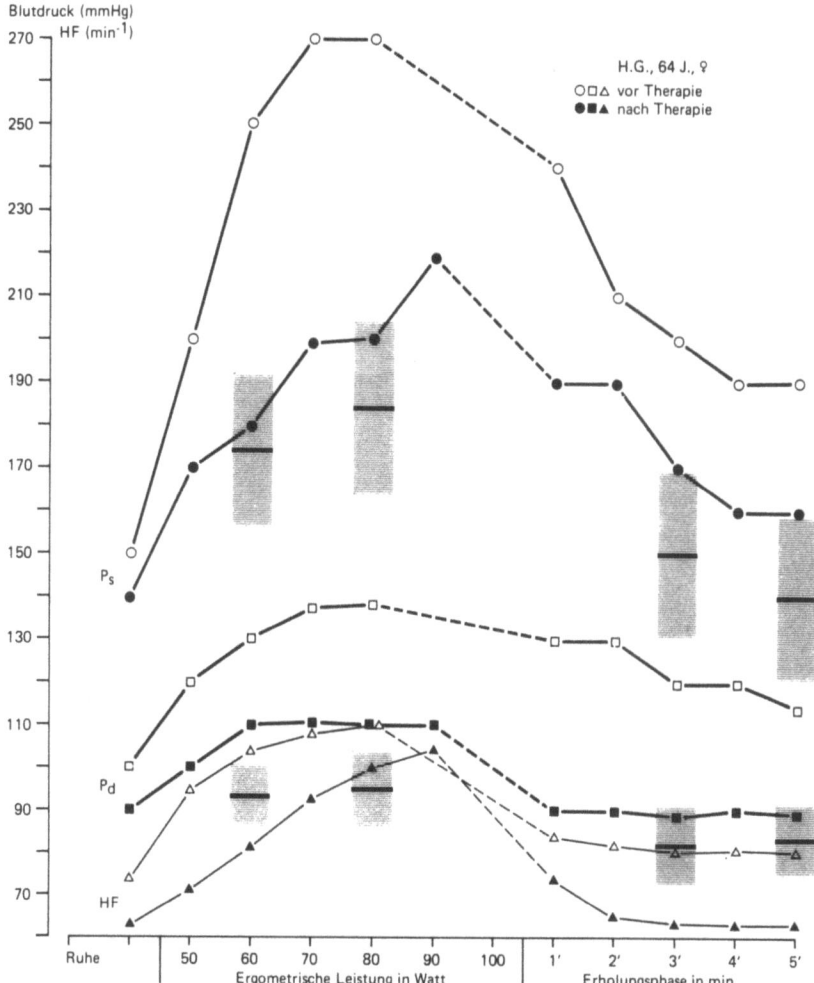

Abb. 23: Blutdruckverhalten einer 64jährigen Patientin, deren Ruheblutdruck von 150/100 mm Hg schon bei 80 Watt auf 270/138 mm Hg anstieg. Außerdem ist der Therapieeffekt einer kombinierten β-Rezeptorenblocker-Diuretika-Behandlung dargestellt

Abhängigkeit vom WHO-Stadium darstellen. Hiergegen sprechen allerdings die zum Teil exzessiven Blutdruckanstiege jugendlicher Hochdruckkranker, bei denen weder elektrokardiographisch noch röntgenologisch Folgeerkrankungen des Herzens nachweisbar sind. Bezüglich der prognostischen Aussagekraft ergometrischer Untersuchungen muß auch auf die mit dem Alter zunehmend höheren Belastungsblutdrücke hingewiesen werden. Dieses gilt ganz besonders für die 60jährigen Frauen, die trotz niedrigerer Ruheblutdrücke im Vergleich zu den 20 Jahre jüngeren Frauen deutlich höhere systolische Belastungsblutdrücke mit z. B. 241 mm Hg zu 210,8 mm Hg bei 80 Watt aufweisen. Diese exzessiven Blutdruckwerte müssen im Hinblick auf das Auftreten akuter myokardialer Ischämien bzw. lebensbedrohender Herzrhythmusstörungen beachtet werden (s. Kap. III. 5.2.).

4. Blutdruck- und Herzfrequenzverhalten bei Grenzwerthypertonikern

Die Beurteilung der Grenzwerthypertonie in der Praxis ist schwierig und häufig bestehen Zweifel an der pathologischen Bedeutung und Behandlungsbedürftigkeit der Grenzwerthypertonie und der labilen juvenilen Hypertonie. Bei dem üblicherweise fehlenden Beschwerdebild besonders jugendlicher Patienten wird der erhöht gemessene Blutdruck als Aufregungsblutdruck bagatellisiert [181, 182, 364] und eine Kontrollmessung nicht durchgeführt [166, 364]. Hinzu kommt, daß auch Hochdruckkranke zeitweilig normotensive Blutdrücke aufweisen [259], aus denen dann keinesfalls eine Normotonie abgeleitet werden kann.
Unter diesen Gesichtspunkten wurde das Blutdruckverhalten während ergometrischer Leistung und in der Erholungsphase danach bei Patienten mit grenzwertigem Ruheblutdruck untersucht. Dabei wurde der Frage nachgegangen, ob die Messung des Blutdruckes unter standardisierten ergometrischen Bedingungen die Grenzen zwischen willkürlich festgelegtem normalen und pathologischen Ruheblutdruck verdeutlichen und damit die Bewertung erleichtern kann, und ob darüber hinaus ein weiterer klinischer Parameter meßbar wird, der für die Früherkennung der Hochdruckerkrankung bedeutsam ist.

4.1. Blutdruck- und Herzfrequenzverhalten 20–50jähriger Männer

4.1.1. Patientengut

Anläßlich einer präventivkardiologischen Untersuchung wurden insgesamt 98 Patienten im Alter von 20 bis 50 Jahren untersucht. Anhand des nach 3 Minuten im Liegen gemessenen Gelegenheitsblutdruckes wiesen alle entsprechend den Empfehlungen der WHO [451] grenzwertige Blutdrücke (140–160 mm Hg systolisch; 90–95 mm Hg diastolisch) auf.
Nach der Messung des Blutdruckverhaltens während ergometrischer Leistung und in der Erholungsphase danach wurden die Patienten dann aufgrund ihres Blutdruckverhaltens während der Ergometrie in eine „belastungspositive" (Blutdruck bei 100 Watt bzw. korrespondierenden Herzfrequenzen von 126 ± 13 min^{-1} über 200/100 mm Hg) und eine „belastungsnegative" (Blutdruck bei 100 Watt unter 200/100 mm Hg) Gruppe eingeteilt. Zusätzlich wurde für die „belastungspositive" Gruppeneinteilung gefordert, daß der Blutdruck auch nach der 5. Minute der Erholungsphase sowohl systolisch als auch diastolisch nicht in den normotensiven Bereich, also nicht unter 140/90 mm Hg zurückgekehrt war. Die Begründung für diese Einteilungskriterien werden in Kapitel II. 2.5. ausführlich diskutiert.
Die Gruppeneinteilung nach den oben beschriebenen Kriterien ergab, daß 50% der Patienten (n = 49) als „belastungspositiv", 50% (n = 49) als „belastungsnegativ" eingestuft werden mußten. Die „belastungspositive" Gruppe wies ein mittleres Alter von 38,3 ± 9,5 Jahren, eine Körpergröße von 178,3 ± 6,8 cm und ein Körpergewicht von 79,8 ± 10,4 kg auf. Die Gruppe der „belastungsnegati-

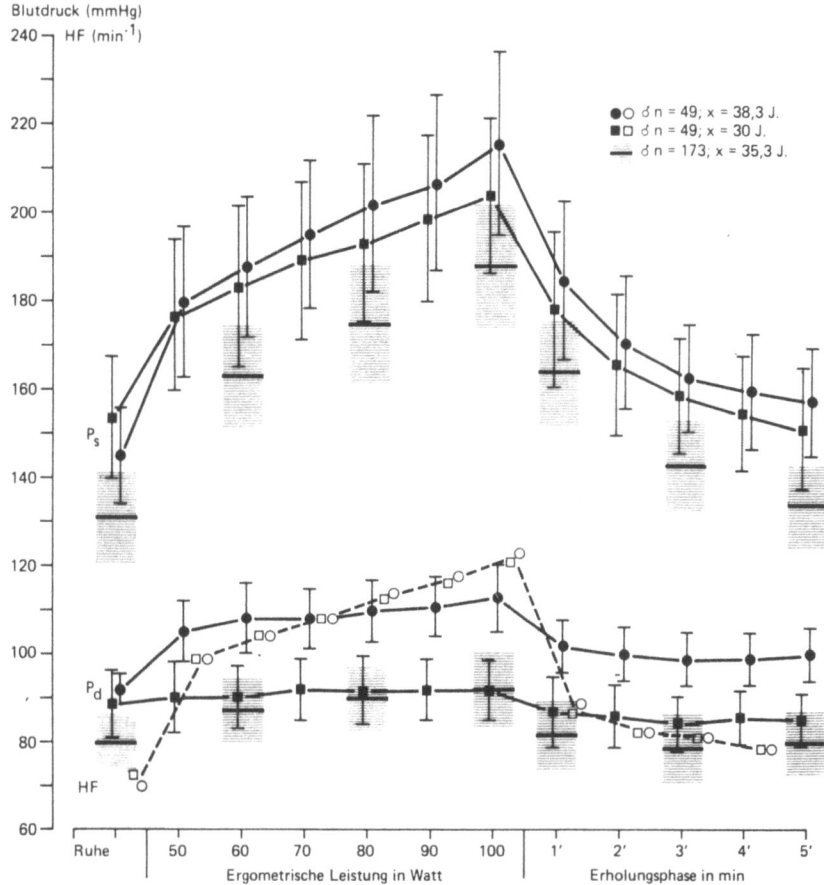

Abb. 24: Blutdruck- und Herzfrequenzverhalten von 49 „belastungspositiven" ● ○ und 49 „belastungsnegativen" ■ □ Grenzwerthypertonikern im Vergleich zum Normalkollektiv (schraffierte Säulen)

ven" war bei einem mittleren Alter von 30 ± 9,6 Jahren jünger bei sonst vergleichbaren anthropometrischen Daten von 180,8 ± 6,2 cm Körpergröße und einem Körpergewicht von 79,6 ± 9,5 kg.

4.1.2. Blutdruck und Herzfrequenzverhalten

Die Tabelle 20 und Abbildung 24 enthält die Mittelwerte und Standardabweichungen des systolischen und diastolischen Blutdruckes und der Herzfrequenz für die „belastungspositiven" und „belastungsnegativen" Grenzwerthypertoniker vor, während und nach Ergometrie. Beim statistischen Vergleich dieser beiden Gruppen fällt auf, daß die „belastungsnegativen" Grenzwerthypertoniker im Vergleich zu den „belastungspositiven" mit 153,6 mm Hg zu 144,7 mm Hg einen signifikant (p < 0,001) höheren systolischen Blutdruck unter Ruhebedingungen liegend aufweisen. Demgegenüber wiesen die „belastungspositiven" einen signifikant (p < 0,01) erhöhten diastolischen Blutdruck mit 92 mm Hg zu 88,3 mm Hg auf.

Während der ergometrischen Leistung wiesen die „belastungspositiven" Grenzwerthypertoniker auf jeder Leistungsstufe höhere systolische Blutdruckwerte auf, deren statistisch signifikanter Unterschied sich für 80 bis 100 Watt sichern ($p < 0,05$ – $p < 0,01$) ließ. Auch in der Erholungsphase danach zeigten die „belastungsnegativen" Grenzwerthypertoniker niedrigere systolische Blutdrücke als die „belastungspositiven", allerdings statistisch signifikant nur in der 2. Minute.

Als wesentliches Unterscheidungskriterium für diese 2 Gruppen erwies sich jedoch das Verhalten des diastolischen Blutdruckes während und nach Ergometrie. Bei den „belastungspositiven" Grenzwerthypertonikern kam es bereits bei 50 Watt zu einem hochsignifikanten ($p < 0,001$) Anstieg des diastolischen Blutdruckes, der im Verlauf der Ergometrie kontinuierlich auf einen Wert von 112,5 mm Hg bei 100 Watt anstieg. Ein hochsignifikant ($p < 0,001$) unterschiedliches Verhalten wiesen die „belastungsnegativen" Grenzwerthypertoniker auf, deren Blutdruck während Ergometrie nur minimal und nicht signifikant auf einen Wert von 91,9 mm Hg bei 100 Watt anstieg.

Dieses gänzlich unterschiedliche Verhalten des diastolischen Blutdruckes zwischen den 2 Gruppen wird auch in der Erholungsphase danach deutlich. Auch hier lagen die diastolischen Blutdrücke bei den „belastungsnegativen" signifikant ($p < 0,001$) niedriger im Vergleich zu den „belastungspositiven". Schon in der 1. Erholungsminute lag der diastolische Blutdruck der „belastungsnegativen" mit 86,7 mm Hg sicher im normotensiven Bereich, wogegen der Blutdruck der „belastungspositiven" Grenzwerthypertoniker mit 99,6 mm Hg sogar noch in der 5. Erholungsminute deutlich im hypertensiven Bereich und somit auch signifikant ($p < 0,01$) noch über dem grenzwertigen Ausgangswert vor Ergometrie lag. Auch bezüglich des systolischen Blutdruckes in der 5. Erholungsminute ließ sich ein unterschiedliches Verhalten nachweisen. Während bei den „belastungspositiven" Grenzwerthypertonikern der Ruheblutdruck vor Ergometrie bei weitem nicht erreicht wurde ($p < 0,001$) unterschritt der systolische Blutdruck der „belastungsnegativen" Grenzwerthypertoniker den Ausgangswert vor Ergometrie gering, ohne allerdings in den normotensiven Bereich abzufallen.

Vergleicht man das Blutdruckverhalten der „belastungspositiven" Grenzwerthypertoniker mit dem der jüngeren Hochdruckkranken der Gruppe 1A (s. Kap. II. 3.2., Abb. 25), so bestand ein signifikant ($p < 0,001$) niedrigerer systolischer Blutdruck in Ruhe mit 145 mm Hg zu 152 mm Hg. Dennoch ergab sich während der gesamten ergometrischen Leistung von 50 bis 100 Watt kein signifikanter Unterschied für den systolischen Blutdruck von z. B. 216 mm Hg der „belastungspositiven" Grenzwerthypertoniker und von 213 mm Hg der Hochdruckkranken bei 100 Watt. Auch in der Erholungsphase danach fanden sich zwischen den beiden Gruppen keine signifikanten Unterschiede.

Vergleicht man entsprechend das Verhalten des diastolischen Blutdruckes, so fand sich bei einem signifikant ($p < 0,001$) niedrigerem diastolischen Ruheblutdruck von 92 mm Hg der „belastungspositiven" Grenzwerthypertoniker zu 98 mm Hg der jüngeren Hochdruckkranken für die Stufen von 80 bis 100 Watt ebenfalls kein signifikanter Unterschied mit z. B. 113 mm Hg zu 116 mm Hg bei 100 Watt.

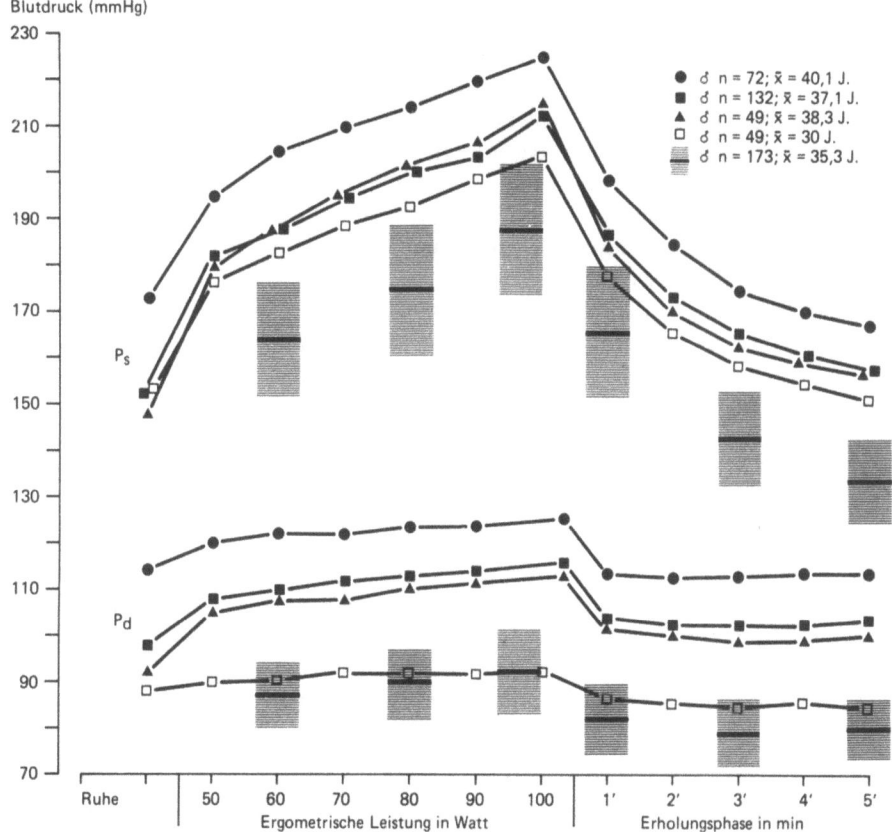

Abb. 25: Blutdruckverhalten von „belastungspositiven" (▲) und „belastungsnegativen" (□) Grenzwerthypertonikern im Vergleich zu Patienten mit mildem Hochdruck (●, ■)

Dieses galt auch für den systolischen Blutdruck in der Erholungsphase, wogegen der diastolische Blutdruck der „belastungspositiven" Grenzwerthypertoniker entsprechend den niedrigeren Ruhewerten vor Ergometrie im Vergleich zu den jüngeren Hochdruckkranken signifikant (p < 0,05) niedriger lag.

Somit wiesen die jüngeren Hochdruckkranken und die „belastungspositiven" Grenzwerthypertoniker ein nahezu identisches Verhalten des Blutdruckes sowohl vor, während und nach Ergometrie auf und lagen signifikant (p < 0,001) über den Blutdruckwerten des vergleichbaren, normotensiven Kollektivs.

Stellt man das Blutdruckverhalten der „belastungsnegativen" Grenzwerthypertoniker denen des altersentsprechenden Normalkollektivs gegenüber, so fanden sich für den systolischen Blutdruck vor, während und nach Ergometrie signifikant (p < 0,001) höhere Werte. Verglich man dagegen den diastolischen Blutdruck, so zeigte sich trotz eines signifikant (p < 0,001) höheren Ruheblutdruckes von 88 mm Hg der „belastungsnegativen" Grenzwerthypertoniker zu 80 mm Hg des Normalkollektivs, daß sich für den Leistungsbereich von 80 bis 100 Watt mit z. B. 92 mm Hg für beide Kollektive bei 100 Watt kein signifikant unterschiedliches Blutdruckverhalten mehr nachweisen ließ. Auf den ersten Leistungsstufen von 50 bis 70 Watt fanden sich dagegen signifikant ($p < 0{,}01$ – $p < 0{,}001$) höhere diastolische Blutdruckwerte bei den „belastungsnegativen" Grenzwerthypertonikern, was wahrscheinlich durch den erhöhten Ausgangswert erklärt werden kann. Im Verlauf der Ergometrie kommt es dann zur metabolischen Gefäßweitstellung und somit zur Normalisierung des Blutdruckes.

Am Ende der ersten Erholungsminute erreichte der diastolische Blutdruck mit 86 mm Hg bereits deutlich den normotensiven Bereich, allerdings lagen diese Werte während der gesamten Erholungsphase signifikant ($p < 0{,}001$) höher als die des Normalkollektivs.

Bei der Betrachtung des Herzfrequenzverhaltens in Ruhe sowie während und nach Ergometrie ließen sich keine gruppenspezifischen Unterschiede nachweisen.

4.2. Vergleichende Untersuchungen bei Grenzwerthypertonikern, Hochdruckkranken und Normalpersonen gleicher Altersverteilung

Zur Klärung der Frage, ob eine ergometrische Untersuchung die Beurteilung der Grenzwerthypertonie erleichtert, wurden bereits im Jahre 1976 52 Grenzwerthypertoniker untersucht. Da damals noch keine mit gleicher Methodik durchgeführten Untersuchungen bei Hochdruckkranken und vor allen Dingen bei Normalpersonen vorlagen, wurden zum Vergleich entsprechende Kollektive gleicher Altersverteilung ebenfalls untersucht.

4.2.1. Patientengut

Es wurden insgesamt 156 männliche Personen im Alter zwischen 20 und 65 Jahren untersucht, die sich zufällig zu einer präventivkardiologischen Untersuchung angemeldet hatten (Tabelle 21). Die Patienten wurden aufgrund des nach 2 bis 3 Minuten im Liegen gemessenen Gelegenheitsblutdruckes [186, 259, 306] in 4 Gruppen eingeteilt. Diese Gruppen setzten sich zusammen aus insgesamt 47 Normalpersonen, 52 Grenzwerthypertonikern sowie 57 Hochdruckkranken verschiedenen Schweregrades. Die Mittelwerte und Standardabweichungen des Blutdruckes der einzelnen Gruppen und die für die Gruppeneinteilung verwendeten oberen und unteren Blutdruckgrenzen sind der Tabelle 21 zu entnehmen. Bei den Hochdruckkranken handelte es sich um die Schweregrade 1 und 2 (WHO).

Die Gruppen wurden nochmals nach dem Alter in Untergruppen zwischen 20–40 und 41–65 Jahre unterteilt, um einen möglichen Alterseinfluß auszuschließen. Dabei ergab sich innerhalb der Kollektive eine ähnliche Altersverteilung, so daß ein exakter Gruppenvergleich möglich war.

Aufgrund der Messung des Blutdruckes während ergometrischer Leistung und in der Erholungsphase danach wurde die Gruppe 2 der Grenzwerthypertoniker nachträglich in Patienten mit überhöhten Blutdruckwerten während und nach Ergometrie (Gruppe 2b, „belastungspositive") und in Patienten, die normotensive Blutdrücke während dieser Untersuchungsphasen aufwiesen (Gruppe 2a, „belastungsnegative") unterteilt. Dabei wurde als oberer Grenzwert für 100 Watt bzw. korrespondierenden Herzfrequenzen von 110–130 min^{-1} ein Blutdruck

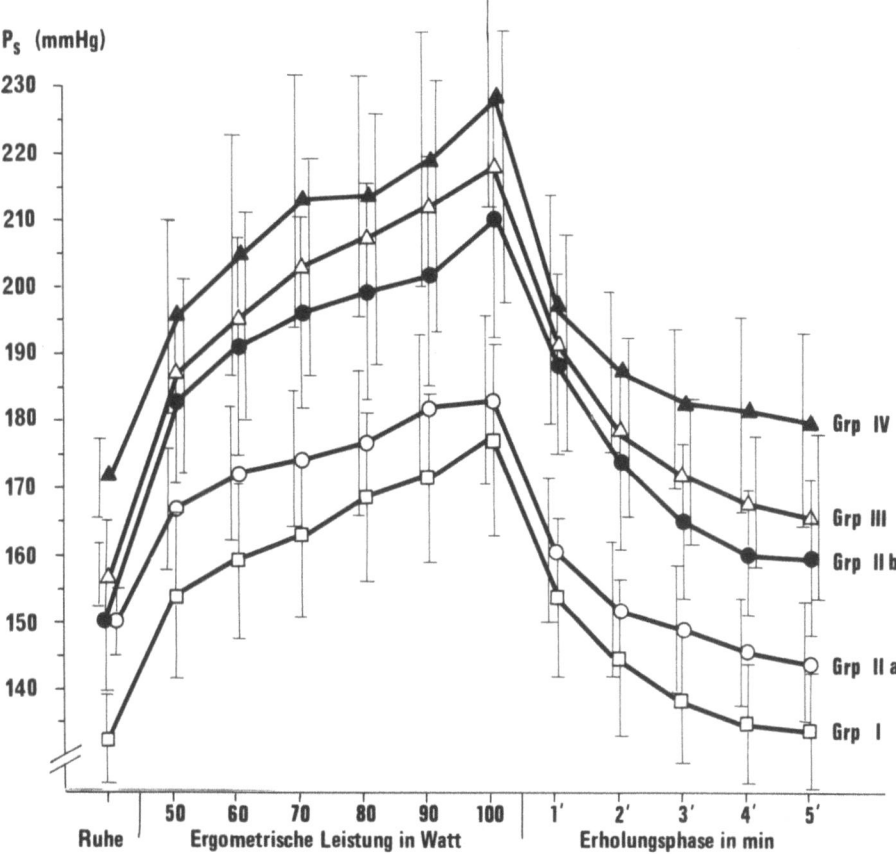

Abb. 26: Systolischer (P_s) Blutdruck von „belastungspositiven (Grp II b; n = 30) und „belastungsnegativen" (Grp II a; n = 22) Grenzwerthypertonikern im Vergleich zu Normalpersonen (Grp I;
n = 47) und Hochdruckkranken (Grp III, n = 32; Grp IV, n = 25) gleicher Altersverteilung

von 200/100 mm Hg gewählt. Zusätzlich wurde gefordert, daß der Blutdruck
auch nach der 5. Minute der Erholungsphase sowohl systolisch als auch diastolisch nicht in den normotensiven Bereich, also nicht unter 140/90 mm Hg abge-
fallen war.

4.2.2. Blutdruck- und Herzfrequenzverhalten

Die Tabelle 22 und die Abbildungen 26 und 27 zeigen das Verhalten des systolischen und diastolischen Blutdruckes vor, während und nach Ergometrie für die
Gruppe 1 bis 4. Die Gruppe 1 der in Ruhe normotensiven Patienten erreichte bei
100 Watt einen mittleren Blutdruck von 178/91 mm Hg, der sich somit sowohl
systolisch als auch diastolisch nicht signifikant von den Werten des (Kap. II. 2.1.)
beschriebenen Normalkollektivs unterschied. Diese Übereinstimmung fand sich
auch in der Erholungsphase danach, wo das gesunde Vergleichskollektiv bereits

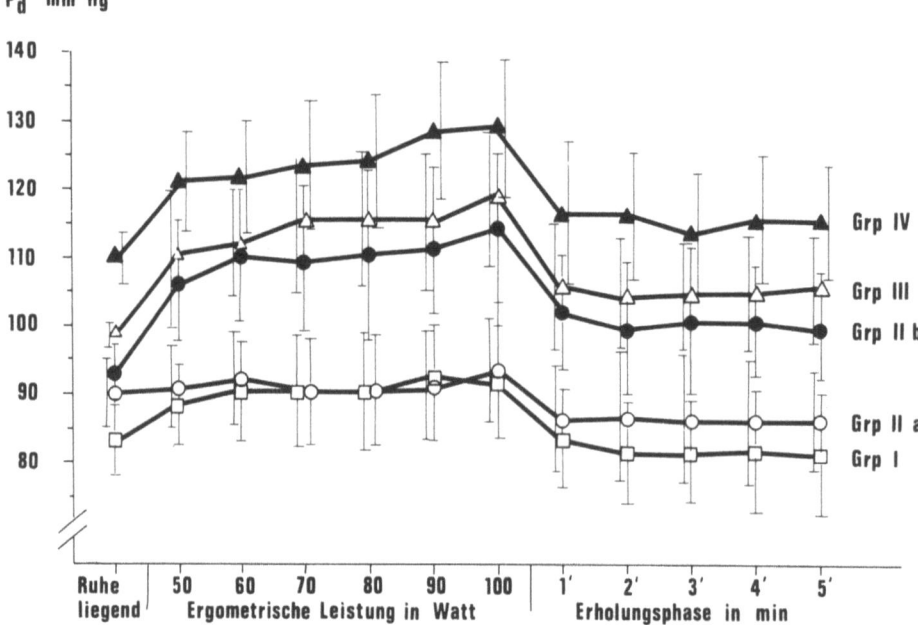

Abb. 27: Diastolischer (P$_d$) Blutdruck von „belastungspositiven" (Grp II b; n = 30) und „belastungs-negativen" (Grp II a; n = 22) Grenzwerthypertonikern im Vergleich zu Normalpersonen (Grp I; n = 47) und Hochdruckkranken (Grp III, n = 32; Grp IV, n = 25) gleicher Altersverteilung

in der 1. Minute für den diastolischen Blutdruck mit 83 mm Hg und in der 3. Erholungsminute für den systolischen Blutdruck mit 139 mm Hg den oberen normotensiven Grenzwert unterschritt.

Auch in dieser Studie mußten 57,7% der Grenzwerthypertoniker aufgrund der Blutdruckmessung während und nach Ergometrie als „belastungspositive" Grenzwerthypertoniker (Gruppe 2b) eingestuft werden. Sie zeigten den schon in Kapitel II. 4.1. beschriebenen typischen Verlauf des Blutdruckverhaltens im Vergleich zu Normalpersonen und Hochdruckkranken. Bei 100 Watt wiesen sie einen Blutdruck von 211/115 mm Hg auf, der sowohl systolisch als auch diastolisch signifikant (p < 0,001) über dem der Normotoniker lag, sich aber nicht signifikant unterschied von dem der Gruppe 3 der Hochdruckkranken mit 219/118 mm Hg bei 100 Watt. In der 5. Minute der Erholungsphase war der systolische und diastolische Blutdruck der „belastungspositiven" Grenzwerthypertoniker, entsprechend den beiden Hochdruckgruppen 3 und 4, noch höher als der Ausgangsblutdruck vor Ergometrie (s. Kap. II. 3.2.).

Ein gänzlich anderes Verhalten zeigten die zu 42,3% als „belastungsnegativ" eingestuften Grenzwerthypertoniker. So wies dieses Kollektiv bei 100 Watt mit 183/92 mm Hg einen Blutdruck auf, der sich weder von dem hier untersuchten Vergleichskollektiv noch von dem in Kapitel II. 2.1. ermittelten Wert des Normalkollektivs signifikant unterschied. Es ist besonders darauf hinzuweisen, daß der erhöhte diastolische Blutdruck unter Ruhebedingungen während der Ergometrie nicht anstieg und bereits am Ende der 1. Minute der Erholungsphase in den normotensiven Bereich mit 86 mm Hg absank und somit den Ausgangswert vor Ergometrie deutlich unterschritt.

Geht man von einem oberen Grenzwert von 200/100 mm Hg für den Blutdruck bei 100 Watt aus, so wiesen 100% der Hochdruckkranken der Gruppe 3 und 4 überhöhte Belastungsblutdrücke auf. Demgegenüber überschritt kein einziger Proband des Normalkollektivs den Grenzwert von 200/100 mm Hg, wogegen die Grenzwerthypertoniker in 57,7% höhere Blutdruckwerte aufwiesen.

Die Ergebnisse machen deutlich, daß es durch eine ergometrische Untersuchung gelingt, Grenzwerthypertoniker unter Ruhebedingungen eindeutig einem normotensiven und hypertensiven Kollektiv zuzuordnen.

Vergleicht man das Blutdruckverhalten während der Ergometrie der Grenzwerthypertoniker innerhalb der zwei Altersgruppen (Tabelle 21), so ließ sich ein deutlicher Alterseinfluß nachweisen. Von den 30 der insgesamt 52 Patienten, die der Altersgruppe 20–40 Jahre angehörten, waren nur 13 als „belastungspositiv", aber 17 als „belastungsnegativ" einzustufen. Ganz anders dagegen das Verhältnis bei den 22 Patienten der Altersgruppe 41–65 Jahre. 16 wiesen überhöhte und nur 6 normale Blutdrücke während und nach Ergometrie auf. Das heißt, mit zunehmendem Alter ist nicht nur insgesamt eine größere Häufigkeit der Grenzwerthypertonie [216] zu erwarten, sondern bei grenzwertigen Ruheblutdruckwerten auch mit einer größeren Zahl „belastungspositiver" Patienten zu rechnen. Diese Tendenz läßt sich nicht durch den zunehmenden Elastizitätsverlust der Arterien im Alter erklären. Dagegen spricht das normale Blutdruckverhalten der 21 Vergleichspersonen der Gruppe 1.

Beim Vergleich des Blutdruckverhaltens der Gruppen 3 und 4 der Hochdruckkranken zeigte sich in Übereinstimmung mit den Gruppenvergleichen in Kapitel II. 3., daß im Mittel aus höheren Ausgangsblutdrücken in Ruhe auch höhere Blutdrücke während und nach Ergometrie in der Erholungsphase resultieren (Tabelle 22). Dieser Unterschied war für den diastolischen Blutdruck bei 100 Watt mit 118,4 zu 129,8 mm Hg und für den systolischen und diastolischen Blutdruck in der 5. Minute der Erholungsphase mit 166,1/105,5 mm Hg zu 180,2/115 mm Hg signifikant (p < 0,001). Es wurde bereits in Kapitel II. 3.4. darauf hingewiesen, daß sich jedoch im Einzelfall deutliche Abweichungen von dieser Regel ergeben.

Im Rahmen dieser Untersuchung wurde eine korrelative Betrachtung zwischen dem diastolischen Blutdruck gemessen bei 100 Watt und dem in der 3. und 5. Minute der Erholungsphase durchgeführt. Dabei fand sich eine sehr gute Korrelation mit einem Koeffizienten von $r = 0,86$ ($y = 0,776x + 11,5$; $r = 0,86$; $p < 0,001$) (s. Abb. 5).

4.3. Nachuntersuchung der Grenzwerthypertoniker nach 3,8 Jahren

Das zuletzt dargestellte Kollektiv der Grenzwerthypertoniker wurde nach 3,8 Jahren nachuntersucht. Dabei sollten drei wesentliche Fragen geklärt werden:
1. Wie ist die Reproduzierbarkeit der Gruppeneinteilung des Gesamtkollektivs

in „belastungspositive" und „belastungsnegative" Grenzwerthypertoniker im Verlauf von Jahren?

2. Gehen die als „belastungspositiv" eingestuften Grenzwerthypertoniker im Verlauf der Jahre in eine arterielle Hypertonie über?

3. Wie ist der weitere Verlauf der als „belastungsnegativ" eingestuften Grenzwerthypertoniker?

4.3.1. Patientengut

Von den insgesamt 52 Grenzwerthypertonikern konnten nach im Mittel 3,8 Jahren (3,1–4,6 Jahre) 45 Patienten nachuntersucht werden. Im einzelnen waren dies 26 von 30 „belastungspositiven" und 19 von 22 „belastungsnegativen" Grenzwerthypertonikern. Körpergröße, Gewicht und Alter sind der Tabelle 23 zu entnehmen.

Beim Vergleich des Körpergewichtes der drei nachuntersuchten Grenzwerthypertoniker-Gruppen zum Zeitpunkt der Erst- und Zweituntersuchung zeigt sich eindeutig, daß das hier dargestellte Ergebnis nicht durch eine Veränderung des Körpergewichtes hervorgerufen wurde.

4.3.2. Nachuntersuchung der „belastungspositiven" Grenzwerthypertoniker

25 der insgesamt 26 nachuntersuchten „belastungspositiven" Grenzwerthypertoniker wiesen auch nach einem mittleren Untersuchungszeitraum von 3,8 Jahren weiterhin deutlich überhöhte Blutdruckwerte während und nach Ergometrie auf. Nur bei einem der 26 Patienten fand sich sowohl unter Ruhebedingungen als auch während und nach Ergometrie ein normotensives Blutdruckverhalten. Die nochmalige Analyse seines Blutdruckverhaltens von 1976 ergab, daß er bei 100 Watt sowohl systolisch als auch diastolisch mit 205/105 mm Hg nur leicht erhöhte Blutdrücke aufwies und auffälligerweise bereits in der ersten Minute einen diastolischen Blutdruck von 90 mm Hg erreichte, der dann allerdings bis zur 5. Minute nicht weiter abfiel.

Von den 25 weiterhin „belastungspositiven" Grenzwerthypertonikern konnten für die statistische Auswertung des Blutdruckverhaltens während und nach Ergometrie nur 22 herangezogen werden. Drei der Patienten waren im Laufe der Zeit in eine stabile Hypertonie übergegangen, so daß der Hausarzt eine antihypertensive Therapie eingeleitet hatte.

Die Tabelle 24 und die Abbildung 28 zeigen das Blutdruck- und Herzfrequenzverhalten zum Zeitpunkt der Erst- und Kontrolluntersuchung. Bei der Betrachtung der in Ruhe liegend gemessenen Blutdruckwerte zeigte sich ein von 93 auf 103 um 10 mm Hg signifikant ($p < 0,001$) angestiegener diastolischer Blutdruck und somit die Entwicklung zur stabilen arteriellen Hypertonie.

Nach 3,8 Jahren lagen sowohl die systolischen als auch die diastolischen Blutdruckwerte auf allen Leistungsstufen höher als zum Zeitpunkt der Erstuntersuchung mit z. B. 215/120 mm Hg bzw. 205/115 mm Hg bei 100 Watt, ohne daß sich allerdings ein statistisch signifikanter Unterschied nachweisen ließ. Dieser fand sich allerdings für den diastolischen Blutdruck in der 1. bis 5. Erholungsminute ($p < 0,05 - p < 0,001$).

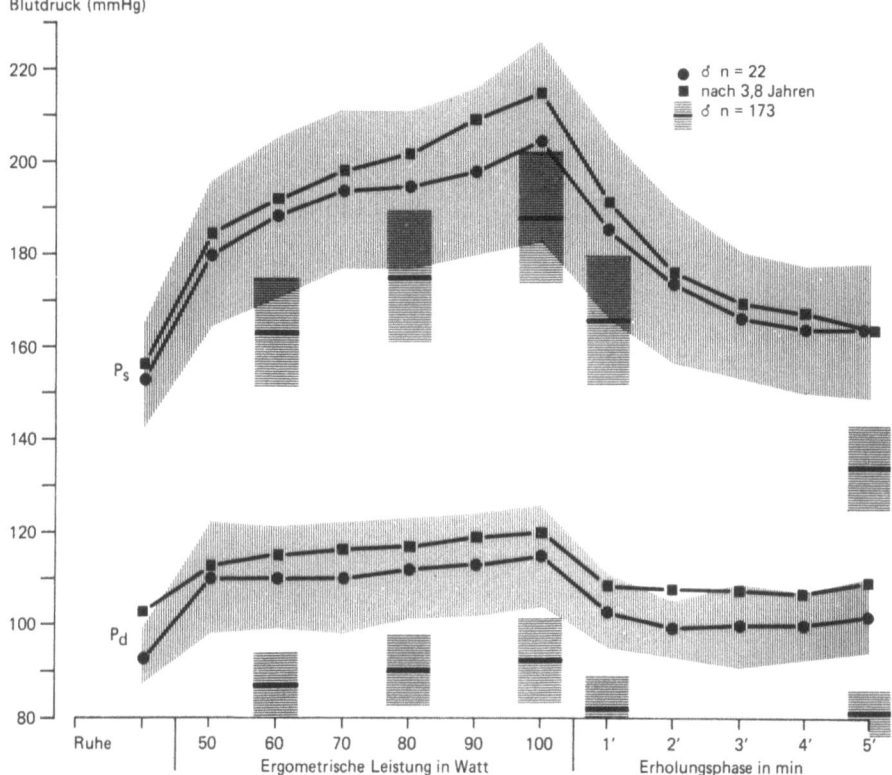

Abb. 28: Blutdruckverhalten von „belastungspositiven" Grenzwerthypertonikern anläßlich der Erstuntersuchung und einer Nachuntersuchung nach 3,8 Jahren, die in eine Hypertonie übergegangen waren. Der schraffierte Bereich stellt die einfache Standardabweichung der ersten Messung dar

Somit wiesen die „belastungspositiven" Grenzwerthypertoniker nach 3,8 Jahren vor, während und nach Ergometrie Blutdruckwerte auf, die sich von den vergleichbaren Hochdruckkollektiven der Gruppen 1 A bzw. der Gruppe 3 nicht signifikant unterschieden.
Wie besonders der diastolische Ruheblutdruck nach 3,8 Jahren zeigt, war die Gruppe der „belastungspositiven" Grenzwerthypertoniker in eine stabile arterielle Hypertonie übergegangen. Unter Berücksichtigung des einen falsch eingestuften Patienten war somit durch die Ergometrie in 96,2% eine Frühdiagnose der arteriellen Hypertonie gestellt worden. Dieses wird besonders verdeutlicht durch das in Abbildung 29 dargestellte Blutdruckverhalten eines 37jährigen Patienten.

4.3.3. „Belastungsnegative" Grenzwerthypertoniker

Von den 19 nachuntersuchten „belastungsnegativen" Grenzwerthypertonikern ließen sich auch nach einer mittleren Nachuntersuchungszeit von 3,6 Jahren 68,5% (n = 13) weiterhin eindeutig dem normotensiven Blutdruckbereich zuordnen (Tabelle 25, Abb. 30). Dabei lagen die Ruheblutdruckwerte weiterhin im grenzwertigen Bereich und unterschieden sich nicht signifikant von den Werten

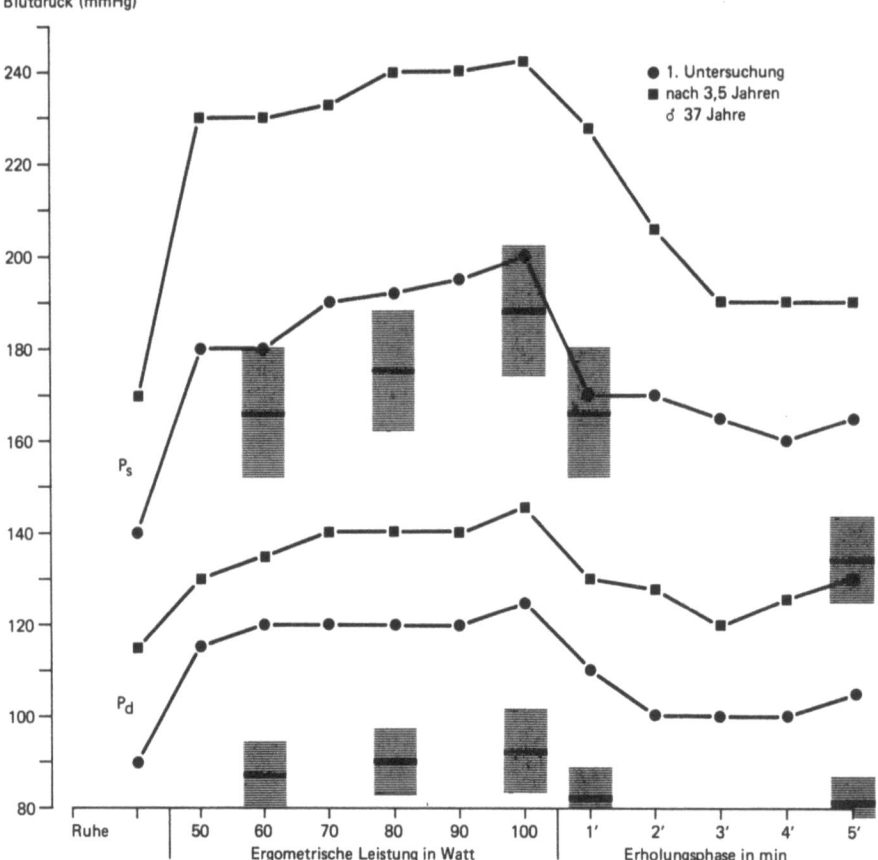

Blutdruck (mmHg)

Abb. 29: Blutdruckverhalten eines 37jährigen „belastungspositiven" Grenzwerthypertonikers anläßlich der Erstuntersuchung und der Kontrolle nach 3,5 Jahren. Der Patient hat zwischenzeitlich eine
stabile Hypertonie entwickelt

der Erstuntersuchung, auch wenn eine Tendenz zu einem niedrigeren systolischen Blutdruck bestand.

Während der ergometrischen Leistung ließ sich für das systolische Blutdruckverhalten nach 3,6 Jahren sowohl im Vergleich zur Erstuntersuchung als auch im
Vergleich zum Normalkollektiv kein signifikanter Unterschied nachweisen.
Ebenfalls eine deutliche Tendenz zu niedrigeren systolischen Blutdruckwerten
anläßlich der Zweituntersuchung fand sich ab der 2. Erholungsminute, wo der
obere normotensive Bereich des Normalkollektivs erreicht wurde.

Bei der Betrachtung des diastolischen Blutdruckes während Ergometrie zeigten
sich, bei übereinstimmenden Werten im Bereich von 50–80 Watt, auf den letzten
zwei Leistungsstufen um 5 mm Hg höhere diastolische Blutdruckwerte anläßlich
der Kontrolluntersuchung, die allerdings den Grenzwert von 100 mm Hg bei 100
Watt nicht erreichten. In der Erholungsphase danach ergab sich wieder ein über-
einstimmendes Blutdruckverhalten für den diastolischen Blutdruck.

Beim Vergleich des Herzfrequenzverhaltens fällt auf, daß schon ab 50 Watt die

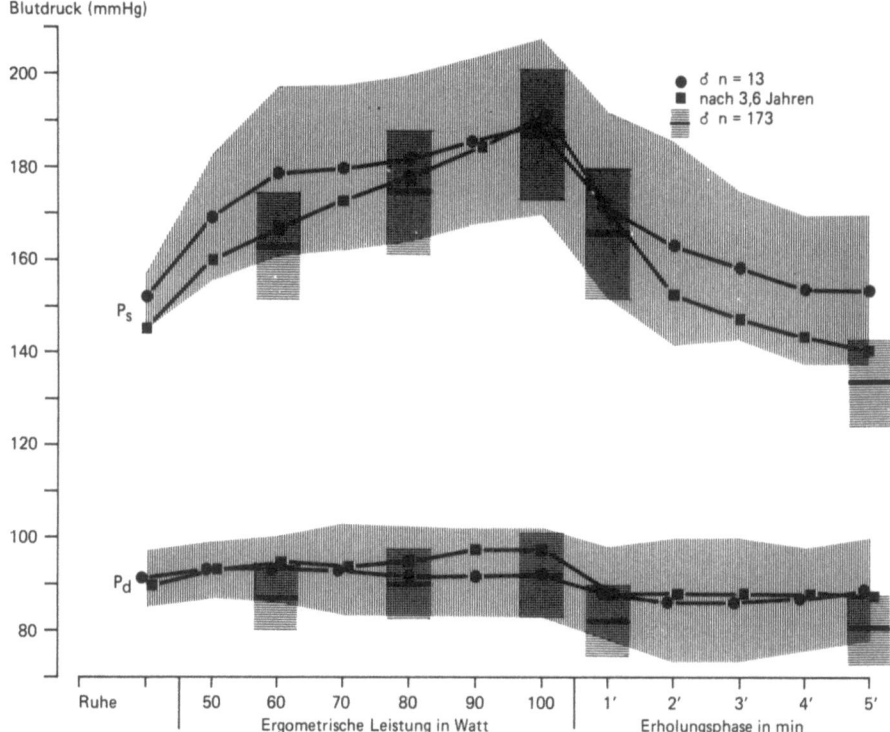

Blutdruck (mmHg)

♂ n = 13
■ nach 3,6 Jahren
▨ ♂ n = 173

Ergometrische Leistung in Watt   Erholungsphase in min

Abb. 30: Blutdruckverhalten von „belastungsnegativen" Grenzwerthypertonikern anläßlich der Erstuntersuchung und einer Nachuntersuchung nach 3,6 Jahren, die weiterhin dem normotensiven Bereich zuzuordnen waren. Der schraffierte Bereich stellt die einfache Standardabweichung der ersten Messung dar

Patienten anläßlich der Kontrolluntersuchung höhere Herzschlagfrequenzen aufwiesen, die bei 90 und 100 Watt signifikant ($p < 0.05$ – $p < 0.01$) über denen der Erstuntersuchung lagen.

Im Verlauf von 4,1 Jahren wiesen jedoch 31,5% (n = 6) der 19 „belastungsnegativen" Grenzwerthypertoniker deutlich überhöhte Blutdrücke während und nach Ergometrie auf (Tabelle 26, Abb. 31). Unter Ruhebedingungen war sowohl der systolische als auch der diastolische Blutdruck höher, wobei sich jedoch nur für die systolischen Werte ein statistisch signifikanter Unterschied ($p < 0.01$) nachweisen ließ. Während der ergometrischen Leistung wiesen diese Grenzwerthypertoniker anläßlich der Kontrolluntersuchung sowohl systolisch als auch diastolisch signifikant ($p < 0.05$ – $p < 0.001$) höhere Leistungsblutdrücke mit z. B. 220/112 zu 188/98 mm Hg bei 100 Watt auf, die sich nicht signifikant von denen der Hochdruckgruppe 1 A unterschieden. Auch in der Erholungsphase nach Ergometrie fanden sich anläßlich der Zweituntersuchung deutlich erhöhte Werte, wobei sich ein statistisch signifikanter Unterschied ($p < 0.05$) nur für den diastolischen Blutdruck sichern ließ.

Die retrospektive Analyse des diastolischen Blutdruckes während und nach Ergometrie dieser anläßlich der Erstuntersuchung „belastungsnegativen" Grenz-

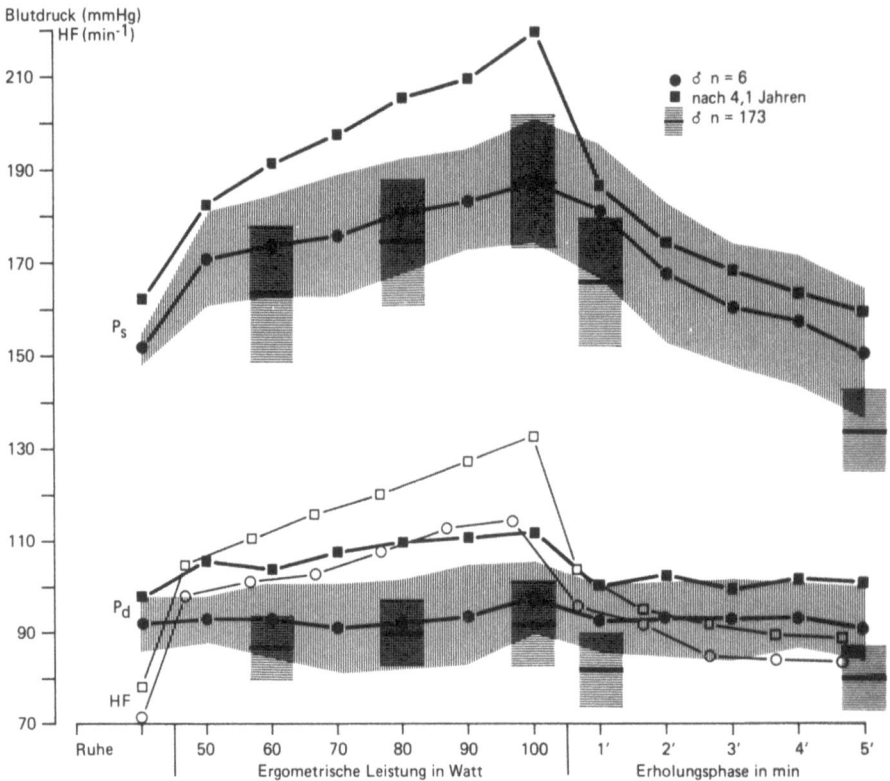

Abb.31: Blutdruckverhalten von „belastungsnegativen" Grenzwerthypertonikern anläßlich der Erstuntersuchung und der Nachuntersuchung nach 4,1 Jahren, die in eine arterielle Hypertonie übergegangen waren. Der schraffierte Bereich stellt die einfache Standardabweichung der ersten Messung dar

werthypertoniker zeigt, daß schon vor 4,1 Jahren relativ hohe Werte besonders in der Erholungsphase vorlagen. Die hier verwendeten oberen Grenzwerte während und nach Ergometrie zur Einteilung als hyperton erwiesen sich jedoch bei diesen Patienten als noch nicht ausreichend trennscharf.

4.4. Blutdruckverhalten in Ruhe von Grenzwerthypertonikern im Vergleich zu Hochdruckkranken und Normalpersonen

Die Tabelle 27 und Abbildung 32 ermöglichen eine vergleichende Betrachtung des systolischen und diastolischen Blutdruckes und der Herzfrequenz von Normalpersonen, „belastungspositiven" und „belastungsnegativen" Grenzwerthypertonikern und von Hochdruckkranken gleicher Altersverteilung. Dabei wurde der Blutdruck unter drei verschiedenen Ruhebedingungen und zwar als Gelegenheitsblutdruck nach 3 bis 5 Minuten im Liegen und nach 1 Minute im Stehen und unmittelbar vor Beginn der Ergometrie gemessen.

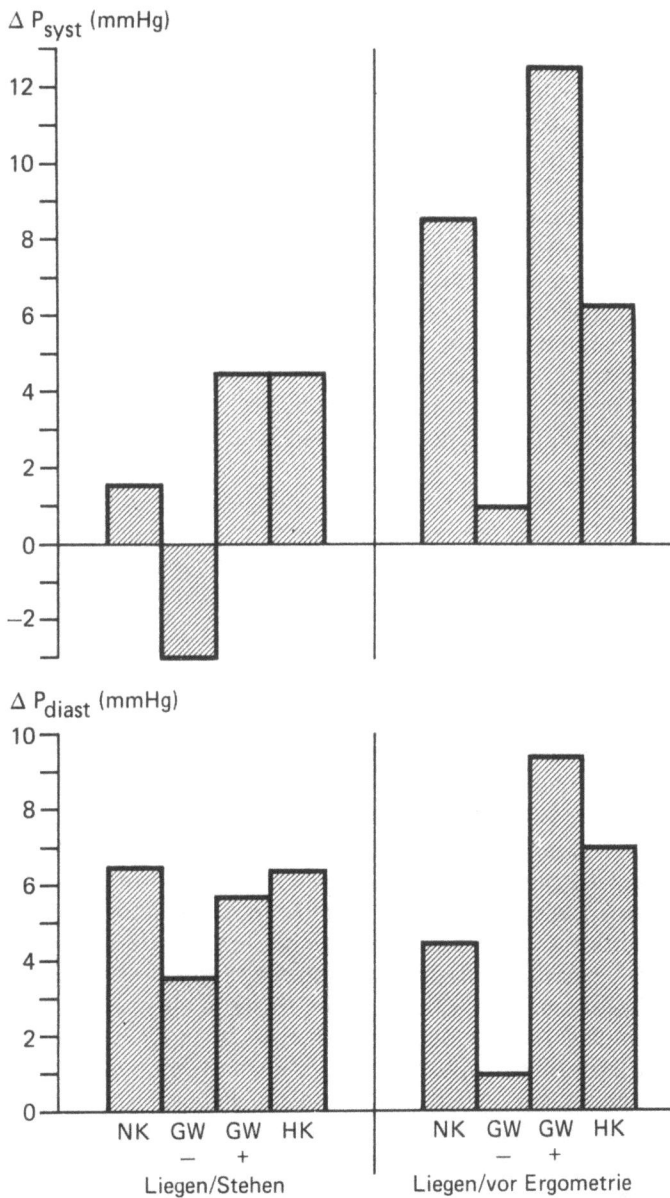

Abb. 32: Blutdruckanstiege (△ P) zwischen Liegen und Stehen und zwischen Liegen und unmittelbar vor Ergometrie gemessen bei Grenzwerthypertonikern (6 W + und −) im Vergleich zu altersentsprechenden Hochdruckkranken (HK) und Normalpersonen (NK)

4.4.1. Orthostase

Beim Übergang vom Liegen zum Stehen stieg der systolische Blutdruck des Normalkollektivs minimal an und stimmte somit gut überein mit den von Schellong [372], Thulesius [420] und Currens [77] berichteten Normalwerten. Der Blutdruck der „belastungspositiven" Grenzwerthypertoniker und der Hochdruckkranken verhielt sich bei einem mittleren Anstieg von 4,6 mm Hg gleichsinnig. Die „belastungsnegativen" Grenzwerthypertoniker wiesen dagegen einen mittleren Abfall des systolischen Blutdrucks um 3 mm Hg auf.

Der diastolische Blutdruck stieg beim Übergang vom Liegen zum Stehen für das Normalkollektiv im Mittel um 6,5 mm Hg signifikant (p < 0,001) an, was wiederum gut mit den Angaben in der Literatur [77, 372, 420, 441] übereinstimmt. Die „belastungspositiven" Grenzwerthypertoniker und die Hochdruckkranken zeigten in Übereinstimmung mit früheren Untersuchungen [296, 297, 424] einen dem Normalkollektiv entsprechenden, relativen Anstieg des diastolischen Blutdruckkes.

Der mittlere Anstieg der Herzschlagfrequenz des Normalkollektivs entsprach mit 11,9 Schlägen/min ebenfalls dem von Thulesius angegebenen Wert von 11 Schlägen/min. Der orthostatisch bedingte Herzfrequenzanstieg fiel bei den Grenzwerthypertonikern und Hochdruckkranken geringer aus.

4.4.2. Vor Ergometrie

Nach von Eiff [435] und Schulte et al. [379] weisen Grenzwerthypertoniker und Hypertoniker im Vergleich zu Normalpersonen stärkere Blutdrucksteigerungen durch emotionellen Streß auf. Unter diesem Gesichtspunkt ist es auch von Interesse, die Blutdruckdifferenz zwischen den im Liegen gemessenen Werten und denen unmittelbar vor Ergometrie, die ja durch eine emotionelle Erwartungshaltung der Probanden und Patienten beeinflußt werden, zu vergleichen. Wie zu erwarten, wiesen alle vier Kollektive sowohl systolisch als auch diastolisch höhere Blutdruckwerte unmittelbar vor der Ergometrie auf. Dabei fällt jedoch auf, daß die „belastungspositiven" Grenzwerthypertoniker sowohl systolisch als auch diastolisch die deutlich größten Anstiege aufwiesen (p < 0,001), wobei der prozentuale Anstieg der Normalpersonen und der Hochdruckkranken in etwa gleich ausfiel. Auffällig ist weiterhin, daß die „belastungsnegativen" Grenzwerthypertoniker sowohl systolisch als auch diastolisch nur einen minimalen nicht signifikanten Blutdruckanstieg von jeweils 1 mm Hg aufwiesen.

Die Ergebnisse zeigen somit eindeutig, daß nach erfolgter ergometrischer Trennung der Grenzwerthypertoniker in „belastungspositive" und „belastungsnegative" Gruppen auch ein unterschiedliches Verhalten unter den hier untersuchten Ruhebedingungen nachweisbar ist. Sowohl im Orthostasetest als auch unter emotionellem Streß weisen die „belastungspositiven" Grenzwerthypertoniker ein den Hochdruckkranken entsprechendes Verhalten auf.

4.5. Zusammenfassende Beurteilung der Grenzwerthypertonie

4.5.1. Häufigkeit und Verlauf

Die Häufigkeit der Grenzwerthypertonie wird in den USA mit ca. 10% [60], in der Schweiz zwischen 15,7–24% [103, 404, 410] und für die Bundesrepublik Deutschland sogar mit 25–30% angegeben [177]. Die Zahlenangaben, in welcher Häufigkeit aus einer Grenzwerthypertonie eine manifeste Hypertonie entsteht, schwanken zwischen 10% [220], 25% [178] und 34% [269]. In einer von Dock et al. 1978 publizierten japanischen Studie [83] gingen im Verlauf von 10 Jahren 20–40% der Patienten in eine schwere Hypertonie über, wenn sie vorher eine Grenzwerthypertonie zwischen 140 und 159 systolisch und 90 zu 99 mm Hg diastolisch aufwiesen. Dieses galt besonders für die jüngeren Jahrgänge von 30–40 Jahren und da wiederum ganz besonders fürs weibliche Geschlecht. Auf der anderen Seite ist bekannt [178, 358], daß bei Grenzwerthypertonikern eine spontane Normalisierung des Blutdruckes auftreten kann. Dieser unvorhersehbare Verlauf wird besonders deutlich anhand der von Linss und Böthig durchgeführten Nachuntersuchungen über mehrere Jahre [269]. Nach 2 Jahren waren ungefähr 30% der Grenzwerthypertoniker manifest hyperton, 20% jedoch normoton geworden. Nach weiteren 2 Jahren aber waren von den manifesten hypertonen 46% wieder in den Grenzbereich zurückgefallen, knapp 10% normoton geworden. Von den zunächst normotonen hingegen waren 30% wieder in den Grenzbereich, 15% in eine manifeste Hypertonie übergegangen. Somit besteht unter Ruhebedingungen nur eine geringe Treffsicherheit bezüglich der Voraussage, welcher Grenzwerthypertoniker in eine Hypertonie übergehen wird.

Das besondere Dilemma bei den Grenzwerthypertonikern liegt somit zum einen [325] darin, daß man nicht sicher voraussagen kann, ob sich im Verlauf der Jahre die Grenzwerthypertonie in Richtung Normotension oder Hypertension entwickeln wird. Zum anderen aber auch, daß aufgrund der schon einleitend dargestellten außerordentlichen Variabilität des Ruheblutdruckes eine zuverlässige Früherkennung durch Messungen unter Ruhebedingungen nur schwer zu erreichen sein wird, was Taylor [416] zu dem Satz veranlaßte: „Was Bluthochdruck ist, hängt ab von der Philosophie jeden Arztes". Um so bedeutsamer scheinen deshalb die dargestellten Ergebnisse der ergometrischen Untersuchung zur Beurteilung der Grenzwerthypertonie zu sein.

4.5.2. Einstufung der Grenzwerthypertoniker als Hochdruckkranke

Die Antwort auf die einleitend gestellte Frage, ob die Messung des Blutdruckes während ergometrischer Leistung die willkürlich festgelegte Grenze zwischen normalem und erhöhten Ruheblutdruck verdeutlichen kann und somit die Beurteilung der Grenzwerthypertonie erleichtert wird, muß aufgrund der hier vorgelegten Ergebnisse eindeutig mit Ja beantwortet werden.

Diese Trennung ist deshalb von besonderer Bedeutung, da die Grenzwerthypertoniker bekanntlicherweise ein sehr heterogenes Kollektiv darstellen. Hämodynamische Studien ergaben, daß die Grenzwerthypertonie mit unterschiedlichen pathophysiologischen Veränderungen [102, 215, 216, 218, 367] einhergeht. So findet sich bei einigen Patienten lediglich eine Hyperzirkulation, wogegen andere einen erhöhten peripheren Widerstand aufweisen, der für die arterielle Hypertonie charakteristisch ist. Nach Julius [216, 218] sind diese Veränderungen neurogener Natur und werden durch eine abnorme Integration der autonomen Kontrolle wahrscheinlich in der Medulla oblongata hervorgerufen. Sie findet ihren Ausdruck in einer erhöhten sympathischen Aktivität und einer herabgesetzten parasympathischen Hemmung.

Demnach ist es gut verständlich, daß die Beurteilung der Grenzwerthypertonie am besten anhand einer standardisierbaren Prüfung der sympathischen Aktivität möglich ist, wozu ergometrische Untersuchungen in besonderer Weise geeignet sind. Dieses wird auch belegt durch Ergebnisse zur Überprüfung des sympathoadrenalen Systems während Ergometrie mit Hilfe von Plasmakatecholaminbestimmungen [123, 126, 137].

Von besonderer Bedeutung ist in diesem Zusammenhang das von Julius et al. [215] für einige Grenzwerthypertoniker beschriebene pathologische Verhalten des totalen peripheren Widerstandes während der Ergometrie. Die Autoren fanden, daß kein dem Anstieg des Herzzeitvolumens adäquater Abfall des peripheren Widerstandes nachweisbar war. Aus einem derartig veränderten hämodynamischen Verhalten müssen im Gegensatz zu Normalpersonen bei ansteigendem Herzzeitvolumen während Ergometrie nicht nur höhere systolische sondern auch deutlich erhöhte diastolische Blutdruckwerte resultieren, wie sie für Hochdruckkranke obligat sind.

Bei den hier insgesamt untersuchten 150 Grenzwerthypertonikern zeigte sich nun, daß ungefähr die Hälfte dieser Patienten mit diastolischen Blutdruckanstiegen während und nach Ergometrie reagierten, die sich nicht von denen der Hochdruckkranken unterschieden. Bedenkt man, daß die Erhöhung des totalen peripheren Gefäßwiderstandes in Ruhe und während Ergometrie als die charakterisierende Größe der arteriellen Hypertonie angesehen werden kann [152, 216, 218, 274, 275, 366, 367, 375] und bei der Messung des arteriellen Blutdruckes als erhöhter diastolischer Blutdruck imponiert, so kann kein Zweifel daran bestehen, daß bei einem wesentlichen Teil der Grenzwerthypertoniker durch eine ergometrische Untersuchung die Frühdiagnose „arterielle Hypertonie" gestellt werden kann.

Hierfür sprechen auch die von Lund-Johansen [275] während Ergometrie durchgeführten invasiven Messungen der Hämodynamik 17–29jähriger Hochdruckkranker mit milder Hypertonie. Im Verlauf von 10 Jahren fand sich bei nur gering veränderter Ruhehämodynamik als deutlichste Veränderung die Zunahme des totalen peripheren Widerstands bzw. diastolischen Blutdrucks während Ergometrie.

1979 berichteten Briedigkeit et al. [49] über die Möglichkeit, daß mit Hilfe der Ergometrie auch Grenzwerthypertoniker im kindlichen und jugendlichen Alter in zwei Gruppen getrennt werden können. Die Autoren untersuchten insgesamt 124 Kinder und Jugendliche mit einer Grenzwerthypertonie im Alter von 9 bis 17 Jahren unter Ruhebedingungen und während Ergometrie. Dabei fanden sie in Übereinstimmung mit den hier dargestellten Ergebnissen der Erwachsenen, daß 61 der Probanden als belastungsnormotensive Grenzwerthypertoniker während Ergometrie und 63 der Kinder als belastungshypertensive Grenzwerthypertoniker eingestuft werden konnten. Entsprechend dem Verhalten der Erwachsenen war somit schon bei Kindern und Jugendlichen mit einer Grenzwerthypertonie in Ruhe durch eine ergometrische Untersuchung in annähernd 50% der Fälle eine Zuordnung zum normotensiven und zum hypertensiven Bereich möglich. Bemerkenswerterweise ergab sich eine weitere Übereinstimmung zwischen den Untersuchungen von Briedigkeit et al. an Jugendlichen und den hier berichteten Ergebnissen der erwachsenen Grenzwerthypertoniker. Ergometrische Nachuntersuchungen der Kinder nach 2 bis 3 Jahren zeigten eine relative Stabilität der Ergebnisse innerhalb der zwei Regulationstypen und waren somit gut reproduzierbar. Ganz offensichtlich liegt somit schon bei den „belastungspositiven" Kindern und Jugendlichen ein fixierter pathophysiologischer Zustand vor. Aufgrund der Nachuntersuchung nach 3,8 Jahren kann dieses von den erwachsenen „belastungspositiven" Grenzwerthypertonikern mit hoher Sicherheit gesagt werden. 96% der „belastungspositiven" Grenzwerthypertoniker zeigten nach 3,8 Jahren nicht nur weiterhin eindeutig erhöhte Blutdruckwerte während und nach Ergometrie, sondern sie waren vielmehr in eine arterielle Hypertonie übergegangen. Das heißt, es konnte bei diesen Grenzwerthypertonikern 3,8 Jahre zuvor mit Hilfe der Ergometrie die sichere Frühdiagnose „arterielle Hypertonie" gestellt werden.

Zwei weitere Studien weisen darauf hin, daß pathologisch überhöhte Belastungsblutdrücke höchstwahrscheinlich einen guten Indikator für die spätere Entwicklung einer Hypertonie darstellen. Briedigkeit et al. [50] verfolgten 115 Grenzwerthypertoniker im Alter von 11,3 Jahren und eine altersentsprechende Kontrollgruppe über 5 Jahre. Aus der Gruppe der Grenzwerthypertoniker wurden unter Ruhebedingungen 46,1% normoton, 43,5% wiesen weiterhin eine Borderline-Hypertension auf und 10,4% entwickelten eine Hypertonie. In der Gruppe mit persistierender Blutdruckerhöhung überwogen hochsignifikant die Kinder mit Belastungshypertension. D. h. 82,3% der Kinder die nach Abschluß der Studie nach 5 Jahren eine Blutdruckerhöhung aufwiesen, hatten anläßlich der Erstuntersuchung überhöhte Belastungsblutdrücke aufgewiesen. Demgegenüber hatten 84,9% der Kinder, die nach Abschluß der Studie ein normales Blutdruckverhalten zeigten, auch bei der Erstuntersuchung während Ergometrie normale Blutdrücke aufgewiesen.

Wilson et al. [447] berichteten 1979 über 3 040 Männer und 388 Frauen, die über 30 Monate beobachtet wurden. Die Gefahr eine Hypertonie zu entwickeln war bei den Probanden mit pathologischen Arbeitsblutdrücken 2,27mal größer als bei unauffälligem Blutdruckverhalten.

Ungefähr die Hälfte der hier untersuchten Grenzwerthypertoniker ließen sich aufgrund des Blutdruckverhaltens während und nach Ergometrie als „belastungsnegative" einstufen und eindeutig normotensiven Probanden zuordnen. Dieses im Vergleich zu den „belastungspositiven" Grenzwerthypertonikern signifikant unterschiedliche Verhalten des systolischen und diastolischen Blutdruckes könnte erklärt werden durch ein differenziertes Ansprechen der Alpha- und Beta-Rezeptoren auf sympathische Reize. Eine überwiegend betaadrenerge Hyperaktivität würde Veränderungen im Sinne eines hyperkinetischen Syndroms und somit ein Blutdruckverhalten wie das der „belastungsnegativen" Grenzwerthypertoniker hervorrufen. Dabei würde der unter Ruhebedingungen erhöhte diastolische Blutdruck im Verlauf der Ergometrie durch die noch mögliche, optimale metabolische Gefäßweitstellung nicht in den pathologischen Bereich ansteigen. Eine gleichzeitige alpha- und betaadrenerge Hyperaktivität würde jedoch sowohl einen Anstieg des systolischen als auch des diastolischen Blutdruckes bedeuten und dem Blutdruckverhalten der „belastungspositiven" Grenzwerthypertoniker entsprechen. Dieses unterschiedliche Verhalten könnte sowohl durch eine Hyperaktivität zentraler sympathischer Zentren (also im Sinne einer Regulationsstörung) bedingt sein, oder aber Ausdruck der von Folkow beschriebenen Arteriolenwandverdickungen mit einer veränderten Reaktionslage auf Vasokonstriktorenreize sein [101].

Nach erfolgter Einteilung in „belastungspositive" und „belastungsnegative" Grenzwerthypertoniker zeigen diese beiden Gruppen dann auch unter Ruhebedingungen ein unterschiedliches Blutdruckverhalten. Während die „belastungspositiven" bei Orthostase dem Hochdruckkollektiv entsprechend einen Anstieg des systolischen und diastolischen Blutdruckes aufweisen, fällt bei den „belastungsnegativen" Grenzwerthypertonikern im Mittel der systolische Blutdruck ab und der Anstieg des diastolischen Blutdruckes ist wesentlich geringer ausgeprägt (Tabelle 27).

Die „belastungspositiven" Grenzwerthypertoniker weisen im Mittel einen diastolischen Blutdruckanstieg von 5,7 mm Hg beim Übergang vom Liegen zum Stehen auf. Dieser liegt jedoch deutlich unter dem von Hull et al. [203] bei 21 Grenzwerthypertonikern angegebenen Wert von 13 mm Hg. Die Autoren glaubten hierdurch einen einfachen Test zur Diagnostik der Grenzwerthypertonie gefunden zu haben, da die 23 normotensiven Probanden einen mittleren Anstieg von nur 6 mm Hg aufwiesen und den oberen Normwert von 90 mm Hg nicht überschritten. Auch das hier untersuchte Normalkollektiv von 173 Patienten wies einen entsprechenden mittleren diastolischen Druckanstieg von 6,5 mm Hg auf und blieb nach 1 Minute Stehen ebenfalls deutlich unter 90 mm Hg.

Übereinstimmend mit den hier dargestellten Ergebnissen fanden auch andere Autoren bei Hochdruckkranken bei weitem nicht so stark ausgeprägte diastolische Blutdruckanstiege nach Orthostase wie Hull et al. So berichteten Messmann et al. [296, 297] für 81 labile Hochdruckkranke einen mittleren Anstieg von 5,3 mm Hg (von 97 auf 102,3 mm Hg) und bei 32 Patienten mit stabiler Hypertonie einen mittleren Anstieg von 3,2 mm Hg (von 109,7 mm Hg auf 112,9 mm Hg). Auch Trieb et al. [424] fanden bei direkten intravasalen Messungen an 20 Hochdruckkranken einen mittleren Anstieg von 2,4 mm Hg (von 113,7 mm Hg auf 116,1 mm Hg) zwischen dem Wert gemessen nach 2 Minuten Liegen und 2 Minuten Stehen.

Beim Vergleich des Blutdruckverhaltens der „belastungspositiven" und „belastungsnegativen" Grenzwerthypertoniker zwischen den Ruhewerten im Liegen und unmittelbar vor Ergometrie zeigt sich noch deutlicher, daß die „belastungspositiven" und die „belastungsnegativen" Grenzwerthypertoniker auch unter Ruhebedingungen ein unterschiedliches Kollektiv darstellen (Tabelle 27). So weisen die „belastungspositiven" Grenzwerthypertoniker sowohl systolisch als auch diastolisch Blutdrucksteigerungen auf, die noch deutlicher über denen der Hochdruckkranken liegen, wogegen die „belastungsnegativen" Grenzwerthypertoniker im Vergleich zu den Ruhewerten im Liegen keinen emotional bedingten weiteren Anstieg bei nahezu unveränderten Werten aufweisen. Da das Blutdruckverhalten unmittelbar vor Ergometrie entsprechend einer Prüfungssituation stark durch emotionelle Einflüsse bestimmt wird, könnte man aus diesem Ergebnis folgern, daß auch durch einen standardisierten psychologischen Streß eine Trennung der Grenzwerthypertoniker in Richtung Hypertonie und Normotonie möglich sein müßte.

Leider kommt es jedoch bei der Zweitanwendung eines emotionellen Stresstests zu Adaptationsphänomenen und somit nicht zu reproduzierbaren Ergebnissen [318]. Demgegenüber lassen sich durch eine standardisierte ergometrische Untersuchung auch Grenzwerthypertoniker bei Wiederholungsuntersuchungen stets dem normotensiven oder hypertensiven Bereich zuordnen. Dieses wird neben der Nachuntersuchung nach 4 Jahren auch bestätigt durch die in Kapitel II. 3.1. beschriebene gute Reproduzierbarkeit des Blutdruckverhaltens von „belastungspositiven" Grenzwerthypertonikern zu verschiedenen Tageszeiten. Aufgrund aller drei ergometrischer Messungen konnte das Kollektiv der Grenzwerthypertoniker als Hochdruckkranke identifiziert werden, was jedoch anhand des Ruheblutdruckes am Nachmittag nicht möglich war. Dieses Ergebnis wird bestätigt durch telemetrische Untersuchungen von Krönig an solchen Hochdruckkranken, die unter Ruhebedingungen wiederholt normotensive Werte aufwiesen. Bei dreimaliger Kontrolle der Belastungsreaktion in Form von Treppensteigen wiesen diese Patienten jedoch jeweils eindeutig pathologische Belastungsblutdrücke auf [259].

Bei der Erstellung von Normalbereichen besteht keine Einmütigkeit darüber, ob man wie hier den 1s-Bereich oder den 2s-Bereich anzugeben hat [150]. Zur Beurteilung des Blutdruckverhaltens während Ergometrie erwies sich jedoch der 1s-Bereich als vorteilhafter.

Zur Trennung der Grenzwerthypertoniker in „belastungspositive" und „belastungsnegative" wurde für 100 Watt und entsprechender Herzfrequenzen ein Blutdruck von 200/100 mm Hg als Grenze zwischen oberem Normbereich und pathologischer Blutdruckerhöhung angesehen. Dieser Wert entspricht mit 201,8/100,7 mm Hg in etwa dem Mittelwert plus einfacher Standardabweichung des Gesamtkollektivs normotensiver 20–50jähriger Männer bei 100 Watt. Daß jede Abgrenzung zwischen physiologischen und pathophysiologischen Parametern eine gewisse Willkür in sich beinhaltet, gilt auch hier. Die hier vorgelegten Ergebnisse sprechen jedoch in mehrfacher Hinsicht dafür, daß der Grenzwert von 200/100 mm Hg bei 100 Watt eine zuverlässige Trennung in normotensives und pathologisches Blutdruckverhalten ermöglicht. Zum einen überschritt kein einziger der normotensiven Vergleichspersonen diesen Wert von 200/100 mm Hg bei 100 Watt. Zum anderen wiesen die zwei hier untersuchten Kollektive „belastungspositiver" Grenzwerthypertoniker mit 216/112 mm Hg bzw. 211/115 mm Hg bei 100 Watt deutlich höhere Werte auf. Darüber hinaus lag der diastolische Blutdruckwert beider „belastungsnegativer" Grenzwerthypertonikergruppen mit 92 bzw. 90 mm Hg signifikant unterhalb des oberen Grenzwertes von 100 mm Hg.

Ein Vergleich mit dem direkt von Krönig et al. [259] intravasal bei 30 Normalpersonen im Alter von 46 Jahren für 75 Watt ermittelten Grenzwert $(\bar{x} + 1s)$ von 184/94 mm Hg zeigt zudem, daß eine gute Übereinstimmung zwischen invasiven

Daten und dem indirekt ermittelten Blutdruck von 180/95 mm Hg ($\bar{x}$ + 1s) des hier untersuchten männlichen Kollektivs bei 70 Watt besteht.

Der systolische Grenzwert von 200 mm Hg wurde allerdings zum Teil von den „belastungsnegativen" Grenzwerthypertonikern überschritten, was jedoch die Abgrenzung dieser Probanden von den Hochdruckkranken anhand des eindeutigen diastolischen Blutdruckverhaltens während und nach Ergometrie nicht erschwerte. Besonders bei grenzwertigem Blutdruckverhalten während Ergometrie kommt der Bewertung des Blutdruckes in der Erholungsphase eine große Bedeutung zu. Die Ergebnisse zeigen deutlich, daß eine scharfe Trennung in „belastungspositive" und „belastungsnegative" Grenzwerthypertoniker in der Erholungsphase möglich ist. Deshalb wurde auch gefordert, daß der diastolische Blutdruck der „belastungsnegativen" Grenzwerthypertoniker in der 5. Erholungsminute den Wert von 140/90 mm Hg erreicht bzw. unterschritten haben mußte.

Zur Beurteilung des Blutdruckes muß die während Ergometrie erreichte Herzfrequenz zur Bewertung mit herangezogen werden. Wie in Kapitel II. 2.5. diskutiert, erreicht das männliche Gesamtkollektiv bei 100 Watt eine mittlere Herzfrequenz von 126 ± 13 Schlägen/min, so daß strenggenommen der obere Grenzwert von 200/100 mm Hg nur für den Bereich von annähernd 113 bis 139 Schlägen/min gilt. Dieses ist insofern wichtig, da die Leistung von 100 Watt für den einzelnen Patienten bezogen auf sein Körpergewicht sehr unterschiedlich sein kann und die Normwerte deshalb der Herzfrequenz angepaßt werden müssen, was ganz besonders auch für die Frauen gilt. Dieser Umstand muß aber auch dann zur Vermeidung einer Fehleinschätzung berücksichtigt werden, wenn das Blutdruckverhalten eines körperlich gut trainierten Patienten mit Grenzwerthypertonie beurteilt werden soll. Häufig finden sich bei 100 Watt nur ungenügende Herzfrequenzanstiege. Die dann notwendig werdende Steigerung der Leistung bis zum Erreichen von Herzfrequenzen um 125 Schläge/min läßt dann auch bei diesen Patienten die überhöhten Blutdrücke deutlich nachweisbar werden und eine reproduzierbare Zuordnung zum Hochdruckkollektiv zu.

4.4.3. Prognostische Einschätzung der Grenzwerthypertonie

Eine sichere Voraussage über den späteren Verlauf einer Grenzwerthypertonie ist aus präventivmedizinischer und prognostischer Sicht von großer klinischer Bedeutung. Eine erfolgreiche Prävention des Hochdrucks würde sich auf Dauer nur dadurch erreichen lassen, daß die genetische Hochdruckbelastung möglichst frühzeitig erkannt wird. Dabei ist für die Grenzwerthypertonie von besonderer Bedeutung, daß die genetische Information durch Umweltfaktoren wie erhöhte Salzzufuhr, Überernährung, Bewegungsmangel und psychosoziale Bedingungen im Sinne einer Hochdruckentwicklung manifest wird [35, 178, 219, 220].

Durch ein frühzeitiges Einschätzen der Hochdruckgefährdung ließen sich jedoch gezielte und individuell ausgerichtete Präventivmaßnahmen durchführen, die im Gegensatz zu groß angelegten Interventionsmaßnahmen für die Gesamtbevölkerung leichter durchsetzbar sein dürften.

Eine erfolgreiche, frühzeitige Intervention wäre deshalb wichtig, da Grenzwerthypertoniker insgesamt eine deutliche Erhöhung der Morbiditäts- und Mortalitätsrate an kardiovaskulären Erkrankungen aufweisen [87, 224, 266].

Schon bei 114 Jugendlichen im Alter von 14 bis 18 Jahren mit leicht erhöhtem
Blutdruck konnten Goldring et al. [157] im Vergleich zu einem Normalkollektiv
Organveränderungen im Sinne von Linksherzhypertrophiezeichen im EKG und
einer Verkleinerung der linken Herzhöhle durch Wandhypertrophie sowie deutlich höhere Blutdruck- und Herzfrequenzspitzen nachweisen.

Bezüglich der prognostischen Wertigkeit einer ergometrischen Differenzierung
in „belastungspositive und negative" Grenzwerthypertoniker ergaben die Untersuchungen von Briedigkeit et al. einen weiteren wichtigen Befund. Bei der Analyse der Familienanamnese der jugendlichen Grenzwerthypertoniker fand sich,
daß 35% (davon 13% tödlich) der Eltern „belastungspositiver" Kinder und sogar
87,5% (davon 32,5% tödlich) der Großeltern an Herz-Kreislauf-Leiden erkrankt
waren. Die „belastungsnegativen" Jugendlichen unterschieden sich bezüglich
der Familienanamnese nicht signifikant von den normotensiven Kindern mit 10
bzw. 15% Erkrankungen bei den Eltern und 30 bzw. 23% bei den Großeltern [49].

4.4.4. Therapeutische Konsequenzen

Da selbst kleinste Gefäßalterationen prädisponierende Faktoren für degenerative Erkrankungen darstellen [35], ist die Früherkennung der „belastungspositiven" Grenzwerthypertoniker als Hochdruckkranke nicht nur von großer diagno-
stischer sondern ganz besonders auch von großer prognostischer Bedeutung.
Hierdurch wird eine Frühbehandlung möglich, die das kardiovaskuläre Risiko
senken kann [205, 288, 294]. So konnte in einer 10jährigen Interventionsstudie an
191 Patienten (Durchschnittsalter 44 Jahre) mit grenzwertigem Blutdruck
(140–149/90–95 mm Hg) gezeigt werden, daß die Morbidität mit 29% in der The-
rapiegruppe gegenüber 52% der Kontrollgruppe deutlich niedriger lag [294]. In
der vom „National Institute of Health" [205] durchgeführten amerikanischen Interventionsstudie (HDFP) konnte gerade bei der milden Hypertonie die Mortalität durch eine konsequente antihypertensive Therapie signifikant gesenkt werden. Auch in der australischen Interventionsstudie [288] konnte durch eine blutdrucksenkende Behandlung der milden Hochdruckform die Morbiditäts- und
Mortalitätsrate an kardiovaskulären Erkrankungen im Vergleich zur Placebogabe signifikant gesenkt werden. Zum gleichen Ergebnis kam auch eine englische,
von Trafford et al. 1981 publizierte Studie bei 961 Patienten [422].

Auch wenn die zuletzt zitierten drei Interventionsstudien die Diskussion über die
Notwendigkeit einer Frühbehandlung des Hochdrucks wieder entfacht haben,
so besteht zum gegenwärtigen Zeitpunkt keine Einigkeit darüber, ob Grenzwerthypertoniker medikamentös behandelt werden müssen oder nicht. So schrieben
Kindler und Gross [232] 1978 im Deutschen Ärzteblatt „Grenzwerthypertonien
müssen nicht immer, bei älteren Patienten nur ausnahmsweise medikamentös
therapiert werden". Auch Weidmann und Glück [445] kommen besonders auch
aufgrund der Schwierigkeit der Einschätzung der Grenzwerthypertonie 1979 zu
dem Urteil, die Grenzwerthypertonie eher nicht zu behandeln. Henquet und

Rahn dagegen sprechen sich eher für eine Therapie besonders bei jungen Menschen aus [183]. Diese Unsicherheit, ob oder ob nicht therapiert werden soll ist zum einen begründet in der bereits beschriebenen großen Blutdruckvariabilität und zum anderen dadurch, daß unter Ruhebedingungen nur schwer vorausgesagt werden kann, welche der Grenzwerthypertoniker in eine stabile Hypertonie übergehen und welche sich spontan normalisieren werden.

Aufgrund der Nachuntersuchung der „belastungspositiven" Grenzwerthypertoniker nach 3,8 Jahren kann davon ausgegangen werden, daß diese Patienten mit einer sehr hohen Wahrscheinlichkeit in eine arterielle Hypertonie übergehen werden. Bedenkt man darüber hinaus, daß sich die „belastungspositiven" Grenzwerthypertoniker in ihrem Blutdruckverhalten nicht von denen der leichteren Hochdruckpatienten unterscheiden, so muß bei ihnen von dem gleichen erhöhten vaskulären Risiko ausgegangen werden.

Somit erleichtert eine ergometrische Untersuchung bei Grenzwerthypertonikern nicht nur die Diagnosestellung, sondern ganz besonders auch die Indikationsstellung zur antihypertensiven Therapie. Der untersuchende Arzt bekommt durch die ergometrische Überprüfung des Blutdruckes eine erhöhte diagnostische Sicherheit, die es ihm erleichtert, den Patienten von der Notwendigkeit einer allgemeinen bzw. medikamentösen Behandlung der Hypertonie zu überzeugen. Führt eine Gewichtsabnahme, eine Verminderung der Kochsalzzufuhr auf 5–8 g/die, die Vermeidung emotionellen Stresses, die Beendigung des Nikotinabusus und ein wohldosiertes körperliches Ausdauertraining nicht zum Erfolg, so ist bei den „belastungspositiven" Grenzwerthypertonikern eine medikamentöse Therapie meistens in Form eines β-Rezeptorenblockers indiziert. Besonders bei jungen Patienten [44, 180, 200, 371] und denen, die zusätzliche kardiovaskuläre Risikofaktoren aufweisen [183] oder hereditär belastet sind [45, 211, 411], darf die Indikation zur medikamentösen antihypertensiven Therapie nicht zu spät gestellt werden. Dieses gilt umso mehr, wenn man bedenkt, daß selbst schon die unterhalb der als erhöht von der WHO angegebene Grenze liegenden Personen ein erhöhtes vaskuläres Risiko aufweisen [211, 223]. Nur so lassen sich Folgeschäden vermeiden oder zumindest zeitlich hinausschieben [48, 205, 288, 304, 430–433]. Dieses gilt auch besonders aufgrund der bereits erwähnten Nachuntersuchungsstudie des National Health Institute [205], die Relman [347] veranlaßte, im Editorial des New England Journal of Medicin 1980 unter der Überschrift „Mild hypertension: no more benign neglect" die amerikanischen Ärzte zum Umdenken in der Therapie der milden Hypertonie zu bewegen.

Bei den Patienten mit Grenzwerthypertonie unter Ruhebedingungen aber normalen Blutdruckwerten während und nach Ergometrie ist eine medikamentöse Therapie nicht indiziert. Wie jedoch die Nachuntersuchung der „belastungsnegativen" Grenzwerthypertoniker nach 4,1 Jahren deutlich macht, sind wiederholte Kontrollen des Blutdruckes während standardisierter ergometrischer Leistung in halbjährlichen bis jährlichen Abständen erforderlich, da nicht vorausgesagt werden kann, ob sich die Ruheblutdruckwerte später normalisieren oder ob es sich nicht doch um eine Frühform der Hypertonie handelt.

68% der „belastungsnegativen" Grenzwerthypertoniker wiesen bei fortbestehenden grenzwertigen Blutdruckwerten auch nach 4,1 Jahren weiterhin normotensive systolische und diastolische Blutdruckwerte während der Ergometrie auf. Bei

ihnen war somit zuvor die richtige Diagnose, nämlich normotensives Blutdruckverhalten, gestellt worden.

33% der „belastungsnegativen" Grenzwerthypertoniker wiesen jedoch anläßlich
der Nachuntersuchung sowohl unter Ruhebedingungen als auch während und
nach Ergometrie signifikant höhere und nun pathologische Blutdruckwerte auf.
Sie unterschieden sich jetzt nicht mehr von den Werten der „belastungspositiven" und der Gruppe 1A der Hochdruckkranken. Demnach dürfen auch die
„belastungsnegativen" Grenzwerthypertoniker und besonders die, die während
und nach Ergometrie diastolische Blutdrücke im Grenzbereich aufweisen, bezüglich ihres vaskulären Risikos nicht unterschätzt werden. Neben den notwendigen Kontrolluntersuchungen sollten auch gerade diese Patienten über die Bedeutung allgemeiner Maßnahmen aufgeklärt werden und ihnen ein dosiertes
körperliches Ausdauertraining empfohlen werden [108, 298, 444].

Aus prognostischer und therapeutischer Sicht muß möglicherweise für die älteren „belastungsnegativen" Grenzwerthypertoniker weiterhin berücksichtigt
werden, daß nach den Untersuchungen von Kannel et al. [224] ab 45 Jahren die
systolische Blutdruckerhöhung als unabhängiger Risikofaktor für die kardiovaskulären Erkrankungen anzusehen ist. In diesem Zusammenhang könnte von Bedeutung sein, daß in der Altersgruppe von 41 bis 65 Jahren 16 der 22 Grenzwerthypertoniker als „belastungspositiv" eingestuft werden konnten, wogegen
in der jüngeren Altersgruppe nur 13 von 30 „belastungspositiv" waren. Mit zunehmendem Alter ist somit nicht nur eine insgesamt größere Häufigkeit der
Grenzwerthypertonie [216] zu erwarten, sondern es ist bei grenzwertigen Ruheblutdruckwerten auch mit einer höheren Zahl „belastungspositiver" Blutdruck-
reaktionen zu rechnen.

5. Blutdruckanstiege zwischen Ruhe und Ergometrie bei Normalpersonen, Grenzwerthypertonikern und Hochdruckkranken

5.1. Ergebnisse und Vergleich mit invasiven Messungen

Neben dem Vergleich der Absolutwerte innerhalb der verschiedenen Hochdruckgruppen ist es interessant, die relativen Blutdruckanstiege, nämlich zwischen den Blutdruckwerten gemessen im Liegen und bei 50 Watt bzw. 100 Watt
zu vergleichen (Tabelle 28, Abb. 33, 34). Es wird der Vergleich zwischen männlichen und weiblichen Normalpersonen verschiedenen Alters, zwischen Hochdruckkranken verschiedenen Alters und Schweregrades sowie „belastungspositiven" und „belastungsnegativen" Grenzwerthypertonikern dargestellt.

Vergleicht man den systolischen und diastolischen Blutdruckanstieg der jüngeren und älteren männlichen Normotoniker, so ergibt sich ein übereinstimmen-
des Ergebnis beim Vergleich Ruhewert zu 50 Watt (23/6 mm Hg zu 26/8 mm Hg)
und 100 Watt (56/12 mm Hg zu 57/13 mm Hg).

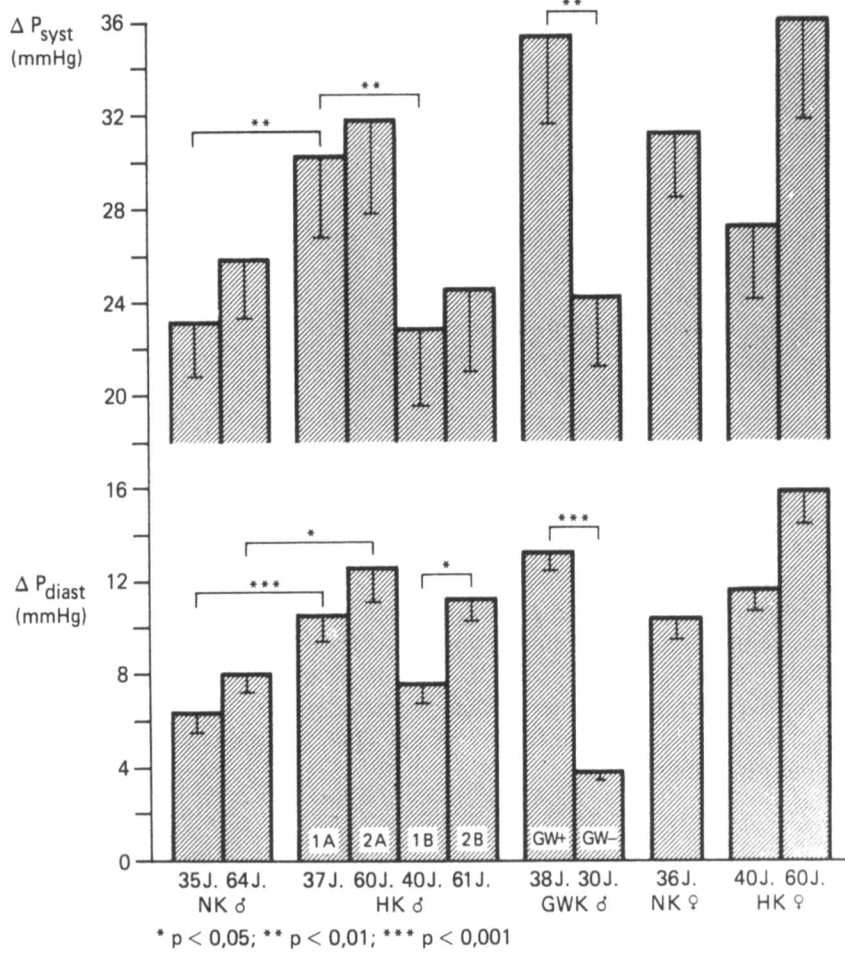

Abb. 33: Systolische (△ P$_s$) und diastolische (△ P$_d$) Blutdruckanstiege zwischen Liegen und 50 Watt für Hochdruckkranke (HK) unterschiedlichen Alters, Schweregrades und Geschlechts im Vergleich zu Normalpersonen (NK) und Grenzwerthypertonikern (GWK) (s. Text)

Vergleicht man den Blutdruckanstieg von Ruhe zu 50 Watt und somit zur 1. Leistungsstufe zwischen den einzelnen Hochdruckgruppen, so findet sich in Abhängigkeit vom Schweregrad ein signifikanter (p < 0,01) Unterschied. Sowohl die jüngeren als auch die älteren Hochdruckkranken (Gruppe 1 A, Gruppe 2 A) mit niedrigeren Ruheblutdrücken zeigten einen überschießenden systolischen Blutdruckanstieg (p < 0,01), der annähernd 50% des gesamten Druckzugewinns zwischen Liegen und 100 Watt ausmachte. Die Gruppen 1 B und 2 B zeigten dagegen trotz höherer Absolutwerte einen wesentlich niedrigeren Druckzugewinn auf, der dem der Normalpersonen entsprach. Die „belastungspositiven" Grenzwerthypertoniker zeigten entsprechend dem Verhalten der leichteren Hochdruckformen ebenfalls einen signifikant (p < 0,01) überschießenden systolischen Blutdruckanstieg, der insgesamt mit 35 mm Hg bei 50 Watt bzw. 69,5 mm Hg bei 100 Watt am höchsten ausfiel.

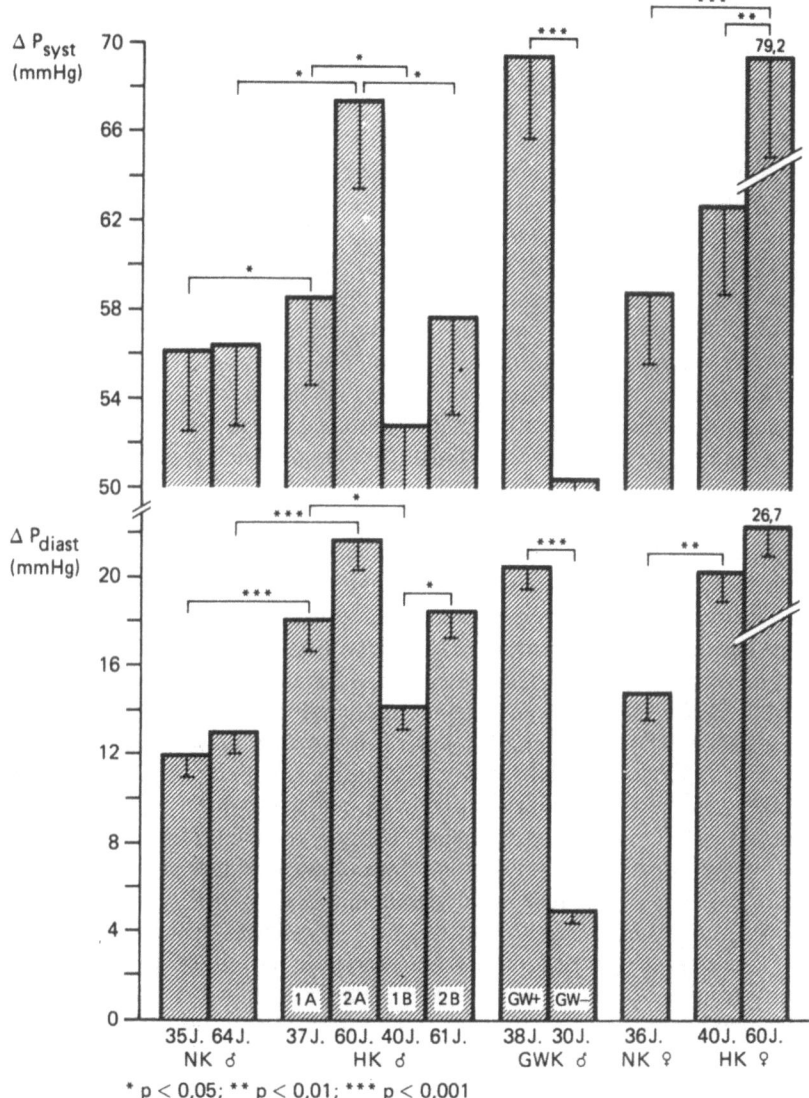

Abb. 34: Systolische (Δ P$_s$) und diastolische (Δ P$_d$) Blutdruckanstiege zwischen Liegen und 100 Watt für Hochdruckkranke (HK) unterschiedlichen Alters, Schweregrades und Geschlechts im Vergleich zu Normalpersonen (NK) und Grenzwerthypertonikern (GWK) (s. Text)

Beim Vergleich der diastolischen Blutdruckanstiege zeigte sich innerhalb der Gruppen ein ähnliches Verhalten. Auch hier war unabhängig vom Alter der Blutdruckanstieg bei den Gruppen 1A und 2A mit niedrigeren Ruheblutdrücken deutlich ausgeprägter. Die Gruppe 1B unterschied sich nicht signifikant vom Normalkollektiv, wogegen die Gruppe 2B ein signifikant unterschiedliches Verhalten zum entsprechenden Alterskollektiv aufwies. Die „belastungspositiven" Grenzwerthypertoniker zeigten auch diastolisch die relativ größten Blutdruckanstiege.

Die „belastungsnegativen" Grenzwerthypertoniker unterschieden sich von allen hier dargestellten Gruppen dadurch, daß sie den absolut niedrigsten diastolischen Druckzugewinn zwischen Ruhe und 50 bzw. 100 Watt aufwiesen. Auch der mittlere Anstieg/10 Watt lag mit 0,4 mm Hg deutlich unter dem der anderen Kollektive.

Beim Vergleich der jüngeren hypertensiven Frauen der Gruppe 1 mit dem aufgrund des Alters und des Ruheblutdruckes vergleichbaren Kollektivs der männlichen Hypertoniker der Gruppe 1 A zeigte sich eine sehr gute Übereinstimmung für die systolischen und diastolischen Blutdruckanstiege.

Der Vergleich zwischen älteren männlichen und weiblichen Hochdruckkranken ist nur bedingt möglich, weil zum einen die Anzahl mit 19 Frauen relativ gering ist und zum anderen die Frauen nur bis 80 Watt ergometriert wurden. Dennoch wird deutlich, daß die älteren weiblichen Hochdruckkranken sowohl systolisch als auch diastolisch den absolut größten Druckzugewinn von Ruhe zu 50 Watt aller hier dargestellten Probanden aufwiesen und sich somit auch bezüglich der Blutdruckdifferenz zwischen Ruhe und Arbeit ein deutlicher Alterseinfluß nachweisen ließ, der sich auch bereits bei den Männern als Trend andeutete. Dieses Ergebnis stimmt überein mit den Ergebnissen von Krönig [259], der bei 69 Hochdruckkranken (davon 28 Frauen) des WHO-Stadiums 2 für den Druckzugewinn von Ruhe zu Treppensteigen einen signifikanten ($p < 0,05$) Alterseinfluß fand.

Der Vergleich zwischen dem männlichen und weiblichen Normalkollektiv ist nur bedingt möglich, da zum einen die Männer mit 50 Watt und die Frauen mit jeweils 30 Watt begannen und zum anderen, da 50 Watt für die Frauen eine relativ größere Leistung darstellt. Die Normotonikerinnen wiesen deshalb deutlich größere systolische und diastolische Blutdruckanstiege auf.

Auch wenn berücksichtigt werden muß, daß Hochdruckkollektive untereinander nur schwer zu vergleichen sind, kann es trotzdem aufschlußreich sein, die hier vorgelegten Ergebnisse der Hochdruckkranken mit Ergebnissen anderer invasiv gemessener Studien zu vergleichen. Als Vergleichsgröße eignet sich auch hierfür am besten der Blutdruckzugewinn zwischen Ruhebedingungen und einer standardisierten Ergometrie. So berichtete Krönig über eine Gruppe Hochdruckkranker, die einen Blutdruckzugewinn zwischen der 3 Minuten Ruhe zur 3 Minuten bei 75 Watt Ergometrie von 47,3 mm Hg systolisch und 12,3 mm Hg diastolisch aufwies. Die aufgrund der Ruheblutdruckwerte vergleichbare Gruppe 1 A der hier vorgelegten Untersuchungen wies von Ruhe zu 70 Watt einen Zugewinn von systolisch 43,6 mm Hg und diastolisch von 13,8 mm Hg auf, so daß sich auch hier eine gute Übereinstimmung mit invasiven Meßergebnissen ergibt [259].

Dieses zeigt auch der Vergleich mit einer Gruppe von Hochdruckkranken über 50 Jahren, die von Lund-Johansen mit intravasaler Messung untersucht wurde. Dieses Kollektiv zeigte einen Druckzugewinn zwischen Ruhebedingungen und 100 Watt von systolisch 62 mm Hg und diastolisch 15,8 mm Hg. Diese Druckanstiege stimmen gut überein mit der aufgrund des Ruheblutdruckwertes am ehesten vergleichbaren Hochdruckgruppe 2 B, die einen Druckzugewinn von systolisch 57,9 mm Hg und diastolisch von 18 mm Hg zwischen Ruhe und 100 Watt aufwiesen. Einen vergleichbaren Druckanstieg zwischen Ruhe und Arbeit zeigen auch die von Taylor direkt auf dem Laufband gemessenen Blutdrücke von

38 Hochdruckkranken im Alter von 52 Jahren. Das aufgrund des Ruheblutdrukkes von 178 ± 5/110 ± 3 mm Hg ebenfalls gut mit der Gruppe 2 B vergleichbare Kollektiv wies einen mittleren Druckzugewinn von 52,4/16,6 mm Hg auf.

Die hier vorgelegten Blutdruckanstiege während Ergometrie weisen ebenfalls eine sehr gute Übereinstimmung mit den von Krönig direkt gemessenen Blutdruckanstiegen während Alltagsbelastungen in Form von Treppensteigen auf. Nach Berechnung von Krönig war diese Belastung vergleichbar einer ergometrischen Leistung von 80 Watt. Das Gesamtkollektiv von 102 Hochdruckkranken verschiedenen Schweregrades zeigte einen Druckzugewinn von systolisch 46 mm Hg und diastolisch 13,5 mm Hg. Der Druckzugewinn von Ruhe auf 80 Watt aller hier untersuchter Hochdruckkranken ergab im Mittel einen nahezu entsprechenden Wert mit einem mittleren Blutdruckanstieg von systolisch 48,2 mm Hg und 14,4 mm Hg diastolisch.

5.2. Zusammenfassende Beurteilung

Somit kann festgestellt werden, daß die mittleren Blutdruckanstiege zwischen Liegen und 50 bzw. 100 Watt für die ausgeprägteren Hochdruckformen und die Normalkollektive gleichstark ausfallen.

Es besteht somit für beide Kollektive ein entsprechendes hämodynamisches Verhalten, welches nur auf einem unterschiedlich hohen Blutdruckniveau abläuft.

Die leichteren Hochdruckformen (Gruppe 1 A und 2 A) und die „belastungspositiven" Grenzwerthypertoniker weisen dagegen signifikant höhere relative Blutdruckanstiege sowohl systolisch als auch diastolisch auf. Diese drei Gruppen erreichen bereits bei 50 Watt annähernd die Hälfte des gesamten Druckzugewinns zwischen Liegen und 100 Watt. Hieraus könnte man folgern, daß die beginnende arterielle Hypertonie mit einer erhöhten sympathischen Aktivität bzw. Reaktivität einhergeht.

Besonders hingewiesen werden muß auf die älteren Frauen, wobei allerdings die Fallzahl mit 19 weiblichen Hochdruckkranken relativ klein ist. Der systolische und diastolische Blutdruckanstieg zwischen Liegen und 50 Watt ergab im Vergleich zu allen Kollektiven den größten Wert. Obwohl dieses Kollektiv nur bis 80 Watt belastet wurde, war dennoch der systolische und diastolische Blutdruckzugewinn zwischen Liegen und 80 Watt mit 79,2 mm Hg systolisch und 26,7 mm Hg diastolisch deutlich größer als der aller anderen Gruppen zwischen Liegen und 100 Watt. Möglicherweise besteht somit für die älteren Frauen eine besondere Gefährdung durch überhöhte Belastungsblutdrücke, was den Verlauf der jährlichen Todesrate an Herz-Kreislauferkrankungen in Abhängigkeit vom Alter in der Framingham-Studie erklären könnte [226]. Die jährliche Inzidenz/10 000 Einwohner steigt beim Vergleich der 45–54jährigen hypertensiven Frauen und der 55–64jährigen um den Faktor 1,4 an; beim Vergleich der 45–54jährigen zu den 65–74jährigen jedoch um den Faktor 5,2. Der Vergleich der entsprechenden Altersgruppen der Männer ergibt ein völlig anderes Ergebnis mit den Faktoren 2,3 bzw. nur 2,7. In diesem Zusammenhang ist auch auf die deutlich erhöhte Schlaganfallsrate der Frauen dieser Altersgruppe hinzuweisen.

6. Blutdruck- und Herzfrequenzverhalten beim hohen Blutdruck im Alter

Die Bewertung grenzwertig bis leicht erhöhter Blutdruckwerte im Alter ist schwierig, und häufig bestehen Zweifel an der pathologischen Bedeutung [149, 201, 210, 230, 426]. Bedenkt man jedoch, daß auch Patienten mit leichter bis mittlerer arterieller Hypertonie in Ruhe schon bei kleineren körperlichen Belastungen exzessive Blutdruckanstiege aufweisen können [114, 133, 255, 416], so ist ein richtiges Einschätzen des Blutdruckes älterer Patienten besonders wichtig, da bei ihnen mit bereits vorhandenen oder noch okkulten Folgekrankheiten der Hypertonie zu rechnen [334, 406] ist. Somit dürfte gerade bei ihnen durch übermäßige Blutdruckanstiege während alltäglicher körperlicher Arbeit ein erhöhtes Risiko einer myokardialen Hypoxie [334, 406] bzw. cerebraler Gefäßkomplikationen [230] bestehen.

6.1. Vergleichende Untersuchung bei älteren Hochdruckkranken und Normalpersonen gleicher Altersverteilung

Bei dieser Untersuchung sollte die Frage geklärt werden, ob entsprechend den Ergebnissen der Grenzwerthypertoniker die Messung des Leistungsblutdruckes die Grenze zwischen willkürlich festgelegtem normalen und pathologischen Ruheblutdruck auch beim Hochdruck im Alter verdeutlichen und somit die Einschätzung des Schweregrades und vor allen Dingen die Indikationsstellung zur antihypertensiven Therapie erleichtern kann.

6.1.1. Untersuchungsgut

Es wurde bei 50 normotensiven Männern mit einem mittleren Alter von 64,4 Jahren (55–80 Jahre) und bei 50 hypertensiven Männern (Stadium I bis II WHO) mit einem mittleren Alter von 61,7 Jahren (55–77 Jahre), die sich zu einer präventivkardiologischen Untersuchung angemeldet hatten, das Blutdruckverhalten während und nach Ergometrie untersucht [134].
Das Normalkollektiv und die Hochdruckkranken wiesen bei einer Körpergröße von 177,1 ± 8,3 cm bzw. 173,9 ± 6,4 cm ein Körpergewicht von 79,4 ± 8,7 kg bzw. 79,6 ± 8,3 kg auf.

6.1.2. Blutdruck- und Herzfrequenzverhalten

Der Ruheblutdruck des älteren Normalkollektivs von 140/83 mm Hg stieg während der Ergometrie von 166 mm Hg bei 50 Watt kontinuierlich auf einen Wert von 196 mm Hg bei 100 Watt an (Tabelle 29 Abb. 35) und lag somit für den gesamten ergometrischen Meßbereich signifikant ($p < 0,05$) über den Werten der 40–50jährigen Probanden (s. Kap. II. 2.1.). Auch die diastolischen Blutdrücke zeigten den bekannten Alterseinfluß, wobei sich jedoch kein signifikanter Unter-

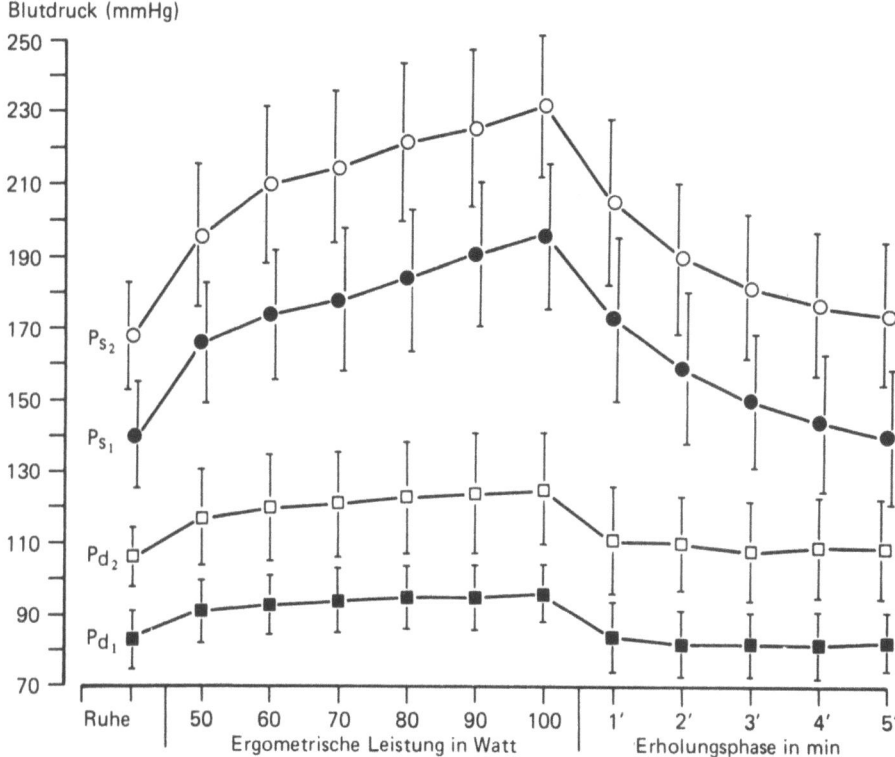

Abb. 35: Blutdruckverhalten von 50 älteren normotensiven Männern ($\bar{x}$ 64,4 J.) und von 50 Hochdruckkranken ($\bar{x}$ 61,7 J.)

schied zum diastolischen Blutdruck der 40–50jährigen, aber zu dem der 20–30jährigen (p < 0,01) bzw. 30–40jährigen (p < 0,05) ergab.

Die älteren Hochdruckkranken wiesen mit 168/106 mm Hg unter Ruhebedingungen nur eine leichte Blutdruckerhöhung auf. Dennoch fanden sich bei ihnen schon bei 50 Watt mit 196/117 mm Hg hochsignifikant (p < 0,001) überhöhte Belastungsblutdrücke im Vergleich zum älteren Normalkollektiv. Auch bei 100 Watt war der Blutdruck mit 232/125 mm Hg deutlich überhöht und zwar systolisch um 36 mm Hg und diastolisch um 30 mm Hg.

In der Erholungsphase wiesen auch die älteren Hochdruckkranken das für die arterielle Hypertonie typische Blutdruckverhalten auf. Selbst am Ende der 5. Erholungsminute war mit 174/109 mm Hg ein noch erhöhter Blutdruck im Vergleich zu dem Ruhewert vor Ergometrie nachweisbar, wogegen das Normalkollektiv den oberen Grenzwert von 140/90 mm Hg im Verlauf der Erholungsphase erreichte bzw. unterschritt.

Im Mittel wiesen somit die älteren Hochdruckkranken signifikant erhöhte Blutdruckwerte während und nach Ergometrie im Vergleich zu einem normotensiven Vergleichskollektiv auf. Die wesentlichste Aussage dieser vergleichenden Studie von älteren Normalprobanden und Hochdruckkranken zeigte sich jedoch bei der Analyse der Einzelwerte. Wie schon in Kapitel II. 3.4.5. ausgeführt,

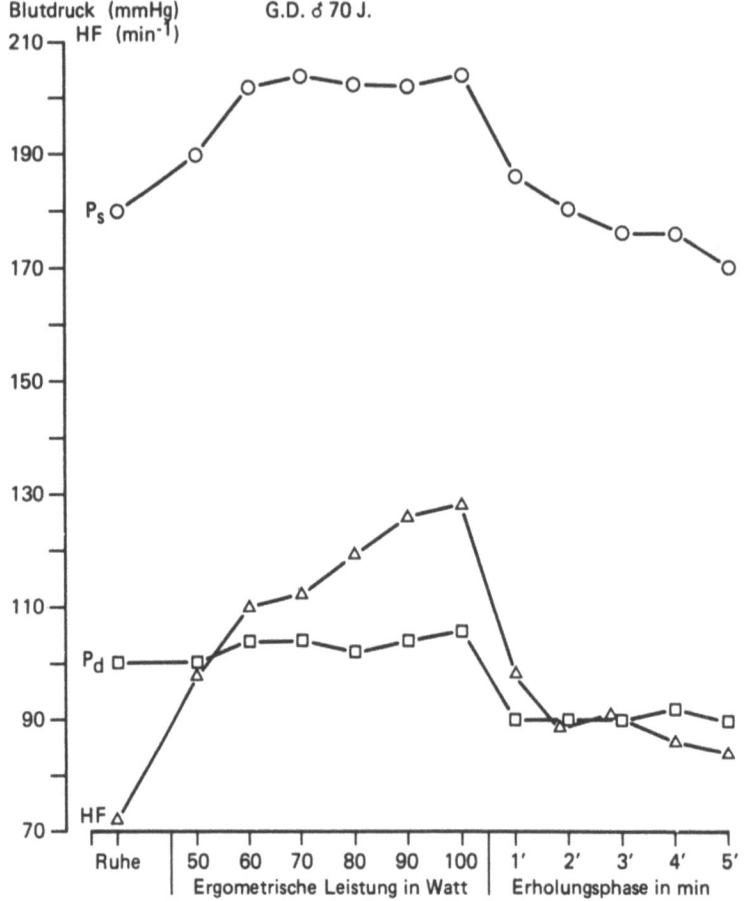

Abb. 36: Blutdruck- und Herzfrequenzverhalten eines 70jährigen Patienten, dessen erhöhter Ruheblutdruck von 180/100 mm Hg nur unwesentlich auf 204/105 mm Hg bei 100 Watt anstieg

ist im Einzelfalle ein Abschätzen der belastungsbedingten Blutdruckanstiege anhand des Ruheblutdruckes nicht möglich. Dieses gilt ganz besonders für die älteren Hochdruckkranken, bei denen aus der Höhe des Ruheblutdruckes keinerlei Rückschlüsse über das Ausmaß der Arbeitsblutdrücke möglich sind und somit das vaskuläre Risiko unter- oder überschätzt wird. So kam es bei einigen Patienten trotz geringer Blutdruckerhöhungen in Ruhe schon auf niedrigen Leistungsstufen zu exzessiven Blutdruckanstiegen, die bei Wiederholungsuntersuchungen stets reproduzierbar waren. Andere Hochdruckkranke wichen dagegen mit ihrem Blutdruckverhalten während und nach Ergometrie nicht wesentlich vom Normalkollektiv ab. Dieses soll anhand einiger Einzeldarstellungen verdeutlicht werden.

Die Abbildung 36 zeigt das Blutdruckverhalten eines 70jährigen Patienten, dessen Ruheblutdruck von 180/100 mm Hg bei 100 Watt mit 204/105 mm Hg keinen wesentlich weiteren Anstieg mehr aufwies und im Normbereich lag, obwohl eine Herzfrequenz von 130 Schlägen/min erreicht wurde. In der Erholungspha-

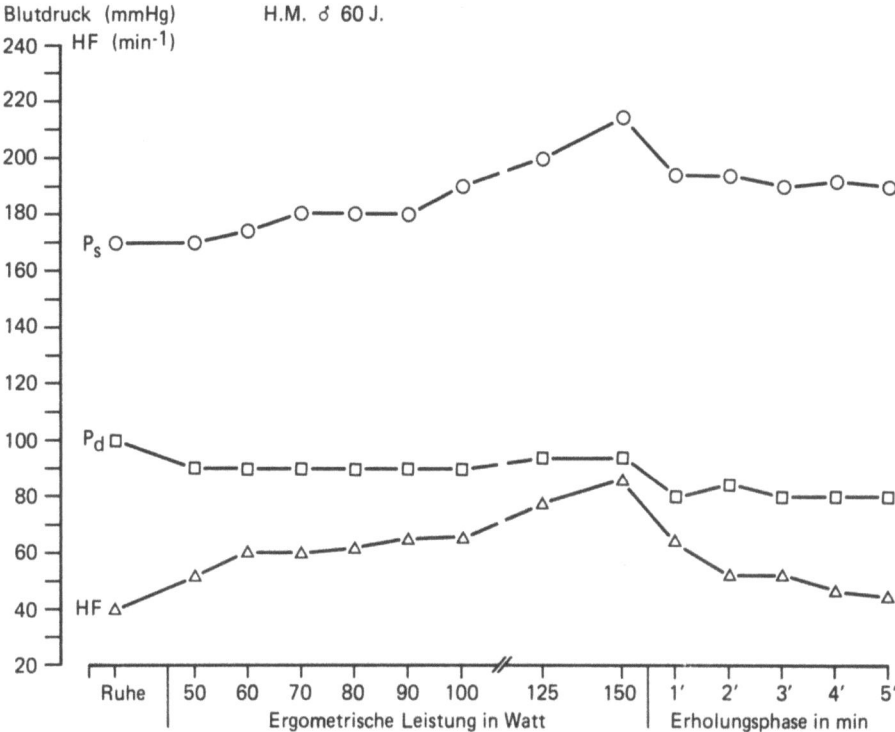

Abb. 37: Blutdruck- und Herzfrequenzverhalten eines 60jährigen bradykarden Hochdruckkranken, dessen erhöhter Blutdruck von 170/100 mm Hg unter Ruhebedingungen während Ergometrie nur in den altersphysiologischen Bereich anstieg

se danach kam es bereits in der 1. Minute zu einem Abfall des diastolischen Blutdruckes auf 90 mm Hg und in der 5. Erholungsminute unterschritt der systolische Blutdruck mit 170 mm Hg den Ausgangswert vor Ergometrie.

Die Abbildung 37 zeigt das Blutdruckverhalten eines 60jährigen Hochdruckkranken mit ausgeprägter Sinusbradykardie und einem Ruheblutdruck von 170/100 mm Hg. Während der Ergometrie kam es z. B. bei 150 Watt mit 212/92 mm Hg zu einem altersentsprechenden Blutdruckverhalten. In der 1. Minute der Erholungsphase sank der diastolische Blutdruck bereits auf 80 mm Hg ab, ohne daß der systolische Blutdruck den Ausgangsblutdruck vor Ergometrie erreichte. Die unter Ruhebedingungen erhöhten systolischen Blutdruckwerte dieses Patienten sind nicht Ausdruck einer Hochdruckkrankheit, sondern sind im wesentlichen durch das bei ausgeprägter Bradykardie gesteigerte Schlagvolumen ursächlich bedingt.

Die Abbildung 38 verdeutlicht, daß aus einer milden Blutdruckerhöhung unter Ruhebedingungen ein gänzlich unterschiedliches Blutdruckverhalten während Ergometrie resultieren kann. Während der eine ältere Hochdruckkranke ausgeprägte Blutdruckerhöhungen aufweist, zeigt der andere ein normotensives Blutdruckverhalten.

Die Abbildung 39 verdeutlicht eindrucksvoll die Tatsache, daß eine Abschätzung der Belastungsblutdrücke anhand des Ruheblutdruckwertes im Einzelfalle

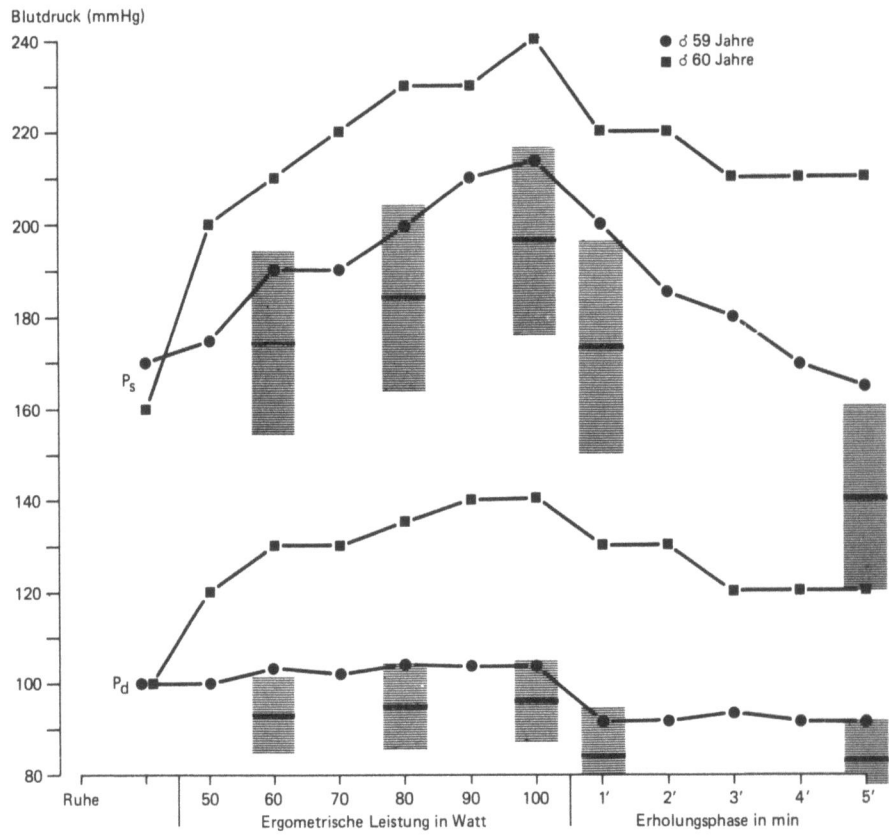

Abb. 38: Blutdruckverhalten zweier älterer Hochdruckkranker mit annähernd gleich hohem Ruheblutdruck. Während und nach Ergometrie weist jedoch der eine Patient ein altersphysiologisches Blutdruckverhalten auf, wogegen der andere deutlich überhöhte Blutdruckanstiege aufweist

nicht möglich ist. Sie zeigt das Blutdruckverhalten eines 60jährigen Patienten, dessen Ruheblutdruck von 154/114 mm Hg bereits bei 50 Watt auf 210/150 mm Hg und bei 80 Watt auf 242/166 mm Hg anstieg, so daß die Ergometrie abgebrochen wurde. Zu diesem Zeitpunkt bestanden keinerlei subjektive oder objektive Zeichen einer myokardialen Hypoxie bzw. Insuffizienz. Es ist wichtig darauf hinzuweisen, daß die Herzfrequenz bei 80 Watt nur 100 Schläge/min betrug und somit bei diesem Patienten während alltäglicher Belastungen mit wesentlich höheren Blutdruckwerten zu rechnen ist, wie die Herzfrequenzprofile der von Krönig untersuchten Hochdruckkranken bei Alltagsbelastungen zeigen [259]. Noch 5 Minuten nach der Ergometrie war der Blutdruck mit 182/132 mm Hg deutlich überhöht. Bei diesem Patienten zeigten sich deutliche Zeichen der Linksherzhypertrophie im EKG, und in der Röntgenaufnahme des Thorax in zwei Ebenen fand sich ein deutlich nach links verbreitertes Herz bei elongierter Aorta.

Die in den letzten beiden Abbildungen gezeigten exzessiven Blutdrucksteigerungen dürfen keinesfalls als seltene Ausnahmen betrachtet werden. So überschritten systolisch 28 und diastolisch 21 der 50 älteren Hochdruckkranken den für das

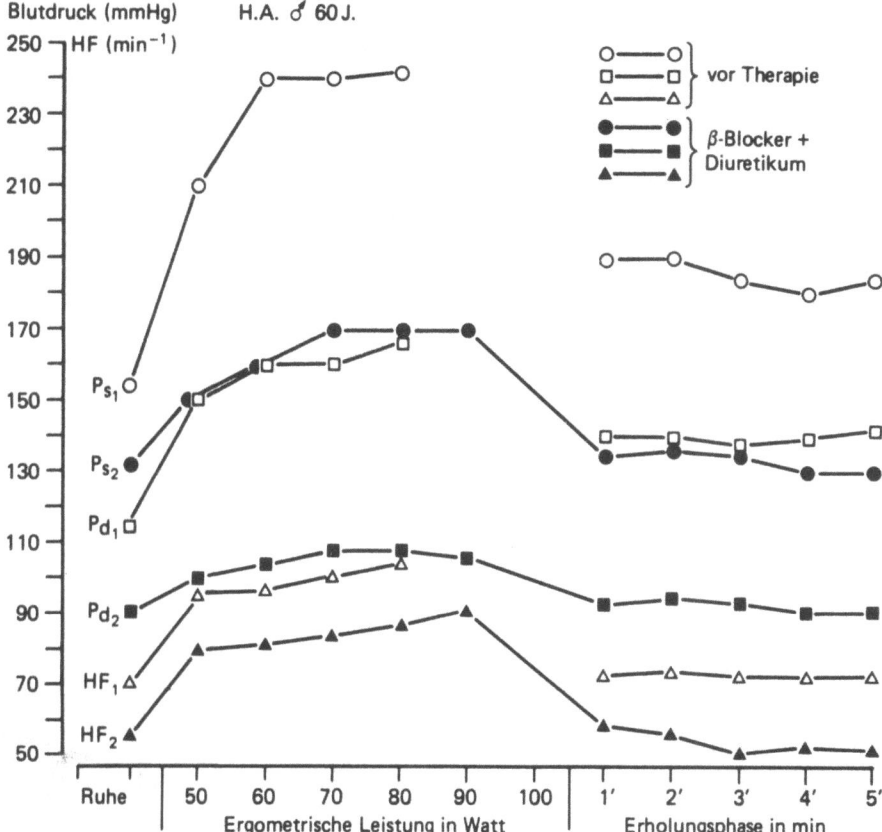

Abb. 39: Blutdruck- und Herzfrequenzverhalten eines 60jährigen Patienten, dessen Ruheblutdruck von 154/114 mm Hg schon bei 50 Watt auf 210/150 mm Hg anstieg. Außerdem das Ergebnis einer β-Rezeptorenblocker-Diuretikum-Behandlung

Gesamtkollektiv ermittelten Wert von 232/125 mm Hg bei 100 Watt. Dabei betrug ihr mittlerer Blutdruck beachtliche 247/138 mm Hg. Von prognostisch größerer Bedeutung für die älteren Hochdruckkranken dürfte das Blutdruckverhalten bei 50 Watt sein, welches ja kleinsten alltäglichen Belastungen entspricht. Von den insgesamt 50 Hochdruckkranken überschritten 22 systolisch und 26 diastolisch den mittleren Wert von 196/117 mm Hg bei 50 Watt und wiesen einen Blutdruck von 214/126 mm Hg auf. Von diesen Patienten überschritten immerhin noch 8 systolisch und 9 diastolisch den Mittelwert plus einfacher Standardabweichung des Hochdruckkollektivs von 217/132 mm Hg mit einem für sie gemittelten Wert von 230/137 mm Hg bei nur 50 Watt.

Diese sowohl systolisch als auch diastolisch enormen Blutdrucksteigerungen einiger Hochdruckkranker schon auf niedrigsten Leistungsstufen zeigen deutlich die Bedeutung einer ergometrischen Untersuchung zur prognostischen Abschätzung des Schweregrades und des vaskulären Risikos im Alter. Dieses wird auch erkennbar, wenn man die 9 Patienten des Hochdruckkollektivs analysiert, die unter Ruhebedingungen als Grenzwerthypertoniker einzustufen waren. 5 von ihnen waren eindeutig als „belastungsnegativ" einzustufen und unterschieden sich nicht signifikant von den Blutdruckwerten des älteren Normalkollektivs. Es muß jedoch besonders auf die Tatsache hingewiesen werden, daß von den 4 als „belastungspositiv" eingestuften Grenzwerthypertonikern 3 bei 50 Watt den Mittelwert des Gesamtkollektivs von 196/117 mm Hg überschritten und 1 Grenzwerthypertoniker bei 50 Watt sogar einen Blutdruck von 260/125 mm Hg bei einer Herzschlagfrequenz von nur 110 Schlägen/min aufwies.

Die Herzfrequenzen der Hochdruckkranken lagen sowohl vor, während als auch nach Ergometrie signifikant ($p < 0,01 - p < 0,001$) über denen der älteren Normalpersonen.

6.2. Zusammenfassende Beurteilung des hohen Blutdruckes im Alter

6.2.1. Häufigkeit

In einer 1979 publizierten schwedischen Studie [438] wiesen 19,3% der 60jährigen Männer eine arterielle Hypertonie mit diastolischen Blutdrücken von über 105 mm Hg auf. Von diesen Patienten waren vorher 35,9% nicht entdeckt und von der behandelten Gruppe waren 43,9% nicht ausreichend behandelt. Somit waren 64,1% der untersuchten 60jährigen Hochdruckkranken entweder unentdeckt oder schlecht behandelt. Diese Zahlen, die auch für die Bundesrepublik Deutschland repräsentativ sein dürften, entsprechen somit in etwa der alarmierenden Diskrepanz zwischen der Gesamtzahl aller Hypertoniker von ca. 6,3 Millionen und der der behandelten Hochdruckkranken von nur 1,6 Millionen.

6.2.2. Prognose

Obwohl bereits die Framingham-Studie [225] auf die Bedeutung der Blutdruckerhöhung als Risikofaktor für den Hirninfarkt und Schlaganfall auch noch im Alter von 70–77 hinwies und dies auch von anderen Autoren [388] bestätigt wurde, wurden immer wieder Einwände [149, 210] gegen diese Ergebnisse erhoben. Häufig wird mit den Zahlen der Metropolitan Versicherungs-Gesellschaft [304], die bereits 36 Jahre zurückliegen, argumentiert, daß sich der Risikofaktor arterielle Hypertonie mit zunehmendem Alter auf die noch zu verbleibende Lebenserwartung absolut und prozentual immer geringer auswirkt. Dieses ist zwar faktisch richtig, aber man muß bedenken, daß auch aufgrund dieser vorgelegten Studie die Lebenserwartung eines 55 Jahre alten Mannes mit einem Blutdruck von nur 150/100 mm Hg immerhin noch um 6 Jahre verkürzt ist.

Die 1979 vorgelegte Stockholmer Studie [61] an 3 846 Personen, die über 14 Jahre nachverfolgt wurden, zeigt, daß der erhöhte Blutdruck als wichtigster Risikofaktor für das Auftreten eines Myokardinfarktes gerade oberhalb von 50 Jahren zum Tragen kommt. Auch die 1979 publizierte Göteburger Studie [414] an 855 50jährigen Männern, die über 13,5 Jahre (also bis zum 63. Lebensjahr) nachverfolgt wurden, ergab eine enge Korrelation zwischen der Höhe des Blutdruckes und der Mortalität an koronarer Herzkrankheit sowie eine enge Korrelation zwischen erhöhtem Blutdruck und der Morbidität an Myokardinfarkten, Schlaganfällen und koronaren Herzkrankheiten. Die Resultate führten die Autoren zum folgenden Schluß: „There is no indication of a decreasing importance of blood pressure as a risk factor in this age period."

Dieses wird auch deutlich bei der Betrachtung des Zusammenhangs zwischen hohem Blutdruck und Schlaganfall. So fanden Neundörfer et al. [316] bei 458 Patienten mit einem cerebralen ischämischen Insult, daß 56% des Gesamtkollektivs eine arterielle Hypertonie aufwiesen, und daß diese Zahlen bei über 50jährigen auf 50% für Männer und 70% für Frauen anstieg.

6.2.3. Diagnostische Einschätzung

Die Unsicherheit bei der Beurteilung des hohen Blutdruckes im Alter wird nicht unwesentlich dadurch mit hervorgerufen, daß in der Literatur fälschlicherweise [201, 426] immer wieder unterschieden wird zwischen einer essentiellen bzw. sekundären Hypertonie im Alter und dem sogenannten Altershochdruck. Da der systolische Blutdruck wesentlich mitbestimmt wird von der Windkesselfunktion [34, 348] und bekanntlicherweise im Alter die Elastizität der Aorta [169, 391] abnimmt und die Häufigkeit der Arteriosklerose [100] zunimmt, wird immer wieder argumentiert, daß es deshalb aufgrund des Verlustes der Windkesselfunktion und der zunehmenden generalisierten Gefäßsklerose zu einem Altershochdruck kommt. Daß dieses Verhalten jedoch nicht als ein biologisches Grundgesetz anzusehen ist, zeigt besonders das von Franke [104] an 118 über 100jährigen Menschen gemessene Blutdruckverhalten mit $145 \pm 4/79 \pm 2$ mm Hg. Zwar ist es richtig, daß es mit zunehmendem Alter auch zu einem altersbedingten Anstieg des systolischen Blutdruckes kommt, jedoch liegen diese Werte wesentlich niedriger im Vergleich zu den 180/100 mm Hg, die von der Deutschen Liga zur Bekämpfung des hohen Blutdrucks als zweckmäßige Grenze zur Indikation einer medikamentösen Hochdrucktherapie jenseits des 60.–65. Lebensjahres angesehen werden [81]. So wies z. B. das hier untersuchte männliche Normalkollektiv im Alter von 64 Jahren einen Blutdruck von im Mittel $140 \pm 16/83 \pm 8$ mm Hg auf, der gut übereinstimmt mit dem Mittelwert von $137 \pm 16/83 \pm 8$ mm Hg der in der schwedischen Studie [438] 60jährigen Männer.

Deshalb sollten die in Abhängigkeit vom Alter nachweisbaren altersphysiologischen Blutdruckanstiege nicht als Altershochdruck (was bedeutet Hochdruck im Alter) bezeichnet und scharf getrennt werden von der Hochdruckkrankheit älterer Menschen.

Aufgrund der hier dargestellten ergometrischen Untersuchung an 50 älteren Hochdruckkranken kann davon ausgegangen werden, daß die Beurteilung des Blutdruckverhaltens älterer Menschen durch eine ergometrische Untersuchung wesentlich erleichtert wird. Zwar wiesen auch die älteren Normalpersonen im Vergleich zu den jüngeren Lebensdekaden signifikant höhere systolische und diastolische Blutdruckwerte auf, jedoch war eine Trennung in Normotensive und Hochdruckkranke zuverlässig möglich. Wie anhand von Einzelfalldarstellungen aufgezeigt, wiesen einige Patienten trotz erhöhter Ruheblutdruckwerte ein altersentsprechendes Normalverhalten während der Ergometrie auf, wogegen andere bereits auf niedriger Leistungsstufe von 50 Watt exzessive Blutdruckanstiege aufwiesen. Die Deutsche Liga zur Bekämpfung des hohen Blutdruckes

empfiehlt [81] „Eine Behandlung in diesem Lebensalter (jenseits 60 bis 65 Lebensjahre) ist zweckmäßig, wenn die diastolischen Blutdruckwerte über 100 mm Hg betragen und/oder der systolische Blutdruck über 180 mm Hg liegt." Die ergometrischen Untersuchungen zeigen jedoch, daß einige ältere Hochdruckkranke mit einem Ruheblutdruck, der deutlich unterhalb des von der Deutschen Liga zur Bekämpfung des hohen Blutdruckes angegebenen Grenzwertes lag, schon bei 50 Watt ausgeprägte pathologische Blutdruckanstiege aufwiesen. Andererseits unterschied sich das Blutdruckverhalten während Ergometrie bei einigen Hochdruckkranken nicht vom altersentsprechenden normotensiven Vergleichskollektiv, obwohl der Ruheblutdruck 180/100 mm Hg und darüber betrug.
Insgesamt stellt sich natürlich die Frage nach der Bedeutung der Belastungsblutdrücke im Alter, da ja die körperliche Aktivität der älteren Menschen abnimmt. Dabei müssen jedoch verschiedene Faktoren berücksichtigt werden. Zum einen führt [403] eine situative Blutdrucksteigerung im Alter bei gleicher Belastung zu einer stärkeren Zunahme des Blutdruckes und nach Aufhören zu einer verzögerten Rückkehr, was auch für das Blutdruckverhalten während und nach Ergometrie gilt. Zum anderen stellen alltägliche körperliche Belastungen wie z. B. Gehen auf ebener Fläche oder aber Treppensteigen wesentlich größere Belastungen als 50 Watt dar [259, 402], bei denen es ja, wie hier gezeigt, zu exzessiven Blutdruckanstiegen kommt.
Die von Undeutsch und Lang [426] vorgeschlagene dosierte körperliche Belastung im Sinne einer internistischen Übungsbehandlung zur Beeinflussung des Hochdruckes im Alter kann deshalb nur nach vorheriger ergometrischer Kontrolle des Blutdruckverhaltens bzw. nach Therapie empfohlen werden. Dieses gilt auch für alle jene Hochdruckkranke im Alter, die noch körperlich aktiv sind, z. B. Gartenarbeit oder aber an einem präventiven bzw. rehabilitativen Training teilnehmen. Gerade bei diesen Patienten muß vor einer Unterschätzung auch leicht erhöhter Ruheblutdruckwerte aufgrund der hier dargestellten Ergebnisse gewarnt werden (s. Kap. II. 7.).
Die Hauptgefahr der erhöhten Belastungsblutdrücke der älteren Hochdruckkranken liegt nicht wie bei den jüngeren Patienten, in der größeren Progredienz kardiovaskulärer Folgeerkrankungen, auch wenn nach Linzbach [270] 60–80jährige einen Blutdruckanstieg ebensogut mit einem kompensatorischen Wachstum der Herzmuskulatur beantworten wie 30–60jährige, sondern in der Gefahr akuter Ereignisse (s. Kap. II. 7.). Bedenkt man, daß bei den älteren Hochdruckkranken mit erhöhten Belastungsblutdrücken eine ausgeprägte Steigerung des myokardialen O_2-Verbrauches schon auf kleinster Leistungsstufe nachweisbar ist und berücksichtigt man, daß die Koronarreserve selbst bei noch kardial kompensierten Hochdruckkranken mit normalem Koronarangiogramm schon signifikant eingeschränkt ist [407], so wird verständlich, daß die älteren Hochdruckkranken mit überhöhten Belastungsblutdrücken bezüglich des Herzens in zweierlei Hinsicht stark gefährdet erscheinen. Der erhöhte myokardiale O_2-Verbrauch birgt bei nicht adäquater Steigerung der O_2-Versorgung die Gefahr einer akuten myokardialen Ischämie in sich, die zum einen zum Untergang von Myokardgewebe führen kann, aber zum anderen auch als ein wichtiger Faktor für die Entstehung ventrikulärer Arrhythmien und somit dem akuten Herztod angesehen werden muß [36]. So schreibt Kannel [226]: „Sudden unexpected death is

sometimes the first symptom of hypertension and occurs three times as frequently in hypertensives as in normotensives." Auch unter diesem Gesichtspunkt sollten die überhöhten Belastungsblutdrücke bei der Indikationsstellung zur Therapie berücksichtigt werden.

Eine standardisierte Überprüfung des Blutdruckverhaltens während Ergometrie scheint deshalb der Ruhemessung besonders beim hohen Blutdruck im Alter nicht nur bezüglich der Diagnosestellung sondern ganz besonders wegen der prognostischen Bedeutung überlegen zu sein.

Die für die Beurteilung notwendigen oberen Normgrenzen des Blutdruckes während und nach Ergometrie sind in Kapitel II.2.5. ausführlich diskutiert.

6.2.4. Therapeutische Konsequenzen

Schwedische Studien [32, 413] konnten zeigen, daß eine antihypertensive Behandlung die Mortalität und Morbidität an koronarer Herzerkrankung senken kann. Auch wurde der drastische Rückgang der Schlaganfallsrate in den Vereinigten Staaten [289] zumindest zum Teil auf die antihypertensive Therapie zurückgeführt [151, 397]. Dennoch besteht bis jetzt keine Übereinstimmung darüber, welche praktischen Konsequenzen aus den epidemologischen Untersuchungen und Interventionsstudien zu ziehen sind. So wird von einigen Autoren gegen [149, 210] und von anderen für [67, 230, 236] eine konsequente Therapie des hohen Blutdruckes im Alter plädiert. Diese Unsicherheit in der Literatur spiegelt sich wieder in dem Vorgehen der praktisch tätigen Ärzte. So berichtete Kennedy et al. [230] 1978 über 65 Patienten unter 75 Jahren, die wegen eines Schlaganfalls stationär aufgenommen werden mußten. In 35 Fällen fanden die Autoren eine manifeste Hypertonie und obwohl alle Hochdruckkranken wegen ihrer erhöhten Blutdruckwerte in ärztlicher Kontrolle waren, bestand keine befriedigende Blutdruckeinstellung. Entweder waren überhaupt keine Antihypertensiva verschrieben worden, oder aber die Therapie war auf Anraten des Arztes oder eigenmächtig abgesetzt worden. Dabei zeigte sich, daß ein Sechstel der antihypertensiven Apoplexien innerhalb eines Monats nach Absetzen der Medikation auftraten.

Diese Ergebnisse weisen deutlich darauf hin, daß eine konsequente Therapie des hohen Blutdruckes im Alter durchgeführt werden sollte, und eine Therapieunterbrechung vermieden werden muß. Auf der anderen Seite zeigt diese Untersuchung jedoch auch die Unsicherheit der behandelnden Ärzte bezüglich der prognostischen Einschätzung des erhöhten Blutdruckes im Alter. Umso wichtiger erscheint es deshalb, daß durch eine ergometrische Blutdruckontrolle die Indikation zur Therapie wesentlich erleichtert werden kann (s. Kap. III.).

7. Ergometrische Untersuchungen zur Beurteilung des myokardialen O_2-Verbrauches und der kardiokorporalen Leistungsbreite von Hochdruckkranken

7.1. Vergleichende Bestimmung des Doppelproduktes von Hochdruckkranken und Normalpersonen

Im Verlauf der Hypertonie kommt es zu kardialen Folgeerkrankungen, die die Prognose wesentlich bestimmen. Zum einen bewirkt die gesteigerte Druckarbeit des Herzens eine Zunahme der Gesamtmuskelmasse, die nicht von einer adäquaten Kapillarisierung begleitet wird. Bei gesteigertem myokardialen O_2-Verbrauch während körperlicher Arbeit resultiert hieraus leicht ein Mißverhältnis zwischen O_2-Angebot und -Bedarf. Zum anderen wird diese Ischämiegefährdung noch dadurch erhöht, daß eine große Anzahl der Hochdruckkranken gleichzeitig eine koronare Herzkrankheit aufweist. Bei einem in dieser Weise eingeschränkten O_2-Angebot des Herzens wird die Größe des myokardialen O_2-Verbrauches zu einem limitierenden und äußerst wichtigen klinischen Parameter. Deshalb wurden vergleichende ergometrische Untersuchungen zur Bestimmung des myokardialen O_2-Verbrauches bei Grenzwerthypertonikern, Hypertonikern und Normalpersonen durchgeführt.

Als Maß für den myokardialen O_2-Verbrauch wurde das Doppelprodukt bestimmt. Dazu werden während der Ergometrie der systolische Blutdruck und die Herzfrequenz gemessen, deren Produkt allgemein anerkannt ist als zuverlässige indirekte Bestimmungsmethode des myokardialen O_2-Verbrauches [22, 214, 235, 314, 369].

7.1.1. Untersuchungsgut

Es wurden zunächst 132 männliche Personen im Alter von 20–60 Jahren untersucht [127], die aufgrund des nach 2 bis 3 Minuten im Liegen gemessenen Gelegenheitsblutdruckes entsprechend den WHO-Kriterien in die Gruppe 1 der Normotoniker, die Gruppe 2 der Grenzwerthypertoniker und die Gruppe 3 der Hypertoniker eingeteilt wurden. Die Tabelle 30 enthält die mittlere Altersverteilung innerhalb der drei Gruppen und das Blutdruckverhalten unter Ruhebedingungen. Bezüglich der Altersverteilung unterschieden sich die Gruppen nicht und waren somit gut untereinander vergleichbar. Die systolischen und diastolischen Blutdruckwerte wiesen die erwünschten signifikanten Unterschiede auf. Weiterhin wurde bei 50 älteren Normalpersonen ($\bar{x}$ 64,4; 55–80 Jahre) und bei 50 älteren Hochdruckkranken ($\bar{x}$ 61,7; 55–77 Jahre) vergleichend das Doppelprodukt aus systolischem Blutdruck mal Herzfrequenz bestimmt. Das Normalkollektiv wies unter Ruhebedingungen einen Blutdruck von 140 $\pm$ 15/83 $\pm$ 8 mm Hg, das Hochdruckkollektiv einen von 168 $\pm$ 15/106 $\pm$ 8 mm Hg auf.

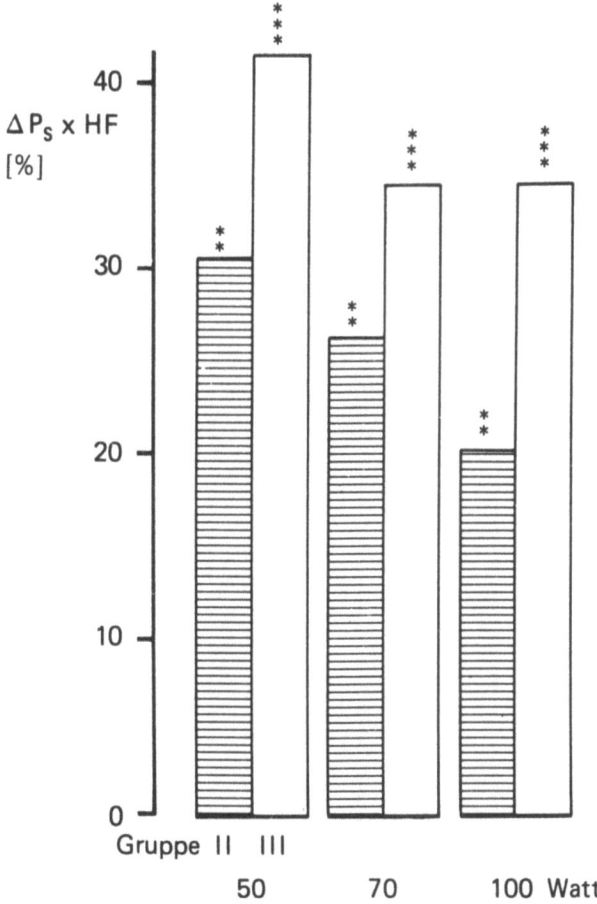

Abb. 40: Prozentualer Anstieg des Doppelproduktes als Maß für den myokardialen O$_2$-Verbrauch der Grenzwerthypertoniker (GrpII) und der Hochdruckkranken (Grp III, offene Säulen) im Vergleich zu den Normalpersonen

7.1.2. Doppelprodukt der jüngeren Hochdruckkranken, Grenzwerthypertoniker und Normalpersonen

Die Tabelle 31 und Abbildung 40 enthalten das Doppelprodukt als Maß für den myokardialen O$_2$-Verbrauch für die drei Gruppen während der Ergometrie. Es zeigt sich, daß schon die Grenzwerthypertoniker hochsignifikant (p < 0,001) erhöhte Werte aufwiesen. So lag bei ihnen das Doppelprodukt um 30,5% bei 50 Watt und 20% bei 100 Watt über denen des Normalkollektivs. Wie die Abbildung verdeutlicht, war die prozentuale Differenz des Doppelprodukts der Hypertoniker im Vergleich zu den Normalpersonen mit 41,7% bei 50 Watt und mit 34,7% bei 100 Watt deutlicher ausgeprägt und unterschied sich signifikant (p < 0,05) von der der Grenzwerthypertoniker bei 100 Watt.
Die Ergebnisse zeigen deutlich, in welchem großen Maße die Herzen der Hochdruckkranken durch die überhöhten Belastungsspitzen, daß bereits bei der

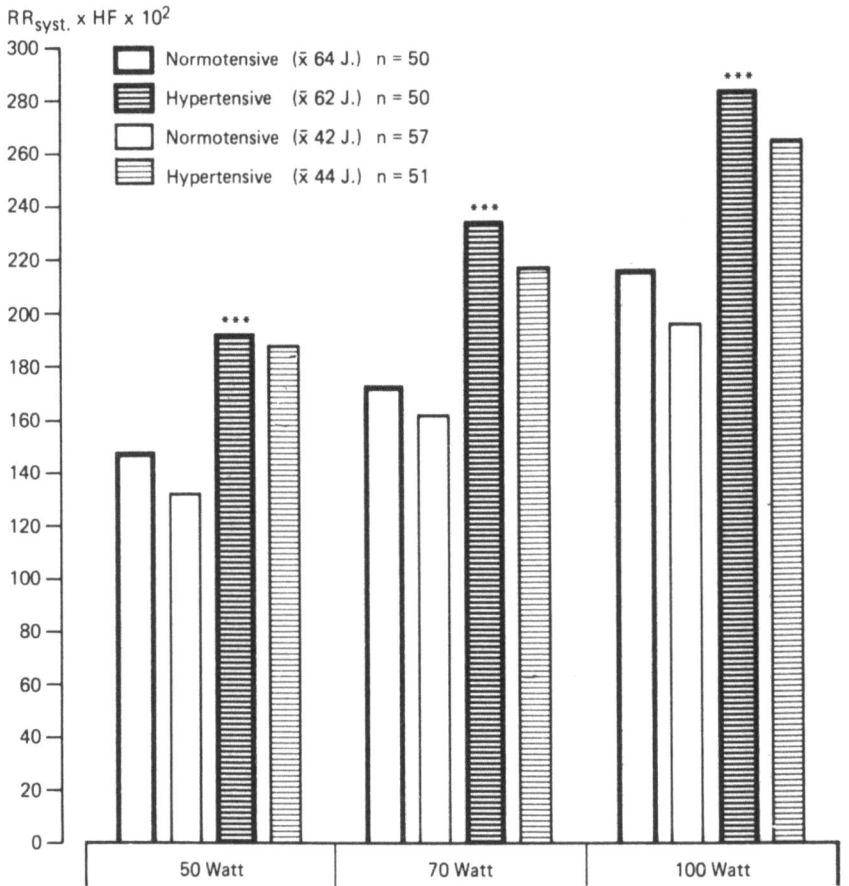

Abb. 41: Doppelprodukt als Maß für den myokardialen O_2-Verbrauch bei jüngeren und älteren Normalpersonen und Hochdruckkranken

Grenzwerthypertonie, die häufig als Aufregungsblutdruck bagatellisiert wird [181], ein signifikant erhöhter myokardialer O_2-Mehrverbrauch nachweisbar ist. Somit muß schon bei Patienten mit milder Blutdruckerhöhung in Ruhe mit einem deutlich erhöhten myokardialen O_2-Verbrauch während alltäglicher Arbeit gerechnet werden.

7.1.3. Doppelprodukt der älteren Hochdruckkranken und Normalpersonen

Die älteren Hochdruckkranken wiesen im Vergleich zum älteren Normalkollektiv einen hochsignifikant ($p < 0,001$) erhöhten myokardialen O_2-Verbrauch schon im niedrigeren submaximalen Bereich auf (Tabelle 31). In Abbildung 41 sind die Ergebnisse für die jüngeren und älteren Probanden bzw. Hochdruckkranken vergleichend dargestellt. So wiesen die älteren Normalpersonen im Vergleich zu den jüngeren ein signifikant höheres ($p < 0,05$) Doppelprodukt auf und auch die älteren Hochdruckkranken lagen bei 100 Watt signifikant ($p < 0,05$) über dem Wert der 20 Jahre jüngeren Hochdruckkranken. Demzufolge

kommt auch einer geringen Blutdruckerhöhung in Ruhe bei gleichzeitig vorlie-
gender koronarer Herzkrankheit eine große klinische Bedeutung zu. Die sich
hieraus ergebenden therapeutischen Überlegungen gelten ganz besonders für
den Hochdruck im Alter, bei dem es schon bei 50 Watt zu extremen systolischen
Blutdruckanstiegen kommen kann (s. Kap. II.6.1.).

7.2. Vergleichende Bestimmung der Physical Working Capacity$_{170}$ bei Hochdruckkranken und Normalpersonen

Der myokardiale O_2-Verbrauch während körperlicher Belastungen wird, wie die
Ermittlung des Doppelproduktes zeigt, wesentlich mitbestimmt durch das Verhalten der Herzfrequenz. Das Leistungsherzfrequenzverhalten und somit der
Ökonomisierungsgrad der Herzarbeit hängt wiederum ab vom Trainingszustand
der tätigen Skelettmuskulatur.

7.2.1. Untersuchungsgut

Es wurde bei 57 Normalpersonen, 24 Grenzwerthypertonikern und 51 Hochdruckkranken gleicher Altersverteilung die PWC$_{170}$ als Maß für die kardiokorporale Leistungsbreite [127] ermittelt. Angaben über das Alter und das Blutdruckverhalten enthält die Tabelle 30.

7.2.2. PWC$_{170}$ von Hochdruckkranken, Grenzwerthypertonikern und Normalpersonen

Für die Hochdruckkranken ergab sich im Vergleich zum Normalkollektiv mit
2,71 Watt/kg Körpergewicht zu 3,44 Watt/kg ein signifikant ($p < 0,001$) erniedrigter Wert (Abb. 42). Dies entspricht einer um 21,2% geringeren aeroben körperlichen Leistungsfähigkeit. Auch die Grenzwerthypertoniker wiesen mit
2,93 Watt/kg Körpergewicht eine um 14,8% signifikant ($p < 0,05$) geringere
PWC$_{170}$/kg Körpergewicht auf. Dieses unökonomische Herzfrequenzverhalten
der Hochdruckkranken muß zu therapeutischen Überlegungen Anlaß geben,
und zwar in dem Sinne, daß durch ein Training in Ausdauerform die Herzfrequenz und somit das Doppelprodukt auf gleicher Leistungsstufe gesenkt werden
können (s. Kap. III. 7.2.).

7.3. Beurteilung des myokardialen O_2-Verbrauches und der kardiokorporalen Leistungsbreite

7.3.1. Prognostische Bedeutung des myokardialen O_2-Verbrauches

Der Verlauf und die Prognose der arteriellen Hypertonie wird wesentlich bestimmt durch das sich aufgrund der gesteigerten Druckarbeit entwickelnde
Hochdruckherz. Dabei ist die Ventrikelfunktion so lange nicht eingeschränkt,
wie die Myokardzelle adäquat mit Sauerstoff versorgt wird. Dieses hängt wieder-

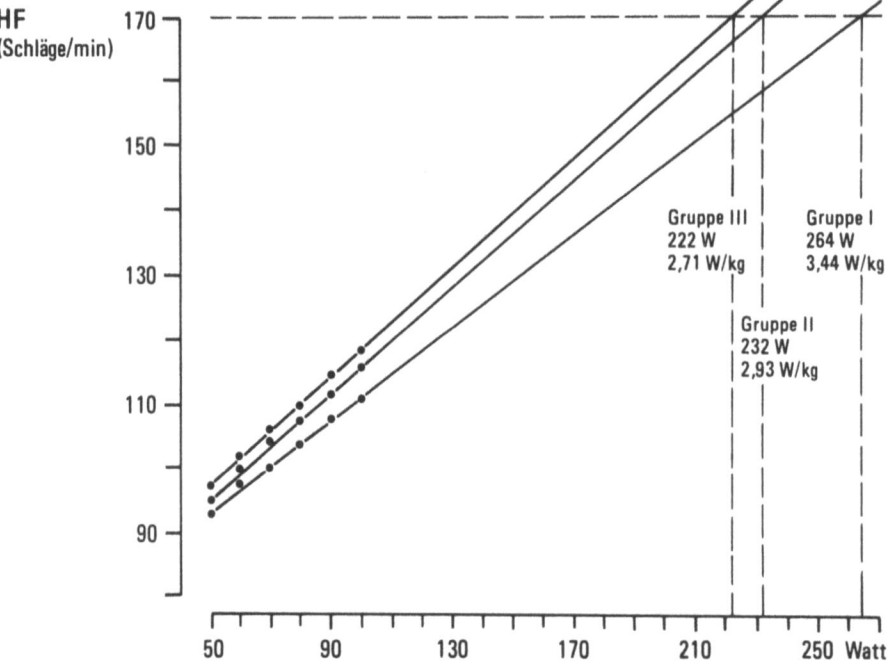

Abb. 42: Herzfrequenzverhalten und die PWC$_{170}$ bzw. PWC$_{170}$/kg Körpergewicht für die Normalpersonen (Grp I), Grenzwerthypertoniker (Grp II) und Hochdruckkranken (Grp III)

um ab vom Ausmaß der sich entwickelten Myokardhypertrophie und koronaren Herzkrankheit [407]. Berücksichtigt man, daß die Koronarreserve selbst schon bei noch kardial kompensierten Hochdruckkranken mit normalem Koronarangiogramm signifikant eingeschränkt ist [407], so wird verständlich, daß besonders bei körperlicher Arbeit die notwendige adäquate Steigerung der myokardialen O$_2$-Versorgung nicht immer ausreichend möglich ist.

Bei einem in dieser Weise eingeschränkten O$_2$-Angebot des Herzens wird die Größe des myokardialen O$_2$-Verbrauches zu einem limitierenden und äußerst wichtigen klinischen Parameter. Dieses gilt besonders dann, wenn gleichzeitig eine koronare Herzkrankheit vorliegt. Es ist besonders darauf hinzuweisen, daß bereits bei der Grenzwerthypertonie, die häufig als Aufregungsblutdruck bagatellisiert wird, ein signifikant erhöhter myokardialer O$_2$-Verbrauch schon im niedrigen submaximalen Bereich, also bei Alltagsbelastungen nachweisbar war.

Somit ist schon bei Patienten mit milder Blutdruckerhöhung unter Ruhebedingungen mit einem deutlich erhöhten myokardialen O$_2$-Bedarf während körperlicher Arbeit zu rechnen. Dieser Umstand erfordert, daß bei Hochdruckkranken mit gleichzeitiger koronarer Herzkrankheit auch geringe Blutdruckerhöhungen konsequent therapeutisch angegangen werden müssen. Dieses gilt ganz besonders auch für die älteren Hochdruckkranken, bei denen zum einen in zunehmendem Maße mit bereits vorhandenen oder noch okkulten Koronarstenosen zu rechnen ist und zum anderen im Mittel höhere Belastungsblutdrücke und somit ein gesteigerter myokardialer O$_2$-Bedarf auftreten.

Hochdruckkranke zeigen im Vergleich zu Normotonikern bei gleicher ergometrischer Leistung niedrigere Herzminuten- und Schlagvolumina, höhere Herzfrequenzen und einen deutlich höheren peripheren Widerstand [4, 28, 152, 215, 275, 367, 375]. Diese bei den Hochdruckkranken gesteigerte Widerstandsarbeit [27, 374, 407] führt zu einer Erhöhung des myokardialen Sauerstoffverbrauches. In seinen umfangreichen Untersuchungen konnte Strauer [407] zeigen, daß der Sauerstoffverbrauch des gesamten linken Ventrikels bei Hochdruckkranken um 62% gegenüber der Norm erhöht war und eine lineare Beziehung zur linksventrikulären Muskelmasse bestand. Die Zunahme des Sauerstoffverbrauches bei der essentiellen Hypertonie wird somit vom Ausmaß der Ventrikelhypertrophie und der zugrundeliegenden Druckbelastung bestimmt. Die O_2-Bilanz wird bei derart deutlich gesteigertem myokardialen O_2-Verbrauch durch den bei Hochdruckkranken um 38% oberhalb der Norm erhöhten Koronarwiderstand zusätzlich verschlechtert. So ist die pharmakologisch bestimmbare Koronarreserve des linken Ventrikels schon bei den kompensierten Hochdruckkranken ohne koronare Herzkrankheit auf 72% der Norm und bei den kompensierten Hochdruckkranken mit koronarer Herzkrankheit auf 42% der Norm herabgesetzt [407]. Strauer weist deshalb darauf hin, daß Hochdruckkranke auch bei normalem Koronarangiogramm klinische Beschwerden und objektivierbare Symptome wie bei einer koronaren Herzkrankheit aufweisen können. Die Anginapectoris-Symptomatik läßt sich somit sowohl durch die eingeschränkte koronare Regulationsbreite als auch durch die Erhöhung des myokardialen Energiebedarfs erklären. Daß dieses Mißverhältnis zwischen kardialem O_2-Angebot und O_2-Bedarf schon bei kleinsten körperlichen Belastungen besonders bei den Hochdruckkranken mit bereits vorhandenen Koronarstenosen klinisch relevant werden muß, liegt auf der Hand. Da die systolische Druckbelastung des linken Ventrikels für das Auftreten kardialer Ischämien im wesentlichen verantwortlich ist, kann man davon ausgehen, daß Koronarkranke mit einer arteriellen Hypertonie einer wesentlich höheren Ischämiegefährdung unterliegen als normotensive Koronarkranke. So schreibt Strauer „Die essentielle Hypertonie mit koronarer Herzkrankheit ist somit in hohem Maße ischämiegefährdet." Aus dieser Tatsache erklärt sich unter anderem die hohe Herzinfarkthäufigkeit bei Hochdruckkranken [272, 398].
Besonders hingewiesen werden muß auch in diesem Zusammenhang auf den Umstand, daß selbst lokalisierte myokardiale Ischämien als Hauptursache ventrikulärer Arrhythmien und somit des plötzlichen Herztodes (Übersicht 36) anzusehen sind.

7.3.2. Ökonomisierung durch Ausdauertraining

Welche therapeutischen Gesichtspunkte ergeben sich nun aus den beschriebenen Befunden? Wie bereits erwähnt, muß eine konsequente antihypertensive Therapie durchgeführt werden, wobei allerdings besonderes Augenmerk darauf gelegt werden muß, daß eine befriedigende Blutdrucksenkung unter Ruhebedingungen nicht bedeutet, daß der Blutdruck auch während körperlicher Arbeit zufriedenstellend gesenkt ist (s. Kap. III. 2.2. und Kap. III. 4.). Dieses muß aber im oben diskutierten Zusammenhang als unerläßlich angesehen werden.

Ein weiterer wesentlicher therapeutischer Ansatzpunkt ergibt sich aus der Tatsache, daß der myokardiale O_2-Verbrauch während körperlicher Belastung wesentlich mitbestimmt wird durch den Trainingszustand der peripheren Skelettmuskulatur, und somit dem Ökonomisierungsgrad der Herzarbeit [68, 298, 401]. Die in der vergleichenden Untersuchung zur kardiokorporalen Leistungsbreite nachgewiesenen signifikant höheren Herzfrequenzen für Grenzwerthypertoniker und Hochdruckkranke im Vergleich zu Normalpersonen, die ihren Niederschlag finden in einer um 21,2% erniedrigten Physical Working Capacity$_{170}$ der Hochdruckkranken bzw. einer um 14,8%igen Senkung der PWC$_{170}$/kg Körpergewicht der Grenzwerthypertoniker, bedeuten für den myokardialen O_2-Verbrauch eine nicht zu unterschätzende Größe. Diese auf gleicher Leistungsstufe signifikant erhöhten Leistungsherzfrequenzen ließen sich innerhalb der Gruppen nicht durch ein unterschiedliches Ausmaß an täglicher körperlicher Aktivität erklären. Das unökonomische Herzfrequenzverhalten, über das in der Literatur bereits berichtet wurde [4, 260, 335, 345, 375, 383, 384] wird durch zwei unterschiedliche physiologische bzw. pathophysiologische Vorgänge bestimmt. Als solche sind zum einen der die arterielle Hypertonie charakterisierende erhöhte periphere Gefäßwiderstand und zum anderen der Trainingszustand der tätigen Skelettmuskulatur anzusehen.

Bedenkt man also das hohe koronare Risiko der Hochdruckkranken und die zum Teil als Ausdruck der verminderten körperlichen Leistungsbreite nachgewiesene Belastungstachykardie, so ergibt sich aus dem oben Gesagten zwangsläufig, daß gerade für diese Patientengruppe ein Ausdauertraining empfohlen werden muß, welches sich in der Prävention und Rehabilitation kardiovaskulärer Erkrankungen hervorragend bewährt hat [78, 146, 246, 292]. Schon 1956 hat Mellerowicz in seiner Arbeit „Vergleichende Untersuchungen über das Ökonomie-Prinzip in Arbeit und Leistung des trainierten Kreislaufs und seine Bedeutung für die präventive und rehabilitative Medizin" auf die Bedeutung des Trainings hingewiesen [299].

Die wichtige Frage, ob der erhöhte periphere Gefäßwiderstand der Hochdruckkranken durch ein Ausdauertraining im Sinne einer Blutdrucksenkung günstig beeinflußt wird, kann anhand eigener Untersuchungen nicht beurteilt werden und hängt im wesentlichen von der Auswahl der Kollektive ab [42, 65, 87, 168, 212, 213, 234, 361, 444]. Unbestritten ist jedoch, daß das Herzfrequenzverhalten bei körperlicher Arbeit im wesentlichen mitbestimmt wird durch den Trainingszustand der tätigen peripheren Skelettmuskulatur. Somit kann auch bei Hochdruckkranken durch ein sachkundig durchgeführtes Ausdauertraining eine Senkung der Leistungsherzfrequenz, des systolischen Blutdruckes und somit auch des myokardialen O_2-Verbrauches sowie eine Verbesserung der körperlichen Leistungsfähigkeit erreicht werden, wie die Studie an übergewichtigen Hochdruckkranken zeigt (s. Kap. III. 7.). Dieses wird auch durch Untersuchungen von Schwalb [384], Kellermann und Ben Ari [29, 229] belegt.

Erreicht wird dieses auch bei normokinetischer Zirkulation durch eine Optimierung der Blutverteilung und der Sauerstoffextraktion in der arbeitenden Skelettmuskulatur [69, 197, 198] bei gleichzeitiger zentraler Kreislaufadaption [68, 401] und vergrößerter oxydativer metabolischer Kapazität der trainierten Muskelfaser [17, 121]. Die so hervorgerufene Belastungsbradykardie bedeutet jedoch nicht nur eine Herabsetzung der Herzarbeit, sondern auch eine Verbesserung des myokardialen O$_2$-Angebotes, da durch die längere Diastolendauer auch die Durchblutungsphase des Herzmuskels verlängert wird.

7.3.3. Empfehlungen zum Sport bei Hochdruckkranken

Die günstigen Wirkungen auf das Herz-Kreislauf-System lassen sich allein durch ein richtig dosiertes Training in Ausdauerform [108, 121] und nicht durch ein isometrisches Krafttraining erzielen. Vor letzterem muß besonders gewarnt werden, da es zu exzessiven Blutdruckspitzen [259, 361, 416, 456] führen kann (s. Abb. 43).

Neben der gewünschten Ökonomisierung der Herzarbeit durch Ausdauertraining darf aber auch die Gefahr einer möglichen Progredienz kardiovaskulärer Folgeerkrankungen durch die während körperlicher Arbeit bei einigen Hochdruckkranken exzessiv überhöhten Belastungsblutdrücke nicht unbeachtet bleiben [456]. Das als Maß für den myokardialen O$_2$-Verbrauch um 30,5% bei den Grenzwerthypertonikern und 41,7% bei den Hypertonikern schon bei 50 Watt erhöhte Doppelprodukt weist darüber hinaus deutlich auf die Gefahr einer akuten myokardialen Hypoxie besonders bei den Hochdruckkranken hin, bei denen gleichzeitig eine koronare Herzkrankheit vorliegt. Ergometrische Untersuchungen von Pracher et al. [335] zeigen, daß es bei Hochdruckkranken mit nachgewiesener koronarer Herzkrankheit zu ausgeprägten pathologischen Anstiegen der Pulmonalarteriendrücke während Arbeit kommt, was als Ausdruck einer hypoxisch bedingten Abnahme der linksventrikulären Myokardkontraktilität zu werten ist. Strauer [407] konnte sogar bei Patienten mit unauffälligem Koronarangiogramm aber deutlicher Linksherzhypertrophie bei ergometrischen Untersuchungen, die mit einer Erhöhung des Tension-Time-Index um 60% des Ausgangswertes einhergingen, einen deutlichen Anstieg des enddiastolischen Druckes im linken Ventrikel nachweisen.

Unter Berücksichtigung der hier bei Hochdruckkranken nachgewiesenen, signifikant erhöhten Belastungsblutdrücke und des somit erhöhten myokardialen O$_2$-Verbrauches schon im niedrigen submaximalen Leistungsbereich und in Kenntnis der Tatsache, daß aus der Höhe des Ruheblutdruckes keinerlei Rückschlüsse auf das Ausmaß der Arbeitsblutdrücke und somit das vaskuläre Risiko möglich sind, lassen sich bezüglich der sportlichen Aktivität folgende Schlußfolgerungen ziehen:

1. Die ärztliche Empfehlung zu sportlicher Betätigung darf nicht vom Ruheblutdruck abhängig gemacht werden oder pauschal erfolgen, so wie es bisher die Regel war. So ist in der Informationsbroschüre der Deutschen Liga zur Bekämpfung des hohen Blutdruckes „Hoher Blutdruck, Antworten auf zehn Fragen" zu lesen [193]:

   „Es besteht kein Grund, wegen ihres Bluthochdruckes auf Bewegung zu verzichten. Sie sollten jedoch stärkere körperliche Anstrengung vermeiden, vor allem die, die sie nicht gewöhnt sind. Ihr Arzt kann am besten beurteilen, welche körperlichen Tätigkeiten für sie geeignet sind, ob evtl. sogar ein körperliches Training angebracht ist und in welchem Ausmaß Sie Ihre Leistung damit steigern dürfen."

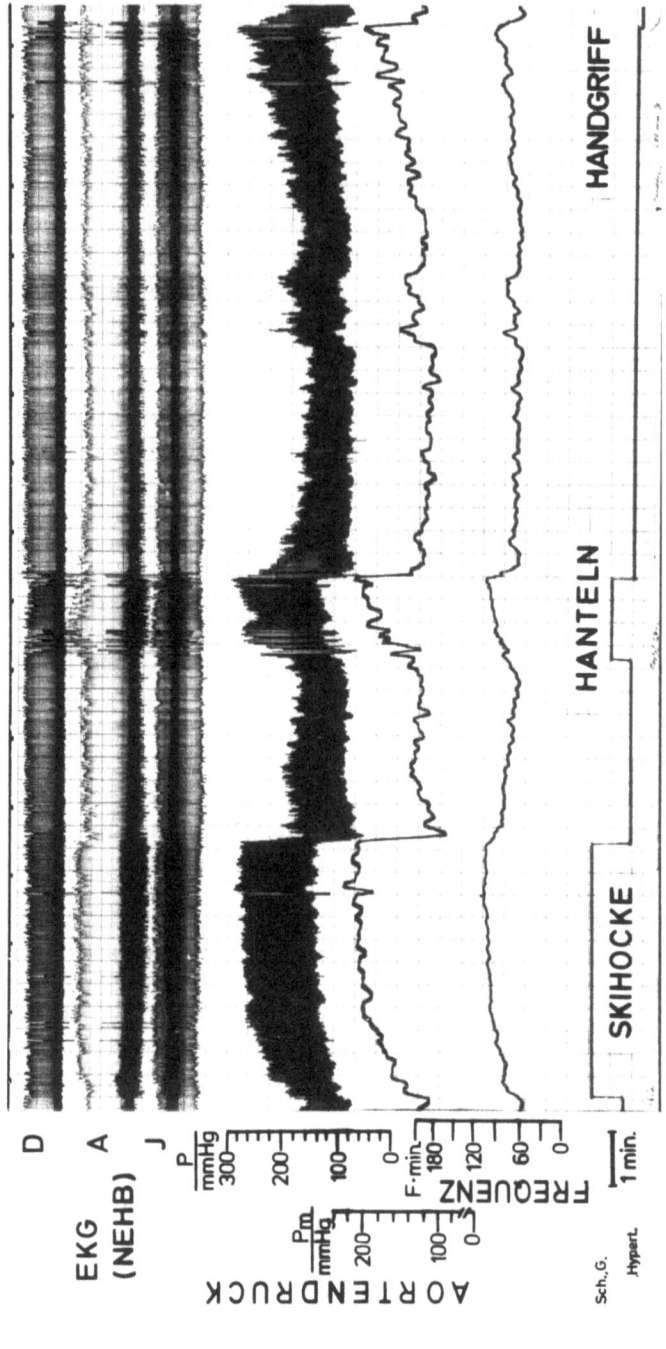

Abb. 43: Originalregistrierung mit Vergleich der hämodynamischen Reaktion unter 3 verschiedenen isometrischen Belastungsformen bei einem 40jährigen Hypertoniker (Ruheblutdruck: im Liegen 174/82 mm Hg, im Stehen: 170/90 mm Hg). Von oben nach unten: 3 EKG-Ableitungen D, A, J (Nehb. Dreieck), arterielles Blutdruckprofil, arterieller Mitteldruck, Herzfrequenz. Sowohl bei der Handgrip-Übung als auch beim Gewichtehalten (4 kg schwere Hanteln) und bei der Ski-Abfahrtshaltung (Skihocke) resultiert ein identischer systolischer Blutdruckanstieg auf 280 mm Hg. Der diastolische Druck zeigt einen für die isometrische Belastung charakteristischen exzessiven Anstieg auf 148 mm Hg (Handgrip), 150 mm Hg (Hanteln) und 160 mm Hg (Skihocke). Bei allen 3 isometrischen Belastungen steigt die Herzfrequenz nicht über 100 min⁻¹ an. [n. Zerzawy, 455]

Besonders unter Berücksichtigung des individuellen Blutdruckverhaltens zeigen die Ergebnisse dieser Arbeit deutlich, daß aufgrund exzessiver Blutdruckanstiege schon bei kleinsten Belastungen durchaus Kontraindikationen für ein körperliches Training, auch im Sinne eines Ausdauertrainings, vorliegen können. Dieses gilt auch für Patienten mit nur leichten Blutdruckerhöhungen unter Ruhebedingungen. Auf der anderen Seite ist aber auch der von Lytin [284] empfohlene Ratschlag „von sportlicher Betätigung im engeren Sinne sind alle unbehandelten Hypertoniker mit systolischen Blutdruckwerten über 180 und diastolischen Werten über 120 mm Hg auszuschließen" aus zweierlei Sicht nicht zu akzeptieren. Zum einen gibt es keine Grenze für den Ruheblutdruck, ab der man Sport betreiben darf oder nicht. Zum anderen stellt sich nicht die Frage, welchen Hochdruckkranken man vom Sport ausschließen sollte, sondern wie man ihn medikamentös richtig behandelt, damit er gefahrlos Sport betreiben kann.

In der Hochdruckratgeberserie „Sport und Bewegung" [190] fehlt nicht nur jeglicher Hinweis, welcher Hochdruckkranke nun Sport treiben darf oder nicht, sondern es ist dort zu lesen: „Wenn Sie nur einen erhöhten Blutdruck oder einen mit nur einem leichten Kreislaufschaden haben, können Sie die Größe der Belastung, die Sie durch eine Übung auf sich nehmen, selbst kontrollieren, indem Sie ihren Puls zählen." Und in einem weiteren Satz ist zu lesen: „Sie sollten aber nicht überängstlich werden und von nun an überall mit der Hand am Puls herumlaufen. Es ist ausreichend, wenn Sie gelegentlich, vielleicht bei jedem Training 1- bis 2mal Ihren Puls kontrollieren. Solange bis Sie ein Gefühl für das Maß der Belastung bekommen." Auch wenn der Autor dieser Arbeit ein großer Befürworter eines kontrollierten, dosierten Ausdauertrainings für Hochdruckkranke ist, muß er dennoch vor einer derartigen und gefährlichen Vereinfachung des Problems Sport und Hypertonie einerseits und Hypertonie und kardiovaskuläres Risiko andererseits dringend warnen. Selbstverständlich kann der Patient nicht anhand des Pulsfrequenzverhaltens das Ausmaß der auf dem Gefäßsystem lastenden überhöhten Arbeitsdrücke kontrollieren oder gar abschätzen. Dieses gilt auch für den behandelnden Arzt, der anhand des Ruheblutdruckes das Ausmaß der Arbeitsblutdrücke nicht vorhersagen kann. Deshalb muß weiterhin gefordert werden:

2. Zur Vermeidung möglicher akuter und chronischer Gefahren durch den Sport sollte neben der Vermeidung isometrischer Kontraktionen vor Beginn eines präventiven oder rehabilitativen Trainingsprogramms eine ergometrische Kontrolle und Bewertung des Blutdruckverhaltens und der koronaren Durchblutungsverhältnisse durchgeführt werden.

3. Ergibt diese Untersuchung schon im niedrigeren Belastungsbereich deutlich überhöhte Leistungsblutdrücke, so ist, besonders bei gleichzeitigem Nachweis einer koronaren Herzerkrankung, vor Trainingsbeginn eine konsequente antihypertensive Therapie einzuleiten.

4. Dabei ist darauf zu achten, daß ein befriedigender antihypertensiver Effekt unter Ruhebedingungen nicht bedeutet, daß der Blutdruck auch während körperlicher Arbeit zufriedenstellend gesenkt ist (s. Kap. III. 2.2. und 4.). Deshalb muß die antihypertensive Wirksamkeit durch eine Kontrollergometrie überprüft werden.

III. Ergometrie zur Therapiekontrolle

1. Bedeutung der Belastungsblutdrücke als vaskulärer Risikofaktor

1.1. Arterioskleroseentstehung bei arterieller Hypertonie

Es kann kein Zweifel darüber bestehen, daß die arterielle Hypertonie die Arteriosklerose beschleunigt. Dustan [90] hat 1970 die Mechanismen zusammengefaßt, über welche die Hypertonie zu wirken scheint. Als wichtigster Mechanismus ist dabei der hohe intraarterielle Druck anzusehen. Zweitens könnten Endothelläsionen, welche durch abnorme, die Hypertonie begleitende Fließeigenschaften des Blutes zustandekommen, ursächlich beteiligt sein. Einen dritten Mechanismus könnte die erhöhte Permeabilität des Endothels aufgrund erhöhter Konzentrationen zirkulierender Katecholamine oder anderer vasoaktiver Substanzen darstellen.

Hauss [175] konnte zeigen, daß schon eine 1stündige Blutdruckerhöhung eine signifikante Steigerung der Proliferation von Endothel-, Media- und Adventitiazellen sowie der Proteoglykansynthese in der Aorta auslöst.

Von wesentlicher Bedeutung sind die Ausführungen von Nerem und Cornhill [315], die in ihrer Übersichtsarbeit „Hemodynamic and atherogenesis" auf die Bedeutung der die Gefäßwand belastenden Scherkräfte bei der Entstehung der Arteriosklerose hingewiesen haben. Übersteigen diese Scherkräfte, die durch die Gefäßanatomie und hauptsächlich durch die Rhythmik und vor allen Dingen die Stärke des Blutflusses – also besonders durch die Belastungsblutdrücke – bestimmt werden, ein gewisses Ausmaß, so kann es zu Verletzungen des Gefäßendothels kommen. Zusätzlich können durch den gleichen Mechanismus auch die Reparaturvorgänge an der Gefäßwand negativ beeinflußt werden. Darüber hinaus könnte aber auch neben der direkten Gefäßschädigung die Beeinträchtigung physiologischer und biochemischer Prozesse in der Gefäßwand, möglicherweise aufgrund einer durch die Scherkräfte hervorgerufenen Gewebshypoxie, Wegbereiter der Arteriosklerose sein.

Auf die Bedeutung selbst kleinster Gefäßalterationen als prädisponierende Faktoren für degenerative Erkrankungen hat auch Berry [35] hingewiesen und deshalb eine konsequente Frühbehandlung gefordert.

Nach Epstein et al. [96] ist es wahrscheinlich, daß der hohe intraarterielle Druck als der wichtigste schadenverursachende Faktor bei der arteriellen Hypertonie anzusehen ist. Wenn man davon ausgeht, daß somit die Druckbelastung selbst den hauptschädigenden Faktor für das Gefäßsystem darstellt, so dürften die Belastungsblutdrücke einen wichtigen Faktor für die Entstehung der Arteriosklerose darstellen [136, 208, 259, 406].

1.2. Ausmaß und Bewertung überhöhter Belastungsblutdrücke

Dieses gilt um so mehr, wenn man berücksichtigt, daß Hochdruckkranke schon bei kleinsten alltäglichen Belastungen exzessive Blutdruckanstiege aufweisen. So beschrieben Bachmann et al. [21] das Verhalten von 20 Hochdruckkranken, deren mittlerer Stehdruck von nur 163/103 mm Hg schon beim Spazierengehen auf 214/117 mm Hg und beim Treppensteigen in den 4. Stock sogar auf 240/126 mm Hg anstieg. Das Ausmaß dieser Blutdruckanstiege wird besonders dann deutlich, wenn man zum Vergleich die Werte des Normalkollektivs beim Spazierengehen und Treppensteigen mit 144/87 mm Hg bzw. 169/93 mm Hg betrachtet. Auch die von Krönig [259] bei den Hochdruckkranken des WHO-Stadiums II und III gemessenen Blutdruckwerte während des Gehens zu ebener Erde von 182/102 mm Hg bzw. 225/122 mm Hg weisen eindringlich auf die Tatsache hin, daß überhöhte Belastungsblutdruckwerte keineswegs durch extreme körperliche Leistungen, sondern durch kleinste alltägliche Belastungen hervorgerufen werden. So bewirkte das Treppensteigen bei dem WHO-Stadium II und III einen mittleren Blutdruckanstieg auf 212/107 mm Hg bzw. 257/132 mm Hg [259].

Einen eindrucksvollen Hinweis auf die pathophysiologische Bedeutung der Belastungsblutdrücke ergeben auch die Untersuchungen von Taylor [416]. Schon kleinste isometrische Kontraktionen mit nur 30% der maximal erreichbaren Leistung in Form von „handgrip" über 2 Minuten führten zu exzessiven Blutdruckanstiegen auf 260/140 mm Hg. Wurde eine isometrische Kontraktion mit einer dynamischen Belastung kombiniert, z.B. das Tragen einer 30 Pfund schweren Handtasche während des Gehens zu ebener Erde, so resultierten daraus Blutdrücke bis zu 250/200 mm Hg. Auch andere alltägliche Verrichtungen, wie z.B. der Stuhlgang, führen zu deutlichen Blutdruckspitzen (s. Abb. 45) [259, 416].

Aber auch psychische Belastungen führen zu erheblichen Anstiegen des Blutdruckes. Ein von Brod et al. [51] durchgeführter Rechenstreß an essentiellen Hypertonikern führte zu einer Steigerung des Blutdruckes von 185/111 auf 218/132 mm Hg, wogegen das normotensive Vergleichskollektiv nur mit einem Anstieg von 126/76 auf 138/87 mm Hg reagierte. Untersuchungen von Zerzawy et al. [455] und Neuss et al. [317] zeigen darüber hinaus, daß die relativen Blutdruckanstiege während Ergometrie denen während psychischen Streß aber auch isometrischen Belastungen (Abb. 44) vergleichbar sind. Es ist somit sehr wahrscheinlich, daß die während der Ergometrie gemessenen Belastungsblutdrücke ein gutes Maß für die Reaktion auf physischen und auch auf psychischen Streß darstellen.

Die klinische Bedeutung der in den vorgelegten Untersuchungen nachgewiesenen überhöhten Blutdruckanstiege während Ergometrie liegt darin, daß die im ergometrischen Meßbereich von 50 bis 100 Watt ermittelten Werte alltäglichen Belastungen entsprechen. Dieses wird zum einen durch das Herzfrequenzver-

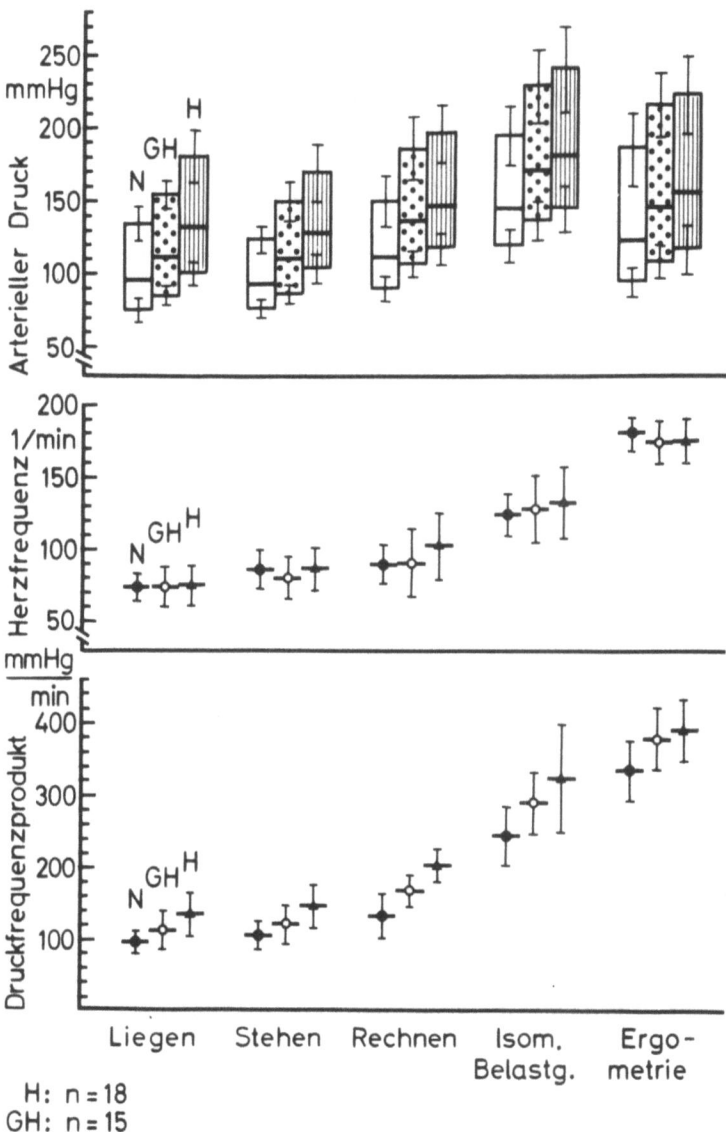

H: n = 18
GH: n = 15
N: n = 23

Abb. 44: Mittelwerte und Streuung von arteriellem Blutdruck und Herzfrequenz und systolischem Druckfrequenzprodukt bei 18 Hochdruckkranken (H), 15 Grenzwerthypertonikern (GH) und 23 normotonen Vergleichspersonen (N) in Ruhe und unter verschiedenen Belastungen. Dabei fallen die relativen Blutdruckanstiege beim Rechnen, isometrischer Belastung und Ergometrie annähernd gleich aus. [n. Zerzawy, 455]

halten verdeutlicht. So wiesen z. B. die beiden männlichen Gruppen mit mildem Hochdruck bei 50 Watt mittlere Herzfrequenzen von nur 98 Schlägen/min auf, die nur annähernd 55% der maximal erreichbaren Herzfrequenzen entsprechen. Dennoch ließ sich gerade für den Übergang zwischen Liegen und 50 Watt der relativ größte Blutdruckzugewinn nachweisen. Auch bei 100 Watt entsprechen die Herzfrequenzen von im Mittel 121 Schlägen/min immer noch einer deutlichen submaximalen Belastung. Ausgehend von einer für diese nahezu 40jährigen Hochdruckkranken noch erreichbaren maximalen Herzfrequenz von 180 Schlägen/min entsprechen sie nur ungefähr 67% der maximalen körperlichen Leistungsbreite.

Zum anderen zeigen auch telemetrische Messungen der Herzfrequenz und des Blutdruckes während alltäglicher Belastungen und verschiedener sportlicher Betätigungen im Vergleich zur Fahrradergometrie übereinstimmend, daß der verwendete Leistungsbereich von 50 bis 100 Watt alltäglichen, submaximalen Leistungen entspricht [402, 456]. So erreichte ein von Zerzawy untersuchtes Kollektiv von 96 Probanden im Alter von 31 Jahren beim Treppensteigen eine Herzfrequenz von 125 min^{-1}, die vergleichsweise einer ergometrischen Leistung von 1,2 Watt/kg Körpergewicht entsprach [456]. Dieser Wert entspricht mit hoher Übereinstimmung dem Herzfrequenzverhalten des hier untersuchten männlichen Normalkollektivs mit 126 min^{-1} bei 100 Watt entsprechend 1,3 Watt/kg Körpergewicht.

Untersuchungen von Stein et al. [402] bei 55 Postinfarktpatienten zeigten, daß der Leistungsbereich von 50 bis 100 Watt auch für Koronarkranke submaximale, alltägliche Belastungen darstellt. Schon langsames Gehen mit einer Geschwindigkeit von 3,9 km/h führte zu Herzfrequenzanstiegen auf 112 min^{-1}, was einer ergometrischen Leistung von 75 Watt entsprach. Leichtes Traben mit einer Geschwindigkeit von 5,3 km/h verursachte Herzfrequenzanstiege auf 132 min^{-1}, die einer ergometrischen Leistung von 125 Watt entsprachen. Brust- und Rückenschwimmen waren vergleichbar mit einer Ergometrie von 110 bzw. 125 Watt, das Tennisspielen sogar mit 175 Watt.

Hieraus kann man schließen, daß die während Ergometrie gemessenen Blutdruckwerte den Risikofaktor arterielle Hypertonie in besonderem Maße charakterisieren.

1.3. Prognose akuter und chronischer Folgeerkrankungen

Somit käme der ergometrischen Blutdruckkontrolle eine prognostische Bedeutung zu, indem *akute* und *chronische* Folgeerkrankungen der arteriellen Hypertonie besser abgeschätzt werden könnten.

Es kann kein Zweifel darüber bestehen, daß Hochdruckpatienten mit koronarer Herzkrankheit durch die überhöhten Belastungsblutdrücke besonders gefährdet sind. Da überhöhte Blutdruckanstiege einen erheblich gesteigerten myokardialen O_2-Verbrauch bedeuten, ergibt sich hieraus für diese Patienten eine erhöhte Gefahr eines myokardialen Infarktes oder aber hypoxisch bedingter, letaler Arrythmien. Durch die Beurteilung des Blutdruckes während Ergometrie bei Patienten mit manifesten oder noch okkulten Koronarstenosen kann die Gefahr einer akuten myokardialen Ischämiereaktion durch die Aufdeckung überhöhter Blutdrücke und die Einleitung therapeutischer Konsequenzen gesenkt und somit die Prognose bezüglich akuter Ereignisse verbessert werden.

Dieses gilt ganz besonders für alle jene Personen, die zum einen in ihrem Beruf körperlichen Belastungen ausgesetzt sind und zum anderen für die große Gruppe der Patienten, die an präventiven und ganz besonders an rehabilitativen Trainingsprogrammen, z. B. nach Herzinfarkt, teilnehmen. Die Beurteilung der Belastungshypertonie und deren Therapie gewinnt somit auch eine praktische Bedeutung bei der Rehabilitation von Kranken, indem die Grenze zwischen trainingswirksamer Belastung und schädigender Überbelastung besser beurteilt werden kann.

Aber auch die chronischen Folgeschäden der arteriellen Hypertonie können höchstwahrscheinlich besser durch eine ergometrische Untersuchung abgeschätzt werden. Die standardisierte Überprüfung des Blutdruckverhaltens während Ergometrie scheint somit der Ruhemessung nicht nur bezüglich der Diagnosestellung aufgrund der großen individuellen täglichen Schwankung der Ruhewerte überlegen zu sein. Vielmehr beruht die prognostische Bedeutung der während und nach Ergometrie gemessenen Blutdruckwerte auf der Annahme, daß der Risikofaktor arterielle Hypertonie und das Ausmaß der vaskulären Folgeschäden im wesentlichen nicht nur durch den Ruheblutdruck bestimmt wird, sondern durch die Häufigkeit, Stärke und Dauer der über den Tag verteilt auftretenden Blutdruckanstiege. Dabei sind Hochdruckkranke im Vergleich zu Normalpersonen nicht nur durch die deutlich höheren Belastungsspitzen, sondern auch durch einen wesentlich verzögerten Rückgang der Belastungsblutdrücke gefährdet [136]. Verteilt über den ganzen Tag mit einer zahlreichen Folge der durch körperliche Aktivität und emotionellen Streß erzeugten überhöhten Blutdruckwerte kommt diesem verzögerten Herabregulieren des Blutdruckes ebenfalls eine klinische Bedeutung zu.

Entscheidend für das Ausmaß der kardiovaskulären Spätschäden ist die Gesamtsumme der über 24 Stunden auftretenden und auf dem Herz- und Blutgefäßsystem lastenden Blutdrücke anzusehen [136, 208, 259, 416]. Da nachweislich Hochdruckkranke nachts nicht selten normotensive Werte aufweisen (Abb. 45) [259], muß die tatsächliche Gefäßbelastung im Verlaufe des Tages erfolgen. So zeigen die telemetrisch ermittelten Blutdruckwerte über den Tag eindeutig, daß der Ruheblutdruck keinesfalls repräsentativ ist für die Fülle von Blutdruckanstiegen, hervorgerufen durch psychischen und physischen Streß (Abb. 45). Hieraus ergibt sich konsequenterweise, daß das vaskuläre Risiko durch die Messung von Belastungsreaktionen wesentlich besser charakterisiert wird.

In Anbetracht der zu erwartenden Spätfolgen wird sich aus ethischen Gründen keine randomisierte Studie zur Bedeutung der Belastungsblutdrücke durchführen lassen. Letztendlich ließ sich nur so der Beweis für die pathophysiologische Bedeutung der Belastungsblutdrücke erbringen. Interessant in diesem Zusammenhang sind jedoch die von Irving et al. [208] publizierten Ergebnisse. Die Autoren kontrollierten mit kontinuierlicher direkter Messung über 24 Stunden die Blutdruckvariabilität von Hochdruckkranken und sie fanden, daß die Patienten mit einer Linksherzhypertrophie eine signifikant größere Blutdruckvariabilität mit 32 mm Hg systolisch und 18 mm Hg diastolisch aufwiesen als die

Pat: M.P., ♀, 43 J.

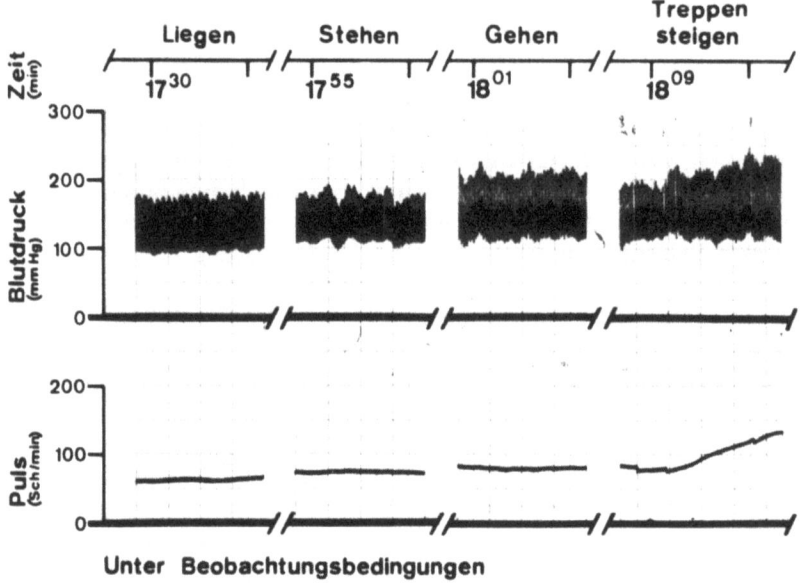

Unter Beobachtungsbedingungen

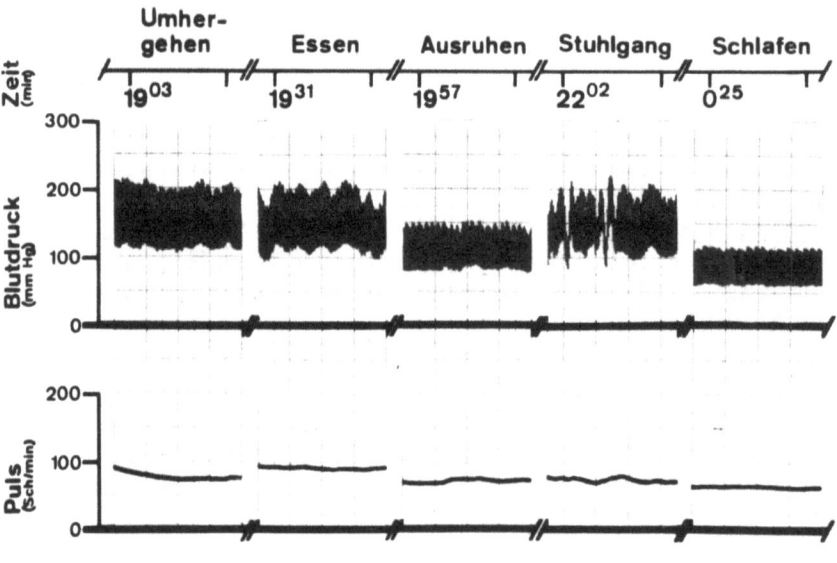

Unter allgemeinen stationären Bedingungen

Abb.45: Kurvenausschnitte (von 80–100 Sekunden Dauer) einer blutdrucktelemetrischen Langzeit-
messung bei einer 43jährigen Patientin mit essentieller Hypertonie (WHO II), unter Beobachtungsbedingungen („normierte Periode") mit 17.30 Uhr: 175/85, 17.55 Uhr: 177/108, 18.01 Uhr: 208/111
und 18.09 Uhr: maximal 239/125 mm Hg, sowie bei verschiedenen Situationen unter allgemeinen
stationären Bedingungen mit 19.03 Uhr: 202/115, 19.31 Uhr: 193/111, 19.57 Uhr: 145/84, 22.05 Uhr:
218/150 (! Stuhlgang) und 2.05 Uhr: 114/82 mm Hg. [n. Krönig, 258]

Patienten ohne Linksherzhypertrophie mit im Mittel 23/12 mm Hg. Sie folgerten aus diesen Ergebnissen, daß möglicherweise das Ausmaß der Blutdruckvariabilität eine Rolle beim Ausmaß der zu erwartenden Folgekrankheiten spielt. Erwähnt wurden bereits die Ergebnisse von Krönig [259], der in Abhängigkeit vom WHO-Stadium zunehmend höhere Belastungsblutdrücke beim Gehen und Treppensteigen fand.

Hingewiesen sei in diesem Zusammenhang auch auf die Untersuchungen von Briedigkeit et al. [49], die bei der Analyse der Familienanamnese „belastungspositiver" jugendlicher Grenzwerthypertoniker fanden, daß die Eltern und ganz besonders die Großeltern im Vergleich zu den „belastungsnegativen" Grenzwerthypertonikern und zum Kontrollkollektiv eine signifikant höhere Morbiditäts- und Mortalitätsrate an Herz-Kreislauferkrankungen aufwiesen.

Auch die retrospektive Betrachtung der Befunde eigener Patienten, die überhöhte Belastungsblutdrücke aufwiesen und deren frühere Daten wie EKG, Herzfernaufnahme und Ruheblutdrücke, zum Teil bis 16 Jahre rückverfolgt werden konnten, scheinen auf die Bedeutung überhöhter Belastungsblutdrücke als kardiovaskulärer Risikofaktor hinzuweisen. Somit wird durch die Messung des Belastungsblutdruckes nicht nur ein pathophysiologischer Parameter meßbar, der für die Früherkennung der Hochdruckkrankheit, sondern auch zugleich für die Manifestation kardiovaskulärer Komplikationen bedeutsam ist.

2. Therapie überhöhter Belastungsblutdrücke

2.1. Problemstellung

Der positive Einfluß einer Blutdrucksenkung bzw. Normalisierung auf die Hypertonie bedingte Morbiditätsrate und auf die Lebenserwartung ist heute eindeutig erwiesen [191, 205, 288, 422, 430–433]. Vom Standpunkt des Therapeuten ist somit klar, daß das erstrebte Ziel einer adäquaten blutdrucksenkenden Behandlung die Verbesserung der Morbiditäts- und Mortalitätsrate ist. Eine wesentliche Frage ist jedoch, an welchen Blutdruckwerten die Effizienz einer blutdrucksenkenden Behandlung vom behandelnden Arzt bewertet werden soll. Aufgrund der bereits diskutierten Literatur geht eindeutig hervor, daß der unter Ruhebedingungen, z. B. der in der Praxis gemessene Ruheblutdruck, nur wenig Aufschluß darüber gibt, welches Ausmaß an Belastungsblutdrücken verteilt über den Tag auf dem Gefäßsystem des Hochdruckkranken lastet. Aufgrund seiner umfangreichen telemetrischen Blutdruckuntersuchungen bei Hochdruckkranken unter den unterschiedlichsten Bedingungen kommt Krönig deshalb zu dem Schluß [259] „Die therapeutischen Maßnahmen haben sich an diesen Belastungsreaktionen des Blutdruckes zu orientieren, um eine sinnvolle Kontrolle nicht nur des Ruheblutdruckes, sondern auch der alltäglichen und Belastungsspitzen zu erreichen".

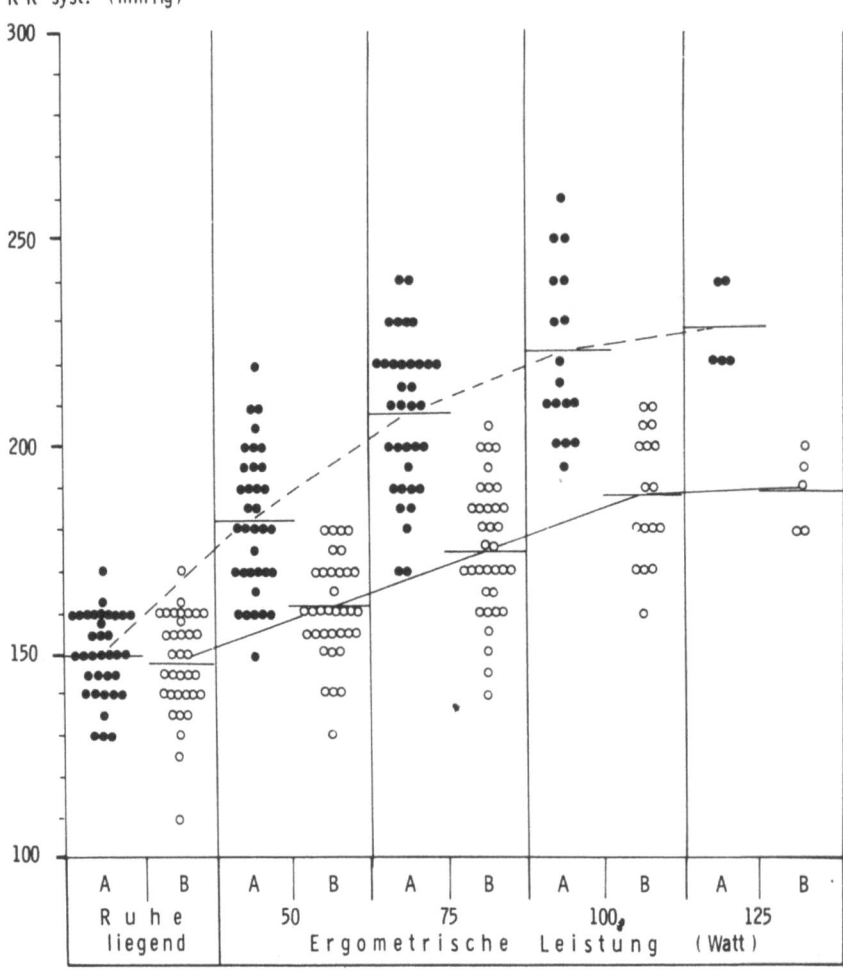

Abb. 46: Verhalten des systolischen Blutdruckes in Ruhe und während ergometrischer Leistung bei 35 essentiellen Hypertonikern unter Therapie mit einer Reserpin-Diuretikum-Kombination (A, gefüllte Kreise) bzw. einem β-Rezeptorenblocker (B, offene Kreise) (n. Patyna, 324)

2.2. Anforderungen an die antihypertensive Therapie

Das gegenwärtige Ziel der antihypertensiven Behandlung ist darauf gerichtet, den erhöhten Ruheblutdruck zu senken. Dabei werden jedoch, wie gezeigt, grundlegende pathophysiologische Abläufe bei der arteriellen Hypertonie außer acht gelassen. Während körperlicher Arbeit oder während einer psychischen Belastung ist die Arbeit des Herzens und die Belastung des Gefäßbettes, hervorgerufen durch den erhöhten Belastungsblutdruck, wesentlich größer als in Ruhe. Deshalb erscheint es zwingend logisch, das Herz- und Gefäßsystem gegen die erhöhten Belastungsblutdrücke, hervorgerufen durch psychischen und physischen Streß, zu schützen. Dieses Konzept wird gestützt durch die Angabe von Taylor [416], daß die Morbidität an kardiovaskulären Komplikationen wesentlich enger korreliert mit den mittleren Blutdruckwerten, gemessen über den Tag, als mit denen in der Ruhe. Es muß deshalb an blutdrucksenkende Medikamente die Anforderung gestellt werden, daß sie neben der Normalisierung des Blutdruckes unter Ruhebedingungen auch die überhöhten Blutdrücke bei körperlichen und psychischen Belastungen zufriedenstellend senken [112]. Dieses ist jedoch nicht bei allen unter Ruhebedingungen antihypertensiv wirkenden Substanzen der Fall.

Nach Untersuchungen von Lund-Johansen [274, 279] entfalten die zentral wirkenden Sympathikusinhibitoren wie Clonidin und α-Methyldopa ihre stärkste Wirkung beim ruhenden Menschen. Unter Belastungen zeigen diese Substanzen nur einen geringen Effekt auf den erhöhten Blutdruck und scheinen somit die hämodynamischen Störungen in solchen Streßsituationen nicht korrigieren zu können. Auch der von Stoker et al. [406] durchgeführte Vergleich der blutdrucksenkenden Wirkungen von Metoprolol und α-Methyldopa während körperlicher Arbeit zeigte, daß trotz gleicher Blutdrucksenkung unter Ruhebedingungen α-Methyldopa den β-Rezeptorenblockern hochsignifikant unterlegen war. Zu einem entsprechenden Ergebnis kam auch Patyna [324] beim Vergleich einer Reserpin-Diuretika-Kombination mit Metoprolol. Trotz signifikanter Senkung des Ruheblutdruckes kam es unter der Reserpin-Diuretika-Kombination nicht zur Senkung der pathologisch erhöhten Belastungsblutdrücke (Abb. 46).

3. Antihypertensive Wirkung von β-Rezeptorenblockern

Aufgrund der Notwendigkeit überhöhte Belastungsblutdrücke therapeutisch zu beeinflussen, wurde die Wirkung verschiedener β-Rezeptorenblocker auf überhöhte Blutdrücke während und nach Ergometrie untersucht. Dabei sollte zum einen geklärt werden, ob alle β-Rezeptorenblocker bei äquivalenten Dosen gleichstark blutdrucksenkend sind. Zum anderen sollte die Frage beantwortet werden, ob sich Unterschiede in der Wirkdauer ergeben und ob darüberhinaus in der Langzeittherapie ein Nachlassen der antihypertensiven Wirkung auftritt.

3.1. Vergleich zwischen Atenolol, Nadolol und Metoprolol

Den β-Rezeptorenblockern kommt eine vorrangige Bedeutung zur Senkung überhöhter Belastungsblutdrücke bei Hochdruckkranken zu. Aus der Sicht des Therapeuten stellen sich aber zwei für die Praxis wichtige Fragen [138]:
1. Unterscheiden sich die zahlreichen aufgrund ihrer pharmakologischen Eigenschaften zum Teil deutlich unterschiedlichen β-Rezeptorenblocker auch hinsichtlich ihrer Wirkdauer und bestehen Beziehungen zur Plasmahalbwertzeit?
2. Kann durch eine einmalige morgendliche Gabe eine zuverlässige Blutdrucksenkung auch unter Belastungsbedingungen über den ganzen Tag erzielt werden?

3.1.1. Patientengut und Methodik

Zur Beantwortung dieser Fragen wurden bei 20 männlichen Hochdruckkranken mit einer essentiellen Hypertonie des Stadiums I (WHO) und einem mittleren Alter von 18–43 Jahren ($\bar{x}$ 35,8 Jahre; 179,6 ± 6,5 cm; 82,4 ± 8,3 kg) zu verschiedenen Tageszeiten die Wirkung von drei β-Rezeptorenblockern mit verschiedenen Plasmahalbwertzeiten auf das Blutdruck- und Herzfrequenzverhalten vor, während und nach Ergometrie (50 bis 100 Watt) untersucht. Dazu wurden die Patienten vor Therapie zunächst jeweils dreimal am selben Tag ergometriert. Die erste Untersuchung wurde in der Zeit zwischen 8.00 und 10.00 Uhr, die zweite zwischen 10.00 und 12.00 Uhr (exakt 2 Stunden nach der Erstuntersuchung) und die dritte am Nachmittag zwischen 16.00 und 18.00 Uhr (exakt 8 Stunden nach der Erstuntersuchung) durchgeführt.

Nach der Eingangsuntersuchung wurden die Patienten willkürlich in zwei Gruppen aufgeteilt. In der Gruppe 1 wurde die antihypertensive Wirksamkeit von 200 mg Metoprolol (kurze Plasmahalbwertzeit) und 100 mg Atenolol (mittlere Plasmahalbwertzeit) jeweils als morgendliche Einzeldosis bei 10 Patienten vergleichend untersucht. Dabei wurden 5 Hochdruckkranke zunächst mit Metoprolol und 5 zunächst mit Atenolol behandelt.

Anläßlich der ersten Kontrolluntersuchung nach 4wöchiger Therapie nahmen die Patienten die morgendliche Dosis vor Ankunft im Labor nicht ein, und es wurde zunächst die therapeutische Wirkung 24 Stunden nach der letzten Tabletteneinnahme geprüft. Anschließend wurde den Patienten 200 mg Metoprolol bzw. 100 mg Atenolol oral verabreicht. Zwei und acht Stunden nach dieser kontrollierten Einnahme wurde dann unter identischen Bedingungen noch zweimal das Blutdruck- und Herzfrequenzverhalten vor, während und nach Ergometrie untersucht.

Im Sinne eines Cross-over wurden die Patienten danach von Metoprolol auf Atenolol bzw. Atenolol auf Metoprolol umgesetzt und über 4 weitere Wochen behandelt. Am Ende dieser zweiten Behandlungsperiode wurden die Patienten erneut 24, 2 und 8 Stunden nach Einnahme des jeweiligen β-Rezeptorenblockers ergometrisch untersucht. Analog erhielten die 10 Patienten der Gruppe 2 100 mg Atenolol (mittlere Plasmahalbwertzeit) bzw. 120 mg Nadolol (lange Plasmahalbwertzeit). Die Patienten wurden wiederum vor und nach den jeweils zwei 4wöchigen Behandlungsphasen unter identischen Bedingungen dreimal am selben Untersuchungstag ergometrisch untersucht.

3.1.2. 2, 8 und 24 Stundenwirkung nach letzter Tabletteneinnahme

In der Gruppe 1 senkten zwei Stunden nach Einnahme der jeweiligen Tagesdosis Atenolol und Metoprolol den Blutdruck und die Herzfrequenz signifikant (p < 0,001) und gleichstark im Vergleich zur Kontrolluntersuchung. Dieses galt sowohl unter Ruhebedingungen als auch während und nach Ergometrie (Tab. 32).

Die Abbildung 47 und Tabelle 33 zeigen, daß das Ausmaß der Senkung des Blutdruckes und der Herzfrequenz durch Atenolol und Metoprolol auch noch nach 8 Stunden unverändert und signifikant nachweisbar war und sich zwischen Atenolol und Metoprolol kein Unterschied ergab. 24 Stunden nach der letzten Ein-

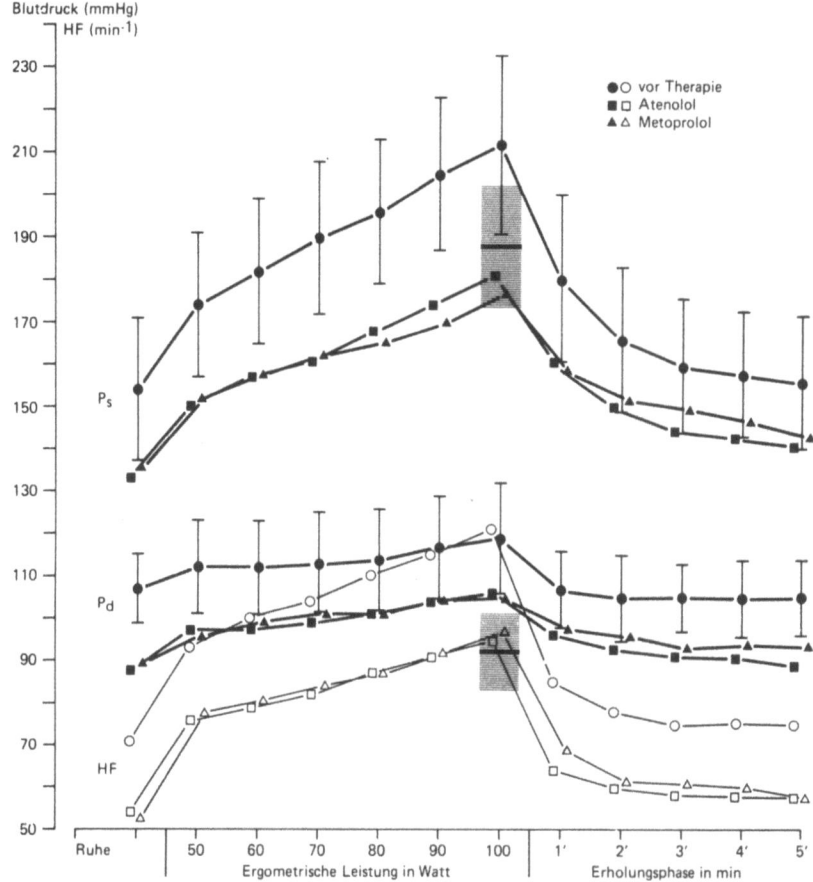

Abb. 47: Blutdruck- und Herzfrequenzverhalten von 10 männlichen Hochdruckkranken vor und 8 Stunden nach letzter Einnahme von 100 mg Atenolol bzw. 200 mg Metoprolol. Die Säulen zeigen das normale Blutdruckverhalten bei 100 Watt

nahme war jedoch die Wirkung, z. B. bei 100 Watt, im Vergleich zur Wirkung nach 2 und 8 Stunden (gleich 100% gesetzt) prozentual geringer ausgeprägt (Abb. 48, Tabelle 34). So war der systolische Blutdruck durch Atenolol noch um 61% und durch Metoprolol um 51%, die Herzfrequenz durch Atenolol noch um 59% und durch Metoprolol noch um 49% gesenkt, wobei der diastolische Blutdruck noch eine 78%ige Senkung im Vergleich zur 2- und 8-Stundenwirkung unter Atenolol und 71%ige Senkung unter Metoprolol aufwies.

Der Vergleich zwischen Nadolol und Atenolol ergab für die Gruppe 2 bezüglich der 2- und 8-Stunden-Wirkung der Gruppe 1 entsprechende Ergebnisse. 2 und 8 Stunden (Abb. 49, Tabelle 35 u. 36) nach Einnahme war im Vergleich zur Kontrolle der Blutdruck und die Herzfrequenz signifikant und gleichstark gesenkt. 8 Stunden nach Einnahme ergab sich, z. B. bei 100 Watt, daß der systolische Blutdruck von 203 mm Hg vor Therapie durch Atenolol auf 174 und durch Nadolol auf 173 mm Hg, der diastolische Blutdruck von 114 mm Hg durch Atenolol auf 100 mm Hg und durch Nadolol auf 101 mm Hg gesenkt wurde ($p < 0,05 - p <$

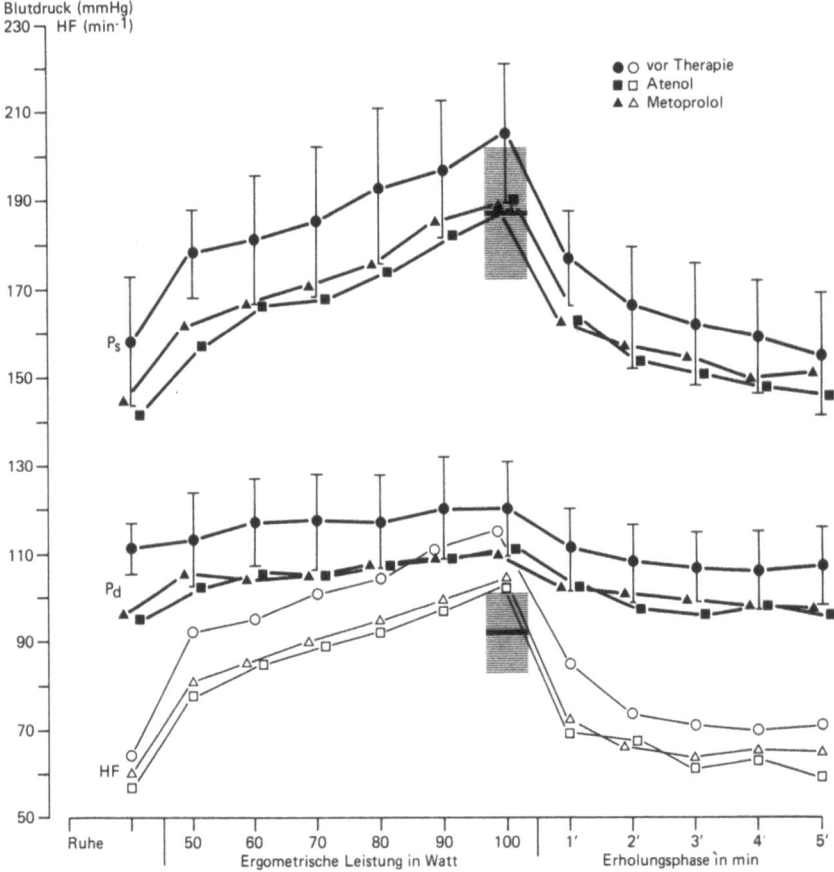

Abb. 48: Blutdruck- und Herzfrequenzverhalten von 10 männlichen Hochdruckverhalten vor und 24 Stunden nach letzter Einnahme von 100 mg Atenolol bzw. 200 mg Metoprolol. Die Säulen zeigen das normale Blutdruckverhalten bei 100 Watt

0,001). Auch die Herzfrequenz wurde annähernd gleichstark von 114 min^{-1} auf 94 durch Atenolol auf 91 min^{-1} durch Nadolol reduziert.

Diese gleichstarke Wirksamkeit nach 2 und 8 Stunden wird verdeutlicht durch die Tabelle 38 und Abbildung 51, die die therapiebedingte prozentuale Senkung des systolischen und diastolischen Blutdruckes sowie der Herzfrequenz enthält. Nach 24 Stunden dagegen waren die Herzfrequenz und der systolische Blutdruck nur noch durch Nadolol unverändert stark gesenkt (Tabelle 37, Abb. 50 u. 51). Für Atenolol ergab sich wiederum im Vergleich zu 2 und 8 Stunden ein Nachlassen der Wirkung auf 60% für die Herzfrequenz und 68 bzw. 90% für den systolischen und diastolischen Blutdruck.

Eine Beziehung zwischen den Plasmaspiegeln der β-Rezeptorenblocker Atenolol, Metoprolol und Nadolol 2, 8 und 24 Stunden nach der Einnahme und der blutdrucksenkenden Wirkung ließ sich nicht herstellen.

Diese unter Verwendung von äquipotenten Dosen durchgeführte Untersuchung an 20 Patienten ergab somit, daß unabhängig von den pharmakologischen

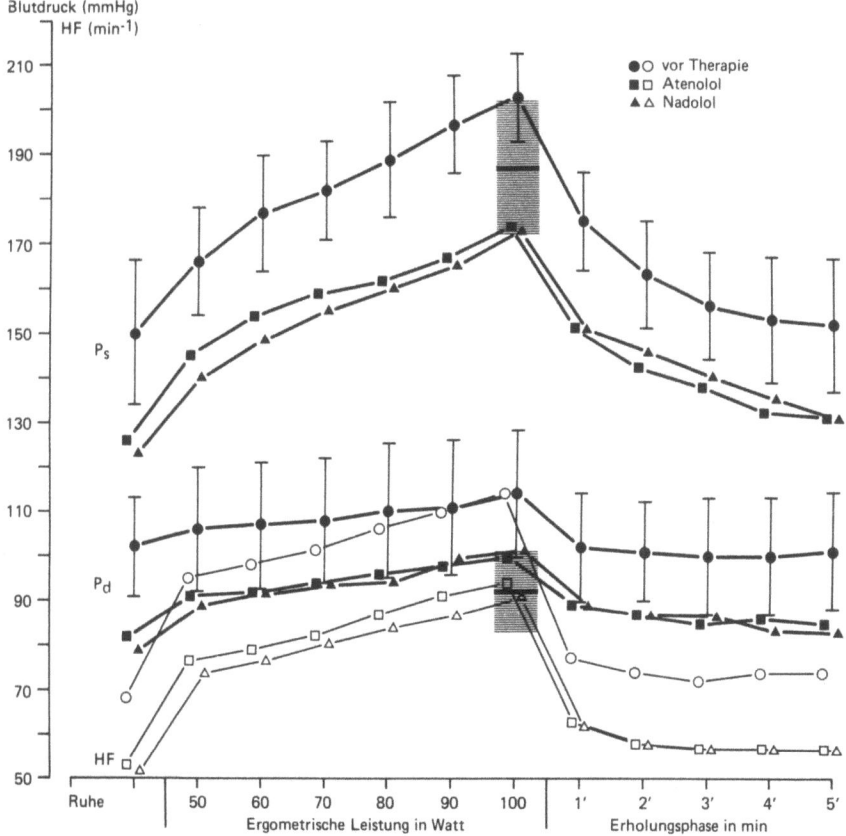

Abb. 49: Blutdruck- und Herzfrequenzverhalten von 10 männlichen Hochdruckkranken vor und 8 Stunden nach letzter Einnahme von 100 mg Atenolol bzw. 120 mg Nadolol

Eigenschaften (z. B. Plasmahalbwertszeit) die antihypertensive Wirkung und die Herzfrequenzsenkung aller drei β-Rezeptorenblocker nach 2 und 8 Stunden gleichstark ausgeprägt war. 24 Stunden nach Einnahme war jedoch die Senkung der Herzfrequenz während Ergometrie im Vergleich zur Wirkung nach 2 und 8 Stunden unter Atenolol und unter Metoprolol abgeschwächt, unter Nadolol unverändert stark nachweisbar.

3.2. Vergleich zwischen Pindolol, Metoprolol und Acebutolol

Das Ziel dieser Untersuchung war es zu klären, ob β_1-selektive und β_1-β_2-Rezeptorenblocker bei äquivalenter Dosierung auch während andauernder, submaximaler ergometrischer Leistung den Blutdruck und die Herzfrequenz gleichstark senken. Da es bei Ausdauerarbeit zu einer starken metabolischen Gefäßweitstellung kommt [121], könnte diese bei gleichzeitiger β_2-Rezeptorenblockade eingeschränkt sein. Zusätzlich wurde auch der Effekt auf eine maximale Belastung

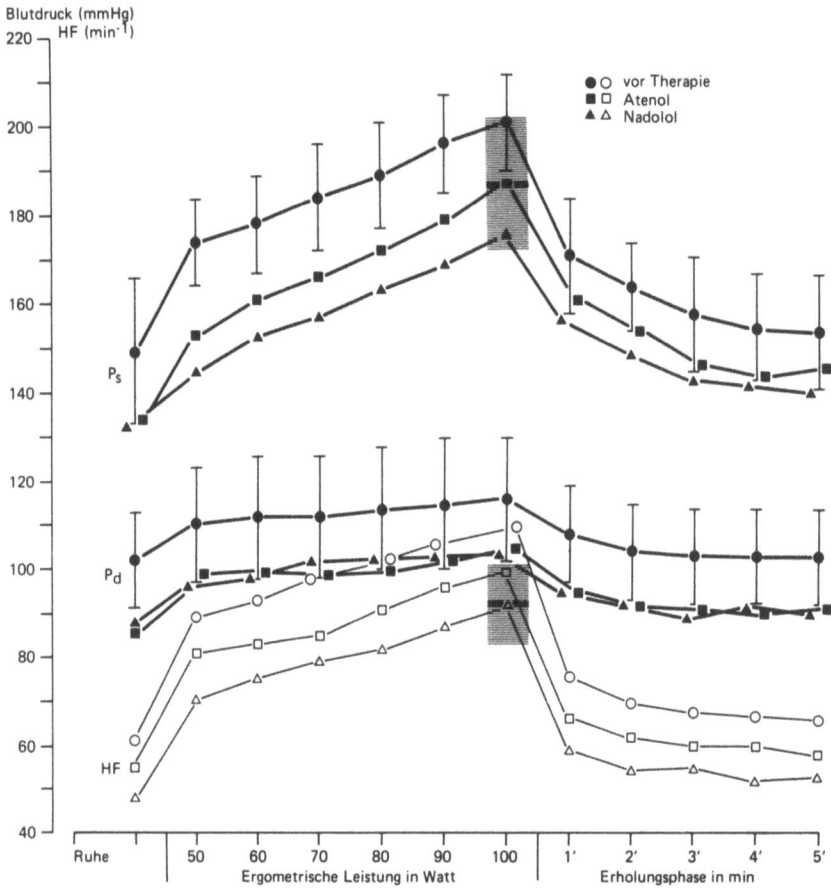

Abb.50: Blutdruck- und Herzfrequenzverhalten von 10 männlichen Hochdruckkranken vor und 24 Stunden nach letzter Einnahme von 100 mg Atenolol bzw. 120 mg Nadolol

untersucht. Weiterhin sollte geprüft werden, ob es unter diesen ergometrischen Untersuchungsbedingungen im Verlauf einer Langzeitbehandlung zu Änderungen im Blutdruck- und Herzfrequenzverhalten kommt.

3.2.1. Patientengut und Methodik

Zunächst wurde bei 9 männlichen Patienten mit einer essentiellen Hypertonie (Stadium I–II, WHO) im Alter von 36 Jahren (27–51 Jahre) die antihypertensive Wirksamkeit von Pindolol und Metoprolol vergleichend untersucht [118]. Dazu wurden die Patienten nach der Eingangsuntersuchung willkürlich in zwei Gruppen aufgeteilt und für jeweils vier Wochen entweder zunächst mit einer morgendlichen Gabe von 200 mg Metoprolol oder 15 mg Pindolol behandelt. Nach 4 Wochen erfolgte ein Substanzwechsel im Sinne eines Cross-over. Am Ende der jeweils zwei Behandlungsperioden jeder Gruppe wurde das ergometrische Un-

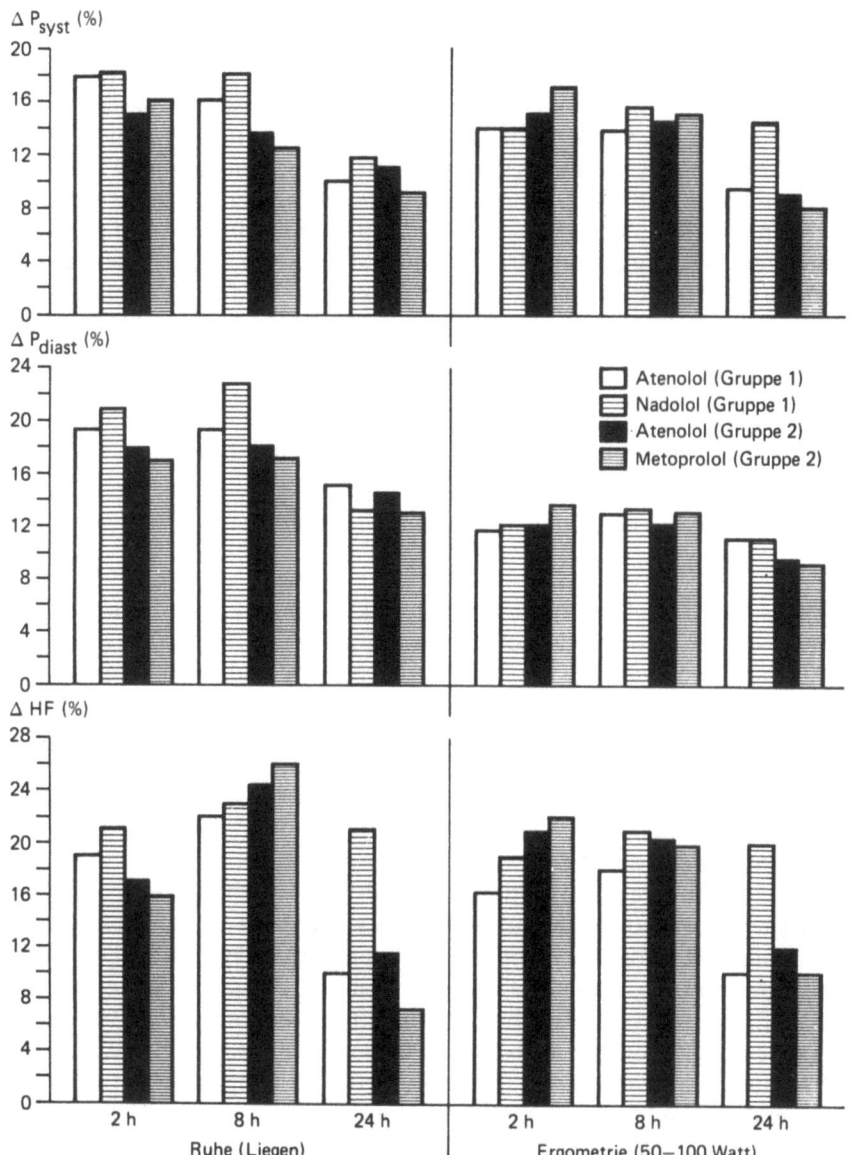

Abb. 51: Therapiebedingte Senkung in % des systolischen (Δ RRsyst), diastolischen (Δ RR$_{diast}$) und der Herzfrequenz (Δ HF) während der Ergometrie von 50 bis 100 Watt 2,8 und 24 Stunden nach letzter Einnahme von 100 mg Atenolol bzw. 120 mg Nadolol oder 200 mg Metoprolol

tersuchungsprogramm mit den gleichen, individuell festgelegten Leistungsstufen ungefähr zwei Stunden nach Tabletteneinnahme wiederholt.

Mit gleicher Methodik wurde bei weiteren 11 männlichen Patienten mit einer essentiellen arteriellen Hypertonie (Stadium I–II, WHO) im Alter von 37 Jahren (26–40 Jahre) vergleichend die Wirkung von 15 mg Pindolol und 500 mg Acebutolol untersucht [129, 137].

Um den Patienten die ergometrische Leistung zu erleichtern, wurde wegen der langen Untersuchungszeit von annähernd 40 Minuten ausnahmsweise der Fuß-kurbelarbeit im Sitzen auf einem Fahrradergometer der Firma Siemens Elema Typ 380 B der Vorzug gegeben. Beginnend mit 50 Watt wurde unter Einhaltung einer konstanten Umdrehungszahl von 60/min in Stufen von 10 Watt/min ge-steigert, und zwar bis zum Erreichen der ergometrischen Leistung, die eine Herz-frequenz von annähernd 130–140 Schlägen/min bewirkte. Auf dieser für jeden Patienten individuell ermittelten Leistungsstufe erfolgte dann eine Ausdauerbe-lastung unter Steady-state-Bedingungen bis zur 30. Minute. Abschließend wurde die ergometrische Leistung bis zur Ausbelastung in 25 Watt-Stufen/1 min gestei-gert, soweit es das Blutdruckverhalten (systolischer Blutdruck nicht über 270 mm Hg) zuließ.
Während der Messung des Blutdruckes wurde strikt darauf geachtet, daß der entspannte Arm des Patienten auf Herzhöhe angehoben wurde.

3.2.2. Wirkung bei langdauernder submaximaler und maximaler ergometrischer Leistung

Sowohl Pindolol als auch Metoprolol senkten signifikant (p < 0,01) den Blut-druck vor, während und nach Ergometrie (Tabelle 39). In der 6. Minute bei 100 Watt fand sich eine annähernd gleichstarke und nicht signifikant unter-schiedliche Senkung des systolischen und diastolischen Blutdruckes durch beide β-Rezeptorenblocker. Dieses galt auch für die 30. Minute im Steady-state auf ei-ner mittleren Leistungsstufe von 124 Watt. Auf der maximalen Leistungsstufe zeigte sich jedoch deutlich, daß Pindolol und Metoprolol nur den systolischen Blutdruck signifikant senken konnten, wogegen der diastolische Blutdruck na-hezu unverändert anstieg.
Die Herzfrequenzen wurden durch beide β-Rezeptorenblocker ebenfalls signifi-kant (p < 0,01) und annähernd gleichstark während der Ergometrie gesenkt, wo-bei unter Metoprolol in Ruhe die Senkung ausgeprägter war. Die Tabelle 40 zeigt, daß sowohl Acebutolol als auch Pindolol den systolischen und diastoli-schen Blutdruck vor und nach der Ergometrie signifikant (p < 0,01) und gleich-stark senkten. Dies galt auch für die in der 6. Minute bei 100 Watt und nach 30 Minuten im Steady-state auf einer mittleren Leistungsstufe von 116,4 Watt ge-messenen Werte. In Übereinstimmung mit dem zuvor dargestellten Vergleich zwischen Pindolol und Metoprolol fand sich auf der maximalen Leistungsstufe ebenfalls nur eine signifikante Senkung des systolischen Blutdruckes bei nahezu unverändertem Anstieg des diastolischen Blutdruckes.
Beide β-Rezeptorenblocker senkten während und nach Ergometrie die Herz-schlagfrequenz signifikant (p < 0,01) und annähernd gleichstark, wogegen die Ruheherzfrequenz vor Ergometrie nur durch Acebutolol signifikant (p < 0,05) gesenkt wurde.
Die vergleichende Untersuchung zur antihypertensiven Wirksamkeit von β_1-selektiven und β_1-β_2-Rezeptorenblockern zeigt eindeutig, daß sich bei äquivalen-ter Dosierung die blutdrucksenkende Wirksamkeit der β-Rezeptorenblocker trotz unterschiedlicher pharmakologischer Eigenschaften nicht unterscheidet. Dieses gilt zum einen für die signifikante Blutdrucksenkung bei kürzeren aber

auch länger andauernden submaximalen körperlichen Leistungen. Zum anderen aber auch für das Unvermögen, den diastolischen Blutdruck auf der maximalen Leistungsstufe signifikant zu senken.

3.2.3. Wirkung einer Langzeitbehandlung von 12–16 Monaten

Die Tabelle 41 und Abbildung 52 zeigen das Ergebnis einer mehrmonatigen Langzeitbehandlung mit β-Rezeptorenblockern im Vergleich zu einer vierwöchigen Therapie. 9 dieser Patienten waren über 12 Monate mit 200 mg Metoprolol [126] und 9 mit 500 mg Acebutolol über 16 Monate behandelt worden.
Aus physiologischer Sicht ist es von besonderem Interesse, daß es vor Therapie mit zunehmender Dauer der Steady-state-Arbeit zu einem Abfall sowohl des systolischen als auch des diastolischen Blutdruckes kam. Vergleicht man den Blutdruck in der 6. Minute bei 100 Watt von 204/116 mm Hg mit dem Wert in der 30. Minute im Steady-state von 206/109,3 mm Hg, so fand sich trotz der im Mittel höheren Herzfrequenz von 24 Schlägen/min ($p < 0,01$) ein gleichhoher systolischer bei niedrigerem diastolischen Blutdruck. Somit ist es im Verlauf der Ergometrie auch bei den Hochdruckkranken zu einer deutlichen metabolischen Gefäßweitstellung gekommen, so daß trotz Anstieg des Herzzeitvolumens der systolische Blutdruck gleich blieb und der diastolische Blutdruck sogar signifikant ($p < 0,05$) abfiel.
Betrachtet man nun die blutdrucksenkende Wirkung der β-Rezeptorenblocker, so zeigt sich eindeutig, daß sie sowohl nach 4 Wochen als auch nach mehrmonatiger Therapie die gleiche antihypertensive Wirksamkeit systolisch und diastolisch aufweisen.
Auch während der β-Rezeptorenblockade kam es im Verlauf der Ergometrie trotz Anstiegs der Herzfrequenz zu einem Abfall des diastolischen Blutdruckes, wenngleich dieser nicht so ausgeprägt war wie vor Therapie.
Eine besondere Bedeutung kommt aus klinisch-pharmakologischer Sicht dem Herzfrequenzverhalten nach vierwöchiger bzw. mehrmonatiger Therapie mit β-Rezeptorenblockern zu. Das nahezu identische Verhalten der Herzfrequenz in den 2 verschieden langen Behandlungsphasen macht deutlich, wie gut ergometrische Untersuchungen reproduzierbar sind und welchen Stellenwert somit einer ergometrischen Untersuchung zur Überprüfung von Wirkungen und Nebenwirkungen von β-Rezeptorenblockern [118, 122, 123, 129, 131, 137] aber auch anderen Substanzgruppen zukommt. Dieses gilt ganz besonders für Langzeituntersuchungen [125], die unter Ruhebedingungen häufig nur schwierig zu standardisieren sind.

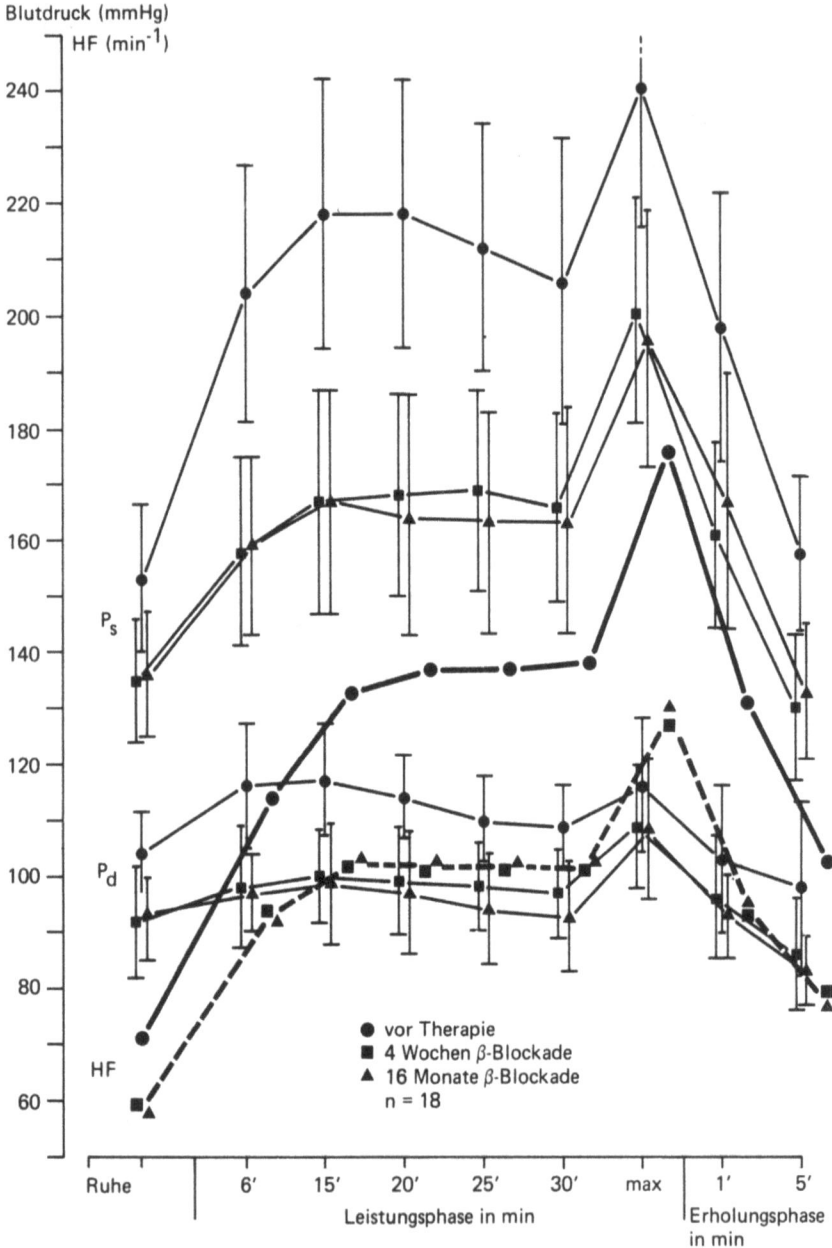

Blutdruck (mmHg)
HF (min^{-1})

Abb. 52: Blutdruck- und Herzfrequenzverhalten von 18 Hochdruckkranken vor und während einer 4wöchigen und 14monatigen β-Rezeptorenblockade mit 200 mg Metoprolol (n = 9) bzw. 500 mg Acebutolol (n = 9) und zwar in Ruhe, sowie während der Ergometrie in der 6. min (bei 100 Watt), in der 15. bis 30. min im Steady-state und auf maximaler Leistungsstufe, sowie in der Erholungsphase

4. Antihypertensive Wirkung von Diuretika im Vergleich zu β-Rezeptorenblockern und deren Kombination

Der Einsatz von Diuretika und β-Rezeptorenblockern zur Behandlung der arteriellen Hypertonie ist weit verbreitet. Dabei konnte in einer Vielzahl von vergleichenden Studien gezeigt werden, daß die verschiedenen β-Rezeptorenblocker und Diuretika einen annähernd gleichstarken blutdrucksenkenden Effekt unter Ruhebedingungen bei Patienten mit leichter bis milder arterieller Hypertonie aufweisen [14, 42, 72, 75, 144, 222, 242, 302, 337]. Bedenkt man jedoch die überproportionalen Blutdruckanstiege schon bei alltäglichen körperlichen Belastungen [115, 121, 258, 259, 416], so ist es von größter klinischer Wichtigkeit zu untersuchen, ob Diuretika und β-Rezeptorenblocker auch gleichstark die überhöhten Blutdruckanstiege während Ergometrie beeinflussen. Weiterhin sollte geprüft werden, ob Diuretika den blutdrucksenkenden Effekt von β-Rezeptorenblockern auf überhöhte Belastungsblutdrücke verstärken.

4.1. Vergleich zwischen Hydrochlorothiazid/Amiloridhydrochlorid und Acebutolol

Deshalb wurde vergleichend die antihypertensive Wirksamkeit des β-Rezeptorenblockers Acebutolol und der fixen Diuretika-Kombination aus Hydrochlorothiazid/Amiloridhydrochlorid auf überhöhte Belastungsblutdrücke untersucht.

4.1.1. Patientengut und Methodik

Es wurden 24 Hochdruckkranke (20 Männer, 4 Frauen) mit einer essentiellen Hypertonie des Stadiums I bis II (WHO) und einem mittleren Alter von 42 Jahren (24–57 Jahre) untersucht [124]. Keine bzw. keiner der Patienten hatte zuvor eine antihypertensive Behandlung erfahren.
Nach der Eingangsuntersuchung wurden die Patienten willkürlich in zwei Gruppen eingeteilt und zunächst entweder mit einer morgendlichen Einzelgabe von 500 mg Acebutolol (Gruppe 1) oder mit der fixen Kombination aus 50 mg Hydrochlorothiazid und 5 mg Amiloridhydrochlorid (Gruppe 2) behandelt. Nach sechswöchiger Therapie erfolgte ein Substanzwechsel im Sinne eines Cross-over und eine zweite sechswöchige Behandlungsphase.
Nach Ende dieser vergleichenden Studie wurde bei 12 Patienten (5 der Gruppe 1 und 7 der Gruppe 2), bei denen die β-Rezeptorenblockade allein keine befriedigende Blutdrucksenkung bewirkte, eine weitere sechswöchige Kombinationsbehandlung mit 500 mg Acebutolol und 50 mg Hydrochlorothiazid sowie 5 mg Amiloridhydrochlorid angeschlossen.
Am Ende der jeweiligen Behandlungsperioden wurden die Patienten ergometrisch nachuntersucht. Dabei wurden alle Blutdruckmessungen jeweils vom selben Untersucher unter Verwendung des gleichen geeichten Quecksilbermanometers durchgeführt.

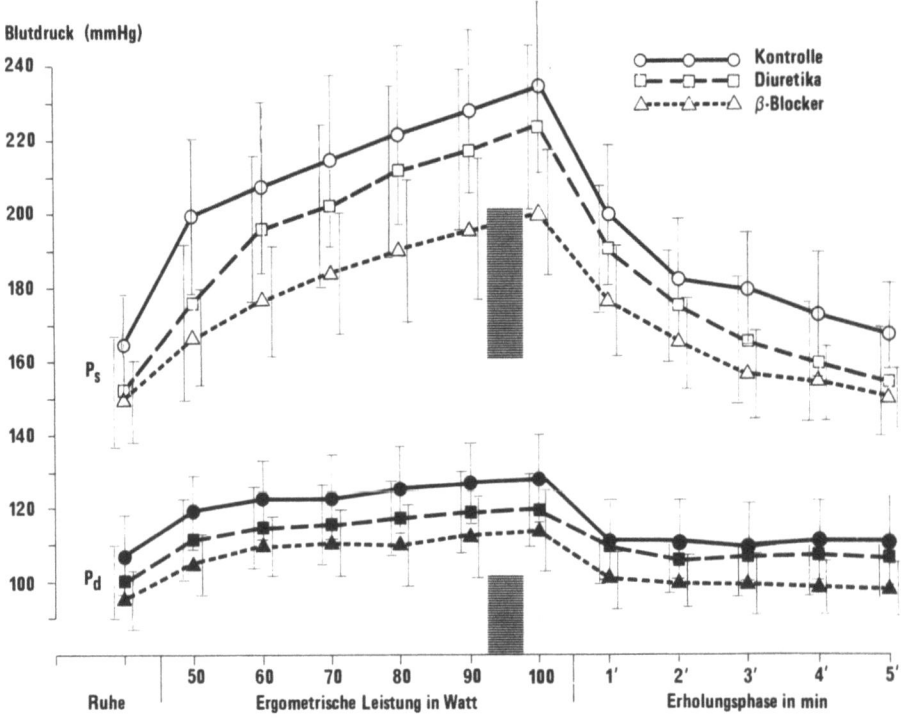

Abb. 53: Blutdruckverhalten von 24 Hochdruckkranken vor und während einer 6wöchigen Behandlung mit β-Rezeptorenblockern (500 mg Acebutolol) bzw. Diuretika (50 mg Hydrochlorothiazid, 5 mg Amilorid). Die schwarzen Säulen geben den Normalbereich des Blutdruckes bei 100 Watt an

4.1.2. Vergleich der Monotherapie

Acebutolol und die Diuretika-Kombination führten zu einer signifikanten (p < 0,01, p < 0,001) und nahezu gleichstarken Senkung des systolischen und diastolischen Blutdruckes unter Ruhebedingungen im Liegen (Tabelle 42). Dieses galt auch für den systolischen Blutdruck im Stehen, wogegen der diastolische Blutdruck nur durch die β-Rezeptorenblocker signifikant gesenkt wurde.
Trotz dieser annähernd gleichstarken Senkung des Blutdruckes unter Ruhebedingungen zeigte sich während der Ergometrie ein signifikant unterschiedliches Verhalten (Abb. 53). Die Diuretika bewirkten keine signifikante Senkung des systolischen Blutdruckes, wogegen die β-Rezeptorenblocker den systolischen Blutdruck hochsignifikant im Vergleich zur Kontrolluntersuchung (p < 0,001) und zur Diuretikatherapie (p < 0,001) bis in den oberen normotensiven Bereich senkten. Der diastolische Blutdruck wurde auch durch die Diuretika-Kombination signifikant (p < 0,05) gesenkt, allerdings war der antihypertensive Effekt der β-Rezeptorenblocker signifikant stärker ausgeprägt (p < 0,05, p < 0,001). Während der Erholungsphase wurde der diastolische Blutdruck nur durch die β-Rezeptorenblocker signifikant (p < 0,01) gesenkt, wogegen der systolische Blutdruck durch beide Medikamente signifikant (p < 0,05, p < 0,01) beeinflußt wurde. Allerdings war auch hier die Wirkung von Acebutolol stärker ausgeprägt.

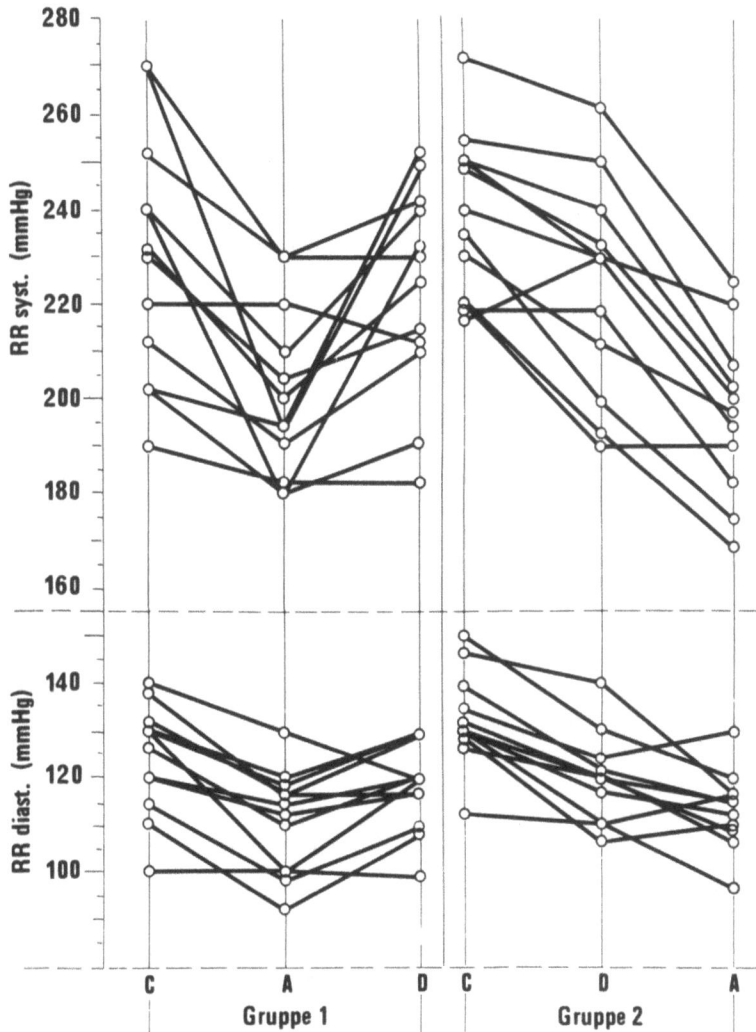

Abb. 54: Beeinflussung des systolischen und diastolischen Blutdruckes bei 100 Watt durch Acebutolol (A) bzw. Hydrochlorothiazid/Amilorid (D) im Vergleich zur Kontrolle (C) aufgeschlüsselt für die Gruppe 1 (n = 12; zunächst 500 mg Acebutolol mit anschließendem Cross-over) und die Gruppe 2 (n = 12; zunächst mit 50 mg Hydrochlorothiazid/5 mg Amilorid und anschließendem Cross-over)

Die Herzfrequenz wurde durch die Diuretika-Therapie sowohl unter Ruhebedingungen als auch während der Ergometrie nicht beeinflußt. Dagegen senkte Acebutolol die Herzfrequenz signifikant (p < 0,01) und zwar unter Ruhebedingungen um 18,7% und während und nach Ergometrie um 19,4 bzw. 22,4%.
Die Abbildung 54 zeigt deutlich, daß die unterschiedlich starke blutdrucksenkende Wirkung der β-Rezeptorenblocker und Diuretika auf überhöhte Belastungsblutdrücke unabhängig war von der Reihenfolge der Tabletteneinnahme und nicht hervorgerufen wurde durch einen Carry-over oder einen Trainingseffekt. 9 der 12 Patienten der Gruppe 1, die mit Acebutolol die Behandlung begannen, wiesen nach dem Substanzwechsel auf die Diuretika-Kombination wieder

eindeutig überhöhte Belastungsblutdrücke bei 100 Watt auf. Ein entsprechendes Verhalten fand sich bei 10 der 12 Patienten der Gruppe 2, welche mit dem Diuretikum begonnen hatten. Sie wiesen erst nach dem Substanzwechsel auf Acebutolol einen deutlichen Blutdruckabfall auf. Somit wiesen 19 der insgesamt 24 Patienten unter Acebutolol eine bessere Blutdrucksenkung auf, wogegen sich bei 5 Patienten eine ähnliche blutdrucksenkende Wirkung nachweisen ließ. Bei letzteren Patienten handelte es sich stets um jene, die nur geringe bis mäßige Blutdruckanstiege während Ergometrie aufwiesen. Dagegen wurde die fehlende blutdrucksenkende Wirkung der Diuretika während Ergometrie besonders bei den Patienten eindrucksvoll erkennbar, die deutlich überhöhte Belastungsblutdrücke aufwiesen.

4.1.3. Wirksamkeit der Kombination

Bei der Hälfte der Patienten (n = 12) ließ sich durch die alleinige Gabe von β-Rezeptorenblockern trotz signifikanter Senkung des Blutdruckes keine befriedigende Blutdruckeinstellung erzielen (Tabelle 43). Die zusätzliche Gabe der fixen Diuretika-Kombination bewirkte jedoch einen weiteren signifikanten Abfall des systolischen (p < 0,05) und vor allen Dingen diastolischen Blutdruckes (p < 0,01) unter Ruhebedingungen bis in den normotensiven Bereich. Während der Ergometrie ließ sich durch die zusätzliche Diuretika-Gabe ein weiterer signifikanter (p < 0,05) Abfall des diastolischen Blutdruckes von z. B. 115 mm Hg auf 105,7 mm Hg bei 100 Watt erzielen, was für den systolischen Blutdruck nur als Tendenz nachweisbar war (Abb. 55).
Die beklagten Nebenwirkungen waren selten und minimal und entsprachen denen, die man bei der Behandlung mit β-Rezeptorenblockern und Diuretika erwartet. Bei keinem Patienten mußte die Dosierung reduziert oder die Behandlung abgebrochen werden.

4.2. Vergleich zwischen Mefrusid und Acebutolol

Da verschiedene Diuretika möglicherweise auch unterschiedliche Wirkungen auf die Belastungsblutdrücke aufweisen [276], wurde eine weitere Untersuchung durchgeführt, um zu überprüfen, ob auch andere Diuretika sich bezüglich der Beeinflussung überhöhter Belastungsblutdrücke den β-Rezeptorenblockern unterlegen zeigen. Darüber hinaus sollte an einem größeren Kollektiv noch einmal die verstärkte blutdrucksenkende Wirksamkeit von β-Rezeptorenblockern durch Diuretika überprüft werden.
Weiterhin wurde vergleichend die Wirkung auf das Doppelprodukt als Maß für den myokardialen O_2-Verbrauch [22, 214, 314, 369] untersucht.

4.2.1. Patientengut und Methodik

Die gesamte Studie umfaßte 42 ambulante Hochdruckkranke. Zunächst wurden 30 Patienten im Alter von 18 bis 50 Jahren (mittleres Alter 38,3 Jahre; 26 Männer, 4 Frauen) mit einer essentiellen Hypertonie des Stadiums I bis II (WHO) unter-

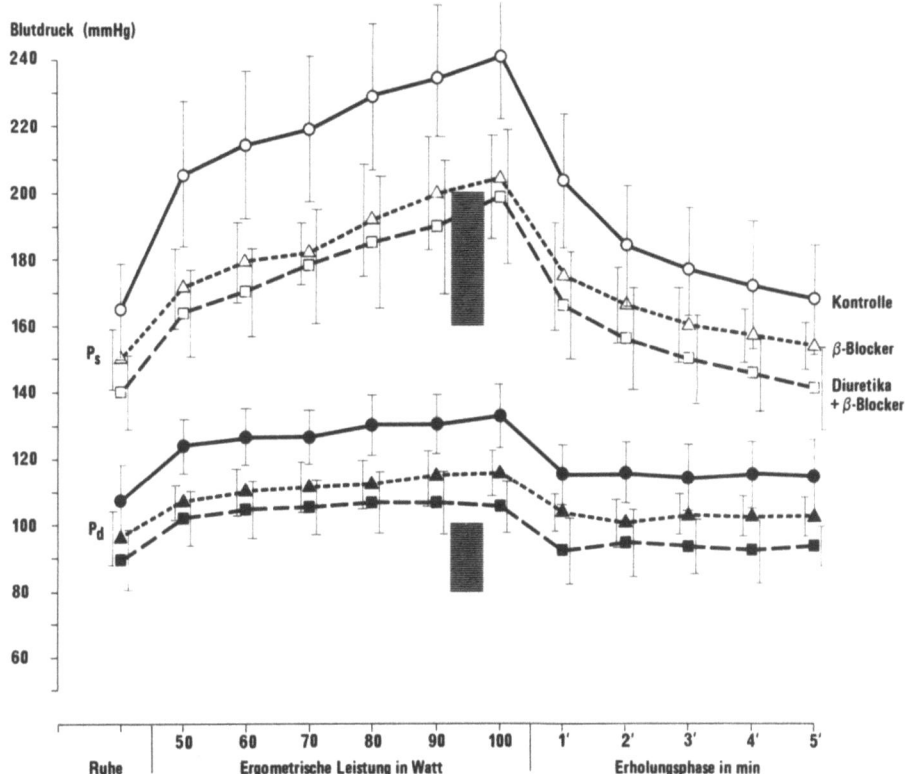

Blutdruck (mmHg)

Kontrolle

β-Blocker

Diuretika
+ β-Blocker

P_s

P_d

| Ruhe | 50 | 60 | 70 | 80 | 90 | 100 | 1' | 2' | 3' | 4' | 5' |

Ergometrische Leistung in Watt   Erholungsphase in min

Abb. 55: Blutdruckverhalten von 12 Hochdruckkranken vor und während einer 6wöchigen Therapie mit einem β-Rezeptorenblocker (500 mg Acebutolol) und dessen Kombination mit einem Diuretikum (50 mg Hydrochlorothiazid/5 mg Amilorid). Die schwarzen Säulen geben für 100 Watt den Normalbereich des Blutdruckes an

sucht [139]. Alle Hochdruckkranken wiesen neben wiederholt gemessenen erhöhten Blutdruckwerten unter Ruhebedingungen auch deutlich überhöhte Belastungsblutdruckwerte während Ergometrie auf. Bei allen Patienten war niemals zuvor eine antihypertensive Therapie durchgeführt worden.

Nach der Eingangsuntersuchung ohne Antihypertensiva wurden zunächst alle 30 Patienten über 4 Wochen mit einer morgendlichen Dosis von 25 mg des Diuretikums Mefrusid behandelt, um an einem großen Kollektiv die Wirkung von Diuretika zu überprüfen. Nach Abschluß dieser ersten Behandlungsperiode erfolgte die Randomisierung der Patienten in zwei Behandlungskollektiven zu 15 Personen. Für weitere 4 Wochen wechselten die Hochdruckkranken der Gruppe 1 vom Diuretikum auf 400 mg des β-Rezeptorenblockers Acebutolol als morgendliche Einzeldosis, so daß in dieser Gruppe ein intraindividueller Vergleich zwischen Diuretika und β-Rezeptorenblockern möglich wurde, wobei das Ergebnis durch den zeitlichen Ablauf der Behandlungsphasen nicht beeinflußt wird [124]. Die Gruppe 2 erhielt zusätzlich zur morgendlichen Mefrusidmedikation 400 mg Acebutolol, so daß zum einen ein intraindividueller Vergleich zwischen Diuretika- und Diuretika- und β-Rezeptorenblockergabe und zum an-

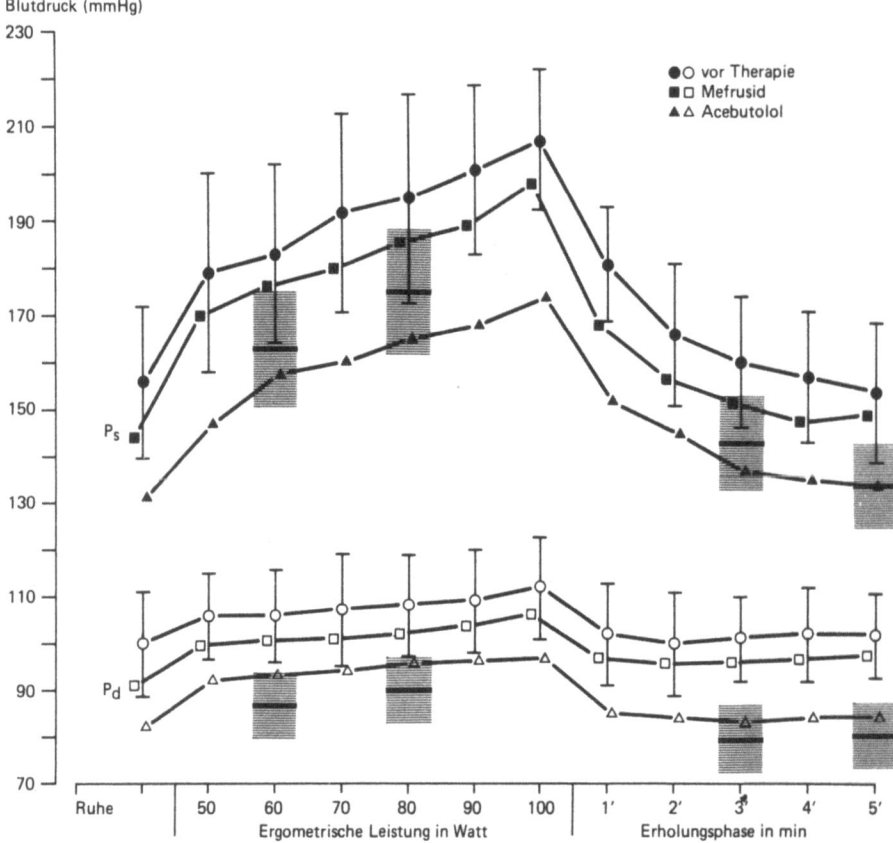

Abb. 56: Blutdruck- und Herzfrequenzverhalten von 15 Hochdruckkranken vor und während einer 4wöchigen Therapie mit 25 mg Mefrusid und anschließender Therapie mit 400 mg Acebutolol (Grp 1, n = 15) für weitere 4 Wochen. Die Säulen geben die jeweiligen Normalbereiche des Blutdruckes an

deren ein interindividueller Vergleich (mit der Gruppe 1) zwischen β-Rezeptorenblockern und der Kombination aus β-Rezeptorenblockern und Diuretika möglich war.

Die ergometrischen Nachuntersuchungen nach 4 und 8 Wochen erfolgten stets zur gleichen Zeit wie die Eingangsuntersuchung, und zwar jeweils zwischen 15.00 und 18.00 Uhr.

In einer weiteren Studie an 12 Hochdruckkranken im Alter von 30 bis 48 Jahren (mittleres Alter 41,9 Jahre) mit einer essentiellen arteriellen Hypertonie des Stadiums I bis II (WHO) wurde entsprechend dem Untersuchungsprotokoll der Gesamtstudie die antihypertensive Wirksamkeit der hier geprüften freien Kombination aus 400 mg Acebutolol und 25 mg Mefrusid mit der der fixen Kombination, bestehend aus 400 mg Acebutolol und 20 mg Mefrusid, miteinander verglichen [139].

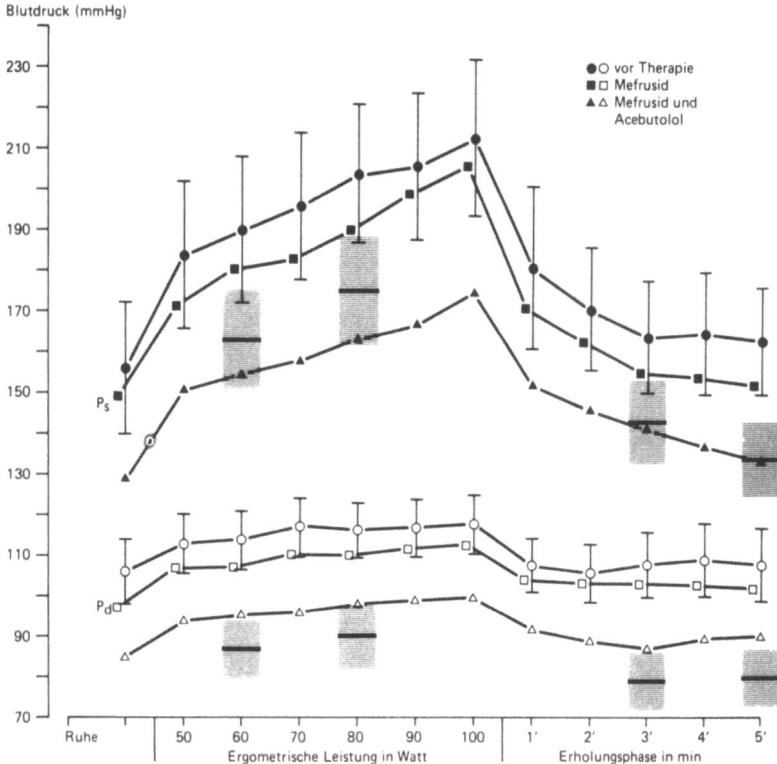

Abb. 57: Blutdruck- und Herzfrequenzverhalten von 15 Hochdruckkranken vor und während einer 4wöchigen Therapie mit 25 mg Mefrusid und anschließender Therapie mit 25 mg Mefrusid und 400 mg Acebutolol (Grp 2, n = 15) für weitere 4 Wochen. Die Säulen geben die jeweiligen Normalbereiche des Blutdruckes an

4.2.2. Vergleich der Monotherapie

Tabelle 44 zeigt das Ergebnis der vierwöchigen Behandlung mit Mefrusid für das Gesamtkollektiv von 30 Patienten. Unter Ruhebedingungen im Liegen, Stehen und unmittelbar vor Ergometrie kam es sowohl systolisch als auch diastolisch zu einer signifikanten Senkung des Blutdruckes ($p < 0,05 - p < 0,01$).

In Übereinstimmung mit der zuvor dargestellten Studie senkten die Diuretika auch während der Ergometrie den diastolischen Blutdruck signifikant ($p < 0,05$). Das Ausmaß der systolischen Blutdrucksenkung während Ergometrie entsprach ebenfalls der Wirkung von Hydrochlorothiazid/Amiloridhydrochlorid, allerdings ließ sich aufgrund der größeren Fallzahl für Mefrusid bei 50 bzw. 70–90 Watt eine signifikante ($p < 0,05$) Senkung nachweisen. Ein entsprechendes Verhalten fand sich auch in der Erholungsphase danach.

Für die Gruppe 1 zeigte sich (Tabelle 45, Abb. 56) daß sowohl die Diuretika als auch die β-Rezeptorenblocker den Blutdruck unter Ruhebedingungen vor Ergometrie sowohl systolisch als auch diastolisch signifikant senkten ($p < 0,05 - p < 0,001$), wobei allerdings die Wirkung von Acebutolol signifikant ausgeprägter war ($p < 0,05$). Während der Ergometrie wurde jedoch deutlich, daß Mefrusid die überhöhten Belastungsblutdrücke nicht signifikant zu senken vermochte. Acebutolol dagegen bewirkte sowohl systolisch ($p < 0,001$) als auch diastolisch ($p < 0,001$) eine signifikante Senkung des Blutdruckes im Vergleich zur Kontrolluntersuchung und im Vergleich zur Mefrusidtherapie (systolisch $p < 0,01$ – $p < 0,001$; diastolisch $p < 0,05$). Ein entsprechend unterschiedliches Blutdruckverhalten fand sich ebenfalls in der Erholungsphase nach Ergometrie.

Das Herzfrequenzverhalten wurde durch Mefrusid nicht beeinflußt, wogegen Acebutolol die Herzfrequenz unter Ruhebedingungen um 19,6% und während und nach Ergometrie um 16,8 bzw. 20,7% senkte.

4.2.3. Wirksamkeit der freien Kombination

Auch für die Gruppe 2 (Tabelle 46, Abb. 57) fand sich unter Mefrusid eine signifikante Senkung des systolischen ($p < 0,05$) und diastolischen ($p < 0,01$) Blutdruckes unter Ruhebedingungen. Dabei war jedoch die Blutdrucksenkung durch die Kombination aus Acebutolol und Mefrusid systolisch ($p < 0,01$) und diastolisch ($p < 0,001$) signifikant stärker ausgeprägt. Während der Ergometrie zeigte sich übereinstimmend mit der Gruppe 1, daß Mefrusid weder systolisch noch diastolisch die Belastungsblutdrücke signifikant zu senken vermochte. Dieses traf auch für die Erholungsphase danach zu. Demgegenüber senkte die Kombination aus Acebutolol und Mefrusid den systolischen ($p < 0,001$) und diastolischen ($p < 0,001$) Blutdruck während Ergometrie hochsignifikant im Vergleich zur Kontrolle und zur alleinigen Mefrusidtherapie (systolisch $p < 0,001$; diastolisch $p < 0,001$). Dabei wurde nicht nur der systolische, sondern auch der diastolische Blutdruck bis in den normotensiven Bereich gesenkt. Auch in der Erholungsphase danach kam es bereits in der 4. Minute zu einer Normalisierung des systolischen und diastolischen Blutdruckes bis in den oberen physiologischen Bereich.

Die Randomisierung der 30 Patienten führte zufälligerweise dazu, daß die Gruppe 2 (Körpergröße 174,6 $\pm$ 10,3 cm; Körpergewicht 80 $\pm$ 12 kg) sowohl unter Ruhebedingungen als auch besonders während der Ergometrie höhere Blutdruckwerte mit z. B. 213/118 mm Hg zu 207/112 mm Hg der Gruppe 1 (Körpergröße 178,4 $\pm$ 7,7 cm; Körpergewicht 78,5 $\pm$ 8,7 kg) bei 100 Watt aufwies. Dennoch waren nach der zweiten 4wöchigen Behandlungsphase die Absolutwerte des systolischen und diastolischen Blutdruckes vor, während und nach Ergometrie annähernd identisch. Das heißt, es war in der Gruppe 2 trotz der höheren Ausgangsblutdruckwerte zu einer nahezu gleichstarken Normalisierung des Blutdruckes gekommen.

Hieraus kann geschlossen werden, daß die Diuretika die blutdrucksenkende Wirkung der β-Rezeptorenblocker verstärken. Diese Tatsache wird besonders deutlich, wenn man die therapiebedingte prozentuale Senkung des systolischen und diastolischen Blutdruckes vor, während und nach Ergometrie für die Gruppen 1 und 2 miteinander vergleicht (Tabelle 47, Abb. 58). Zu allen Untersuchungszeitpunkten war die prozentuale Senkung des systolischen und diastolischen Blutdruckes durch die Therapie mit Acebutolol und Mefrusid in der Gruppe 2 signifikant ($p < 0,001$) stärker ausgeprägt als die Senkung durch die alleinige β-Rezeptorenblockertherapie in der Gruppe 1. Dabei kann dieser stärke-

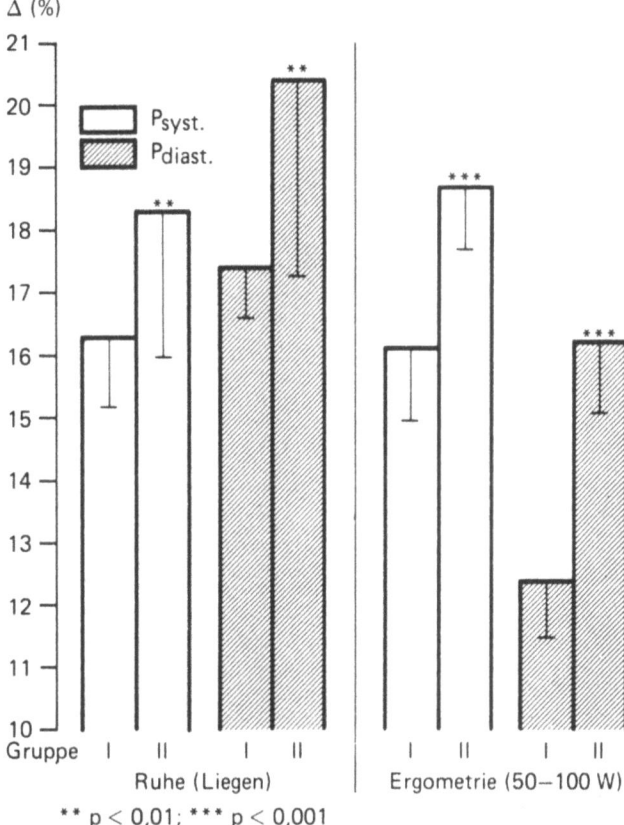

Abb. 58: Therapiebedingte prozentuale Senkung des systolischen (Δ P$_s$), diastolischen (Δ P$_d$) Blutdruckes durch eine 4wöchige Therapie mit 400 mg Acebutolol (Grp 1) und der Kombination aus 400 mg Acebutolol und 25 mg Mefrusid (Grp 2)

re therapeutische Effekt nicht durch ein unterschiedliches Gewichtsverhalten (Gewichtsabnahme bzw. Gewichtszunahme) erklärt werden, wie das mittlere Körpergewicht der Gruppe 1 (unter Mefrusid 78,2 $\pm$ 9,3 kg; unter Acebutolol 77,9 $\pm$ 9,9 kg) und der Gruppe 2 (unter Mefrusid 79,3 $\pm$ 12,3 kg; unter Mefrusid und Acebutolol 79,7 $\pm$ 12,2 kg) zeigt. Auch die Einzelpersonen beider Gruppen zeigten keine Gewichtsschwankungen, die $\pm$ 1 kg überschritten.

4.2.4. Wirksamkeit der fixen Kombination

Der für die Gruppe 3 durchgeführte Vergleich über die antihypertensive Wirksamkeit der freien Kombination aus 400 mg Acebutolol und 25 mg Mefrusid und der fixen Kombination, bestehend aus 400 mg Acebutolol und 20 mg Mefrusid (Tabelle 48), ergab sowohl unter Ruhebedingungen im Liegen und Stehen als auch während und nach Ergometrie eine gleich starke und nicht signifikant unterschiedliche Beeinflussung des Blutdruckverhaltens. Dabei wurde der systolische und diastolische Blutdruck zu allen Untersuchungsphasen signifikant (p < 0,001) gesenkt.

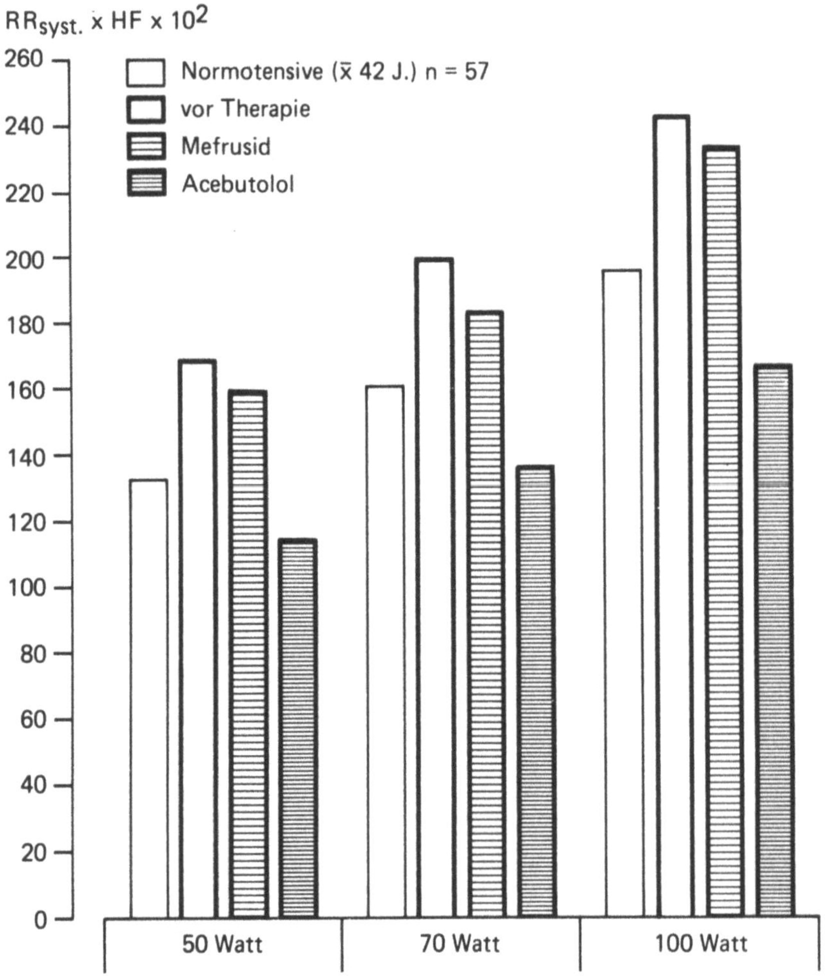

$RR_{syst.} \times HF \times 10^2$

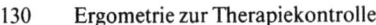

Abb. 59: Beeinflussung des Doppelproduktes als Maß für den myokardialen O_2-Verbrauch von 15 Hochdruckkranken durch eine 4wöchige Therapie mit 25 mg Mefrusid bzw. 400 mg Acebutolol

4.2.5. Wirkung auf den myokardialen O_2-Verbrauch

Tabelle 49 und Abbildungen 59 und 60 zeigen das Doppelprodukt als Maß für den myokardialen O_2-Verbrauch vor Therapie. Die Ergebnisse sind für die Gruppen 1 und 2 getrennt dargestellt und zeigen übereinstimmend, daß der vor Therapie deutlich überhöhte myokardiale O_2-Verbrauch durch die Diuretika weder in Ruhe noch während und nach Ergometrie signifikant gesenkt wurde. Demgegenüber bewirkte die Behandlung mit dem β-Rezeptorenblocker bzw. mit der Kombination β-Rezeptorenblocker und Diuretikum eine hochsignifikante Senkung des myokardialen O_2-Verbrauches in Ruhe (30,2% bzw. 30,6%), während Ergometrie (32,1% bzw. 33%) und führte auch nach der Ergometrie in der ersten Erholungsminute zu einem schnellen Abfall (32,4% bzw. 29,7%) (p < 0,001).

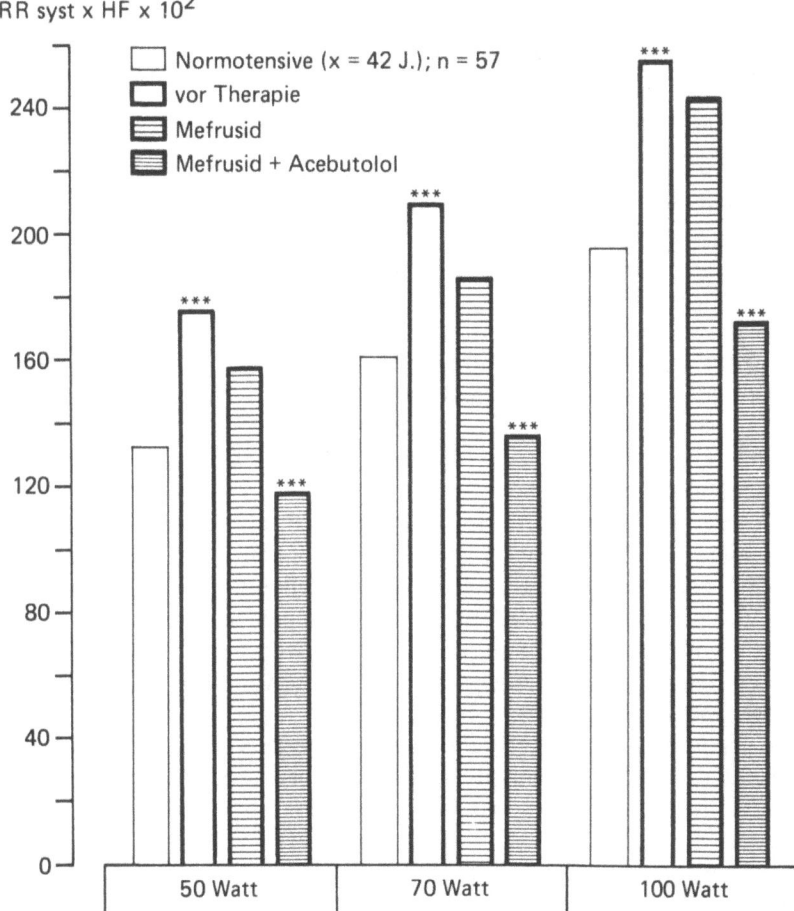

Abb. 60: Beeinflussung des Doppelproduktes als Maß für den myokardialen O_2-Verbrauch von 15 Hochdruckkranken durch eine 4wöchige Therapie mit 400 mg Acebutolol bzw. 25 mg Mefrusid und 400 mg Acebutolol

4.3. Fixe Kombination aus Timolol und Hydrochlorothiazid/ Amiloridhydrochlorid

Wie bereits gezeigt, läßt sich eine Blutdrucknormalisierung durch eine Mono-therapie mit β-Rezeptorenblockern nicht in allen Fällen erzielen (s. Kap. III. 3 und 4). Nach Bühler [58] läßt sich nur bei 44% der Hochdruckkranken durch eine alleinige β-Rezeptorenblockerbehandlung der Blutdruck befriedigend senken, so daß die Mehrzahl kombiniert behandelt werden muß. In diesen Fällen bietet sich eine fixe Kombination aus β-Rezeptorenblockern und Diuretika an, da durch die einfache Applikationsform die Zuverlässigkeit der Tabletteneinnah-me und somit der therapeutische Effekt erhöht wird.

In dieser Studie sollte neben der Wirksamkeit und Verträglichkeit der Kombina-tion vor allen Dingen auch untersucht werden, ob die ergometrische Überprüfung eines blutdrucksenkenden Effekts auch eine gute Beurteilung der Dosis-Wirkungs-Beziehung ermöglicht.

4.3.1. Patientengut und Methodik

Es wurde deshalb die antihypertensive Wirksamkeit und Verträglichkeit einer fixen Kombination bestehend aus 10 mg Timololmaleat und 25 mg bzw. 2,5 mg der Diuretika Hydrochlorothiazid bzw. Amiloridhydrochlorid untersucht [130]. Hierzu dienten 32 Patienten (29 Männer, 3 Frauen) mit einer essentiellen arteriellen Hypertonie des Stadiums I bis II (WHO) und einem mittleren Alter von 40,1 Jahren (22–50 Jahre). Alle Patienten wiesen neben wiederholt gemessenen hypertensiven Werten in Ruhe von im Mittel 164/107 mm Hg auch deutlich überhöhte Blutdrücke während Ergometrie mit 231/127 mm Hg bei 100 Watt auf.

Keine oder keiner der Patienten war vor Beginn der Studie antihypertensiv behandelt worden.

Nach der ergometrischen Eingangsuntersuchung wurden insgesamt 21 Patienten mit täglich 1 Tablette, 11 Patienten mit täglich 2 Tabletten der fixen Kombination behandelt. Nach einer mittleren Behandlungsdauer von 7,5 Wochen (4–16 Wochen) wurden die Patienten unter gleichen standardisierten Bedingungen ergometrisch nachuntersucht. Dabei wurden alle Blutdruckmessungen durch den selben Untersucher und unter Verwendung des gleichen geeichten Quecksilbermanometers durchgeführt.

Die ergometrischen Untersuchungen wurden stets in der Zeit zwischen 15.30 bis 18.00 Uhr und jeweils entsprechend dem Voruntersuchungszeitpunkt durchgeführt. Die gesamte Tagesdosis wurde morgens eingenommen.

4.3.2. Blutdruck- und Herzfrequenzverhalten

Die Abbildung 61 zeigt das Verhalten des systolischen und diastolischen Blutdruckes aller 32 Patienten in Ruhe liegend, sowie während und nach Ergometrie. Vor Therapiebeginn wiesen die Hochdruckkranken während der Ergometrie überhöhte Belastungsblutdruckwerte auf, die den oberen Normwert von 200/100 mm Hg bei 100 Watt mit 231 ± 26/127 ± 11 mm Hg deutlich überschritten.

Während der Behandlung kam es sowohl unter Ruhebedingungen als auch besonders während der ergometrischen Leistung und in der Erholungsphase danach zu einer signifikanten Senkung des systolischen Blutdruckes ($p < 0,001$) bis in den normotensiven Bereich. Auch der diastolische Blutdruck wurde signifikant ($p < 0,001$) gesenkt, und zwar vor und nach Ergometrie ebenfalls bis in den Normalbereich, wogegen während der Ergometrie der obere Grenzwert nicht ganz erreicht wurde.

In Tabellen 50 und 51 werden die Ergebnisse getrennt dargestellt, und zwar für alle jene Patienten, bei denen mit einer Tablette eine befriedigende Blutdrucksenkung erzielt werden konnte (Gruppe 1: n = 21; Tabelle 50), sowie für die Patienten, die 2mal eine Tablette der fixen Kombination benötigten (Gruppe 2: n = 11, Tabelle 51).

Blutdruck (mmHg)

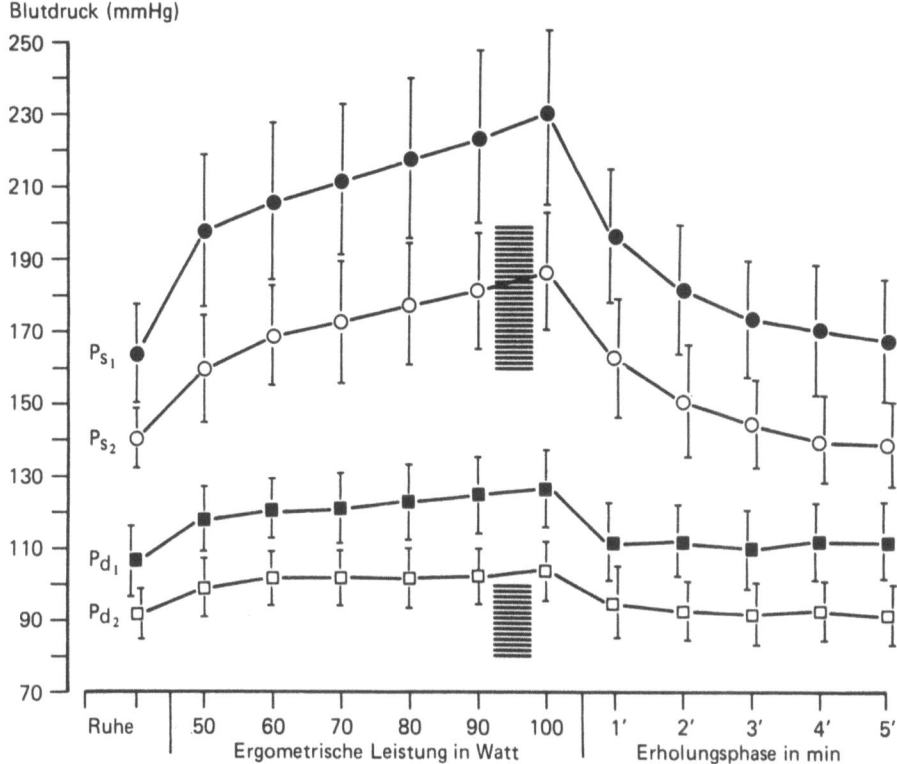

Abb. 61: Blutdruckverhalten von 32 jüngeren ($\bar{x}$ 40,1 J.) Hochdruckkranken vor (ausgefüllte Symbole) und während (offene Symbole) einer mehrwöchigen antihypertensiven Kombinationsbehandlung mit Timolol und Hydrochlorothiazid/Amilorid. Die Säulen geben für 100 Watt den jeweiligen Normalbereich des Blutdruckes an

Es wird deutlich, daß bei der Gruppe 1 bereits mit einer Tablette sowohl unter Ruhebedingungen als auch während der Ergometrie ein normotensiver systolischer Blutdruck unter allen Untersuchungsbedingungen erreicht wurde, und auch die deutlich überhöhten diastolischen Blutdrücke hochsignifikant ($p < 0,001$) fast in den oberen normotensiven Bereich gesenkt werden konnten.

Die Gruppe 2 wies im Vergleich zur Gruppe 1 nicht nur in Ruhe, sondern auch besonders während und nach Ergometrie signifikant ($p < 0,01$) höhere systolische und diastolische Blutdruckwerte mit z. B. 248,8/135 mm Hg zu 223/124 mm Hg bei 100 Watt auf. Diese höheren Blutdruckwerte unter allen Untersuchungsbedingungen erklären, warum diese Patienten eine höher dosierte antihypertensive Behandlung benötigten. Daß eine Erhöhung der Dosis auf 2 Tabletten bei diesen Hochdruckkranken auch therapeutisch nutzbringend war, wird anhand der Tabelle 52 und Abbildung 62 besonders deutlich, die die mittlere prozentuale, therapiebedingte Senkung des systolischen und diastolischen Blutdruckes sowie der Herzfrequenz der Gruppen 1 und 2 enthält. Neben der für die Gruppe 2 zu erwartenden stärkeren Reduzierung der Herzschlagfrequenz ($p < 0,001$) kam es vor allen Dingen auch zu einer signifikant stärkeren prozentualen Senkung

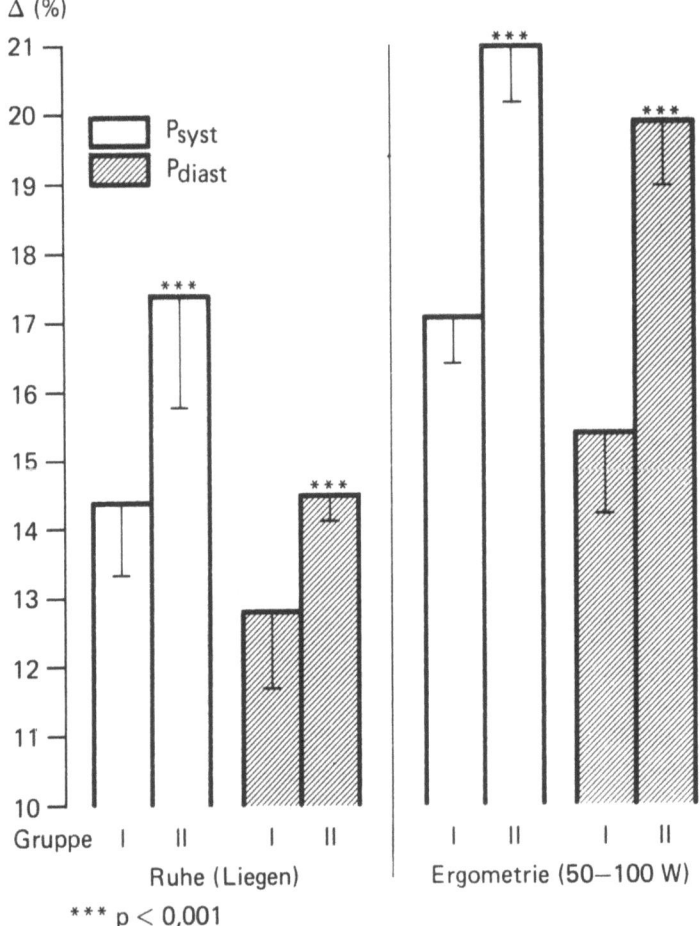

*** p < 0,001

Abb. 62: Therapiebedingte, prozentuale Senkung des systolischen (Δ P$_s$), diastolischen (Δ P$_d$) Blut-druckes durch eine unterschiedliche hohe Dosierung einer fixen β-Rezeptorenblocker-Diuretika-Kombination (Grp 1 jeweils 1 × 1 und Grp 2 jeweils 2 × 1 Tablette der Kombination)

(p < 0,001) des systolischen und diastolischen Blutdruckes zu allen Untersu-chungsphasen.

Trotz des im Mittel positiven therapeutischen Ergebnisses dieser fixen Kombi-nation benötigten drei Patienten der Gruppe 2 zusätzlich einen Vasodilatator, um eine optimale Blutdrucksenkung zu erzielen.

Die beklagten Nebenwirkungen waren selten und gering und entsprachen de-nen, die bei β-Rezeptorenblockern erwartet werden können. Bei allen Patienten verschwanden diese Beschwerden im Verlauf der weiteren Behandlung bis auf gelegentliche Akrohypothermien, ohne daß die Dosis reduziert bzw. die Be-handlung abgebrochen werden mußte.

5. Zusammenfassende Beurteilung von β-Rezeptorenblockern und Diuretika

5.1. Wirksamkeit und Nebenwirkungen von β-Rezeptorenblockern

Unabhängig von ihren pharmakologischen Eigenschaften bezüglich der β_1-Selektivität bzw. β_1-β_2-Rezeptorenblockade, dem Vorhandensein einer sympathomimetischen oder membranstabilisierenden Eigenschaft, oder ihren Plasmahalbwertszeiten wiesen alle hier untersuchten β-Rezeptorenblocker in Ruhe sowie während Ergometrie eine gleichstarke blutdrucksenkende Wirksamkeit auf, wenn mit äquivalenten Dosen behandelt wurde. Dieses gilt auch für längerdauernde submaximale Belastungen. Die hier vorgelegten Untersuchungen stimmen überein mit den Ergebnissen von Harry et al. [174], die für vier verschiedene β-Rezeptorenblocker einen gleich starken Effekt während körperlicher Arbeit fanden.

Die hier durch auskultatorische Messungen des Blutdruckes nachgewiesenen therapiebedingten Senkungen des systolischen und diastolischen Blutdruckes während Ergometrie stimmen sehr gut überein mit denen von Watson et al. [442] invasiv gewonnenen Daten während einer Langzeitbehandlung mit β-Rezeptorenblockern. Während körperlicher Arbeit wurde der Blutdruck von 205/113 mm Hg auf 183/99 mm Hg gesenkt, was einer prozentualen Senkung des systolischen um 11% und des diastolischen Blutdruckes um 12% entspricht. Die diastolische Senkung entspricht exakt den hier berichteten Resultaten (Tabelle 46), wogegen die systolische Senkung geringer ausfiel.

Für die praktische Blutdruckbehandlung von besonderer Bedeutung sind die hier vorgelegten Untersuchungen zur Wirkdauer einer einmaligen morgendlichen Gabe von β-Rezeptorenblockern auf den Blutdruck bei chronischer Behandlung. Alle drei β-Rezeptorenblocker senkten trotz unterschiedlicher Plasmahalbwertszeiten und differierender Plasmaspiegel den Blutdruck und die Herzfrequenz 2 und 8 Stunden nach der Tabletteneinnahme gleichstark und signifikant. Dieses galt sowohl in Ruhe als auch während und nach Ergometrie. Auch nach 24 Stunden war der diastolische Blutdruck noch nahezu unverändert. Der systolische Blutdruck und die Herzfrequenz waren dagegen 24 Stunden nach letzter Einnahme im Vergleich zur Wirkung von 2 und 8 Stunden während der Ergometrie unter Metoprolol noch um 49,3%, unter Atenolol um 58,9%, aber unter Nadolol unverändert gesenkt.

Diese Untersuchungen weisen nach, daß β-Rezeptorenblocker auch bei einmaliger morgendlicher Einnahme und unabhängig von den pharmakologischen Eigenschaften den Blutdruck über den ganzen Tag ohne Wirkungsverlust senken. Dieses gilt sowohl unter Ruhebedingungen, aber mehr noch auch während physischem und psychischem Streß. Deshalb sollte die gesamte Tagesdosis eines β-Rezeptorenblockers als morgendliche Gabe verabreicht werden, wodurch die Therapiesicherheit durch eine Verbesserung der Patienten-Compliance [443] wesentlich erhöht wird.

Wie die Nachuntersuchungen nach einem Jahr unter β-Rezeptorenblockade zeigen, weisen die Substanzen auch keinen Gewöhnungseffekt auf. Sowohl unter

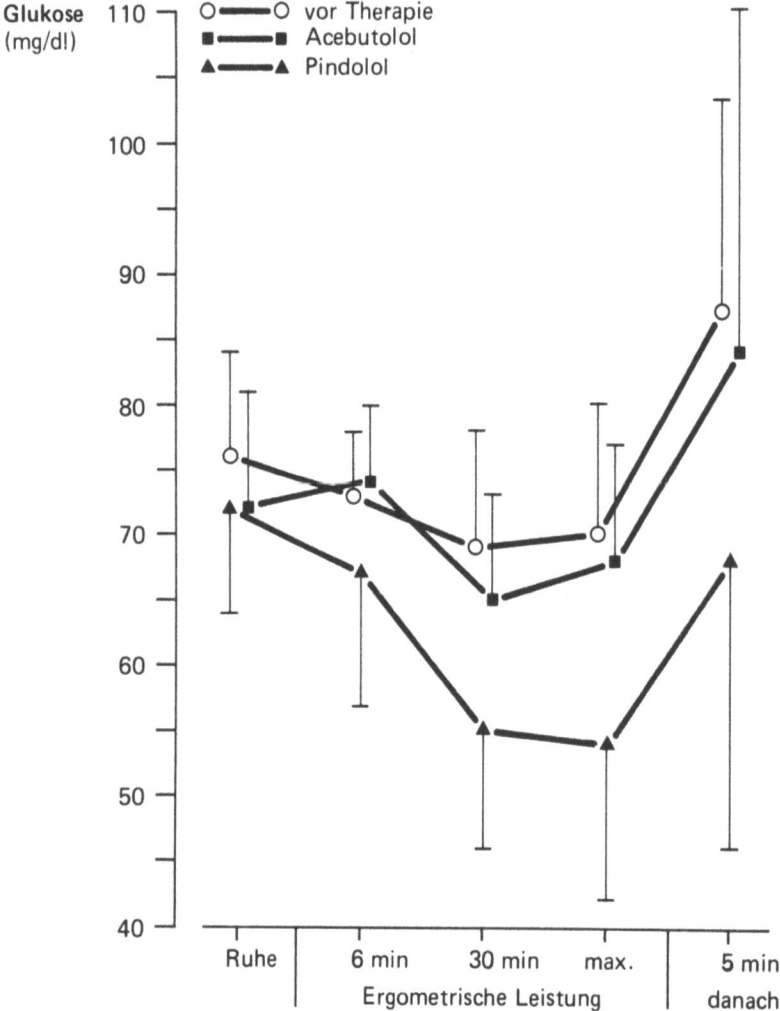

Abb. 63: Blutzucker vor und während einer vierwöchigen Therapie mit 500 mg Acebutolol bzw. 15 mg Pindolol unter Ruhebedingungen sowie während und nach Ergometrie

Ruhebedingungen als auch während und nach Ergometrie ließ sich eine gleichstarke antihypertensive Wirksamkeit nachweisen.

Die Effektivität einer antihypertensiven Behandlung hängt im wesentlichen auch von der Nebenwirkungsrate ab. In der Literatur wird für β-Rezeptorenblocker übereinstimmend eine niedrige Nebenwirkungsrate von ungefähr 10% [58, 161, 228] angegeben. Andere Sympatholytika weisen eine wesentlich höhere Nebenwirkungsrate von 30–50% auf [160, 340]. Aber auch Diuretika weisen, wie eine 1981 publizierte große englische Studie zeigt, im Vergleich zu β-Rezeptorenblockern eine z. B. signifikant höhere Rate an Impotenz auf. Als häufigste Nebenwirkung der β-Rezeptorenblocker wird eine verstärkte Darmmotalität [165] angegeben, die aber häufig nur vorübergehender Natur ist. Letzteres gilt natür-

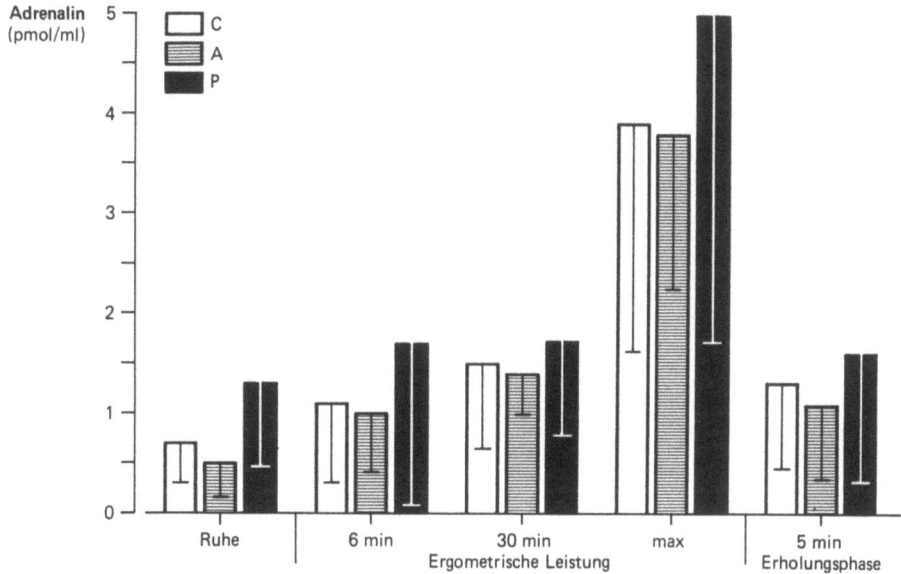

Abb. 64: Plasmaadrenalinkonzentration vor und während einer vierwöchigen Therapie mit 500 mg Acebutolol bzw. 15 mg Pindolol unter Ruhebedingungen sowie während und nach Ergometrie

lich nicht für eine mögliche Verschlechterung einer Obstruktion bei Asthma bronchiale. Die Besprechung möglicher bradykarder Komplikationen bzw. negativinotroper Wirkungen erfolgt in Kapitel III. 6.2. und 6.3.

β-Rezeptorenblocker unterscheiden sich von anderen antihypertensiv wirkenden Substanzen auch durch das Fehlen von sonst bekannten Nebenwirkungen wie Blutdruckabfall im Stehen oder nach körperlicher Belastung. Besonders erwähnt werden muß auch, daß die Fahreigenschaften von Kraftfahrern durch β-Rezeptorenblocker nicht beeinflußt werden und es sogar zu einer signifikanten Verbesserung der Konzentrations- und Reaktionsbelastung kommen kann [311]. Darüber hinaus beeinflussen die β_1-selektiven Rezeptorenblocker im Gegensatz zu den Gemischt-Rezeptorenblockern auch nicht die körperliche Leistungsfähigkeit, die von einer adäquaten O_2-Aufnahme und einem unbeeinträchtigten Energiestoffwechsel wesentlich bestimmt wird [15, 121].

Wie die Abbildung 63 jedoch zeigt, kommt es unter dem β_1-β_2-Rezeptorenblocker Pindolol im Gegensatz zum β_1-selektiven Rezeptorenblocker Acebutolol schon während submaximaler, andauernder Arbeit zu einem signifikanten Abfall des Blutzuckers bis in den hypoglykämischen Bereich [129], da die Kohlenhydratfreisetzung im Skelettmuskel überwiegend durch β_1-Rezeptoren vermittelt wird [11, 129]. Die anläßlich dieser Untersuchung nachgewiesene erhöhte Plasmaadrenalinkonzentration [137] (Abb. 64) und der starke Anstieg des adrenokortikotropen Hormons [129] (Abb. 65) allein unter Pindolol sind als kompensatorischer Versuch anzusehen, die im Vergleich zum β_1-selektiven Rezeptorenblocker Acebutolol stärker eingeschränkte Glykogennolyse zu kompensieren und der Hypoglykämie entgegenzuwirken.

Diese Beeinträchtigung des Kohlenhydratstoffwechsels durch β_1-β_2-Rezeptorenblocker bedeutet gleichzeitig eine Einschränkung der körperlichen Lei-

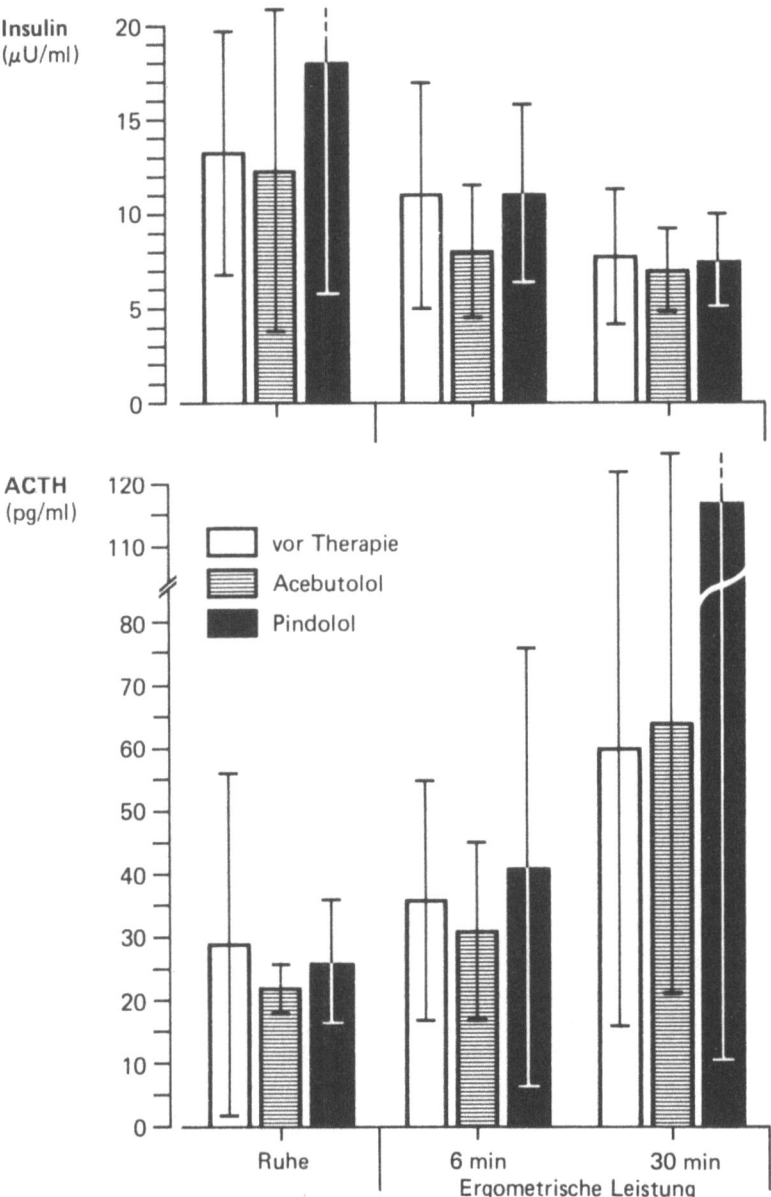

Abb. 65: Plasma-Insulin- und ACTH-Konzentration vor und während einer vierwöchigen Therapie mit 500 mg Acebutolol bzw. 15 mg Pindolol unter Ruhebedingungen sowie während Ergometrie (6 min bei 100 Watt und 30 min im Steady-state)

stungsfähigkeit [131] und erklärt die nicht selten beklagten Muskelschmerzen der Patienten. Dies gilt um so mehr, da die O_2-Aufnahme im submaximalen Bereich durch die β-Rezeptorenblocker nicht beeinflußt wird [118, 137]. Die maximale O_2-Aufnahme wird allerdings durch den β_1-β_2-Rezeptorenblocker Pindolol mit 14% im Vergleich zum β_1-selektiven Rezeptorenblocker Acebutolol mit 5% stärker beeinflußt [137].

Es wurde wiederholt über die Beeinflussung des Lipidstoffwechsels durch β-Rezeptorenblocker [38, 138, 265] berichtet. Ob diese jedoch im Sinne einer Induzierung eines kardiovaskulären Risikofaktors von klinischer Bedeutung ist, muß noch in Langzeituntersuchungen überprüft werden. Zum gegenwärtigen Zeitpunkt sollte jedoch für die tägliche Praxis die Konsequenz gezogen werden, bei der Indikation zur Langzeittherapie mit β-Rezeptorenblockern routinemäßig einmal vor und während der Behandlung eine Kontrolle des Lipidstoffwechsels durchzuführen [138].

Die hier vorgelegten, vergleichenden Studien zur Beeinflussung überhöhter Blutdrücke während Ergometrie durch Diuretika und β-Rezeptorenblocker zeigten ebenfalls eindeutig, daß neben anderen blutdrucksenkenden Medikamenten (s. Kap. III.2.) auch Diuretika die überhöhten Belastungsblutdrücke nicht befriedigend senken können und sich den β-Rezeptorenblockern deutlich unterlegen zeigten. Dabei muß besonders auf die Tatsache hingewiesen werden, daß unter Ruhebedingungen sowohl die Diuretika als auch die β-Rezeptorenblocker annähernd gleichstark und signifikant den Blutdruck senkten. Dieses wird auch durch eine von Silvertson et al. [393] durchgeführte vergleichende Studie zwischen 25 mg Mefrusid und 100 bis 400 mg Atenolol täglich belegt. Weder nach 6 Wochen noch nach 6 Monaten konnte eine signifikant unterschiedlich starke Blutdrucksenkung unter Ruhebedingungen nachgewiesen werden. Die Therapie mit dem Diuretikum Mefrusid bewirkte eine Blutdrucksenkung von vorher 172/103 mm Hg auf 147/93 mm Hg, wogegen der β-Rezeptorenblocker Atenolol den Blutdruck der Vergleichsgruppe von 179/104 mm Hg auf 145/88 mm Hg senkte.

In zahlreichen anderen Studien auf der ganzen Welt konnte gezeigt werden, daß β-Rezeptorenblocker und Diuretika bei der leichten bis mittleren arteriellen Hypertonie eine annähernd gleichstarke blutdrucksenkende Wirkung unter Ruhebedingungen entwickeln [14, 57, 72, 75, 124, 144, 222, 242, 302, 337]. Deshalb galten beide Substanzgruppen als gleichwertig bei der Monotherapie der leichten bis mittleren arteriellen Hypertonie.

5.2. Kardioprotektive Wirkung von β-Rezeptorenblockern

Nun ist es aber so, daß Hochdruckkranke nicht nur durch überhöhte Blutdruckwerte unter Ruhebedingungen gefährdet sind. Vielmehr wird das vaskuläre Risiko bei Hochdruckkranken wesentlich mitbestimmt durch die Häufigkeit, das Ausmaß und die Zeitdauer der durch alltägliche Belastungen hervorgerufenen Blutdruckanstiege und deren verzögertem Rückgang auf Ausgangswerte. Dieses ist bezüglich der Gefahr akuter Ereignisse bei gleichzeitiger koronarer Herzkrankheit offenkundig, dürfte aber auch für die Progredienz vaskulärer Folgeerkrankungen gelten (s. Kap. III.1.). Die nicht vorhandene Senkung der überhöhten Belastungsblutdrücke durch Diuretika ist jedoch nicht nur für alle in Beruf und Freizeit körperlich aktiven Hochdruckkranken von großer klinischer Bedeutung, sondern ganz besonders für jene Patienten, bei denen gleichzeitig eine koronare Herzkrankheit besteht und die z. B. ein rehabilitatives Trainingsprogramm durchführen. Für sie dürfte durch die übermäßigen Blutdruckanstiege während körperlicher Arbeit trotz der antihypertensiven Therapie mit Diuretika ein erhöhtes kardiovaskuläres Risiko bestehen, da die überhöhten Belastungsblutdrücke gleichzeitig einen überhöhten myokardialen O_2-Verbrauch bedeuten. Bedenkt man, daß bei einem Großteil der Hochdruckpatienten mit noch okkulten bzw. manifesten Koronarstenosen zu rechnen ist [334], so wird speziell für diese Patientengruppe die große Gefährdung durch überhöhte Belastungsblutdrücke deutlich.

Unter diesem Gesichtspunkt kommt der signifikanten Senkung des systolischen und diastolischen Blutdruckes und des Doppelproduktes bis in den normotensiven Bereich während und nach Ergometrie durch β-Rezeptorenblocker eine besondere Bedeutung zu.

Es ist sicher hochinteressant, darüber zu spekulieren, warum in neueren Studien mit überwiegender β-Rezeptorenblockerbehandlung die Morbidität und Mortalität an Herzinfarkten bei Hochdruckkranken gesenkt werden konnten [32, 262, 405, 413]. Frühere Untersuchungen unter überwiegender Diuretikagabe zeigten überraschenderweise, daß trotz signifikanter Senkung der Gesamtmortalität eine Abnahme der Inzidienz an Myokardinfarkten durch eine antihypertensive Therapie bei Hochdruckkranken nicht erreicht werden konnte [26, 191, 430–433]. Dieser Tatbestand wurde auch durch eine neuere klinische Studie mit Thiaziddiuretika bestätigt [310].

Als Erklärung bieten sich zum einen die elektrophysiologischen Eigenschaften der β-Rezeptorenblocker [273, 385] und deren günstiger Effekt auf die Freien Fettsäuren [322] und die Plasmakaliumkonzentration an. So konnte in einer Vielzahl von Studien gezeigt werden, daß durch Diuretika erzeugte Hypokaliämien hochgradigen Arrhythmien der Boden bereitet werden kann [194, 419]. Holland et al. [194] berichteten, daß von 21 Patienten ohne Herzkrankheiten, die zur Hochdruckbehandlung 2mal 50 mg Hydrochlorothiazid erhielten, 7 komplexe, ventrikuläre Ektopien höherer Lown-Grade entwickelten, die durch eine Spironolactone-Therapie wieder signifikant reduziert werden konnten.

Da die früheren Studien überwiegend mit Diuretika durchgeführt wurden, glaubten Glück et al. [155], den Mißerfolg der antihypertensiven Behandlung bezüglich der koronaren Herzkrankheit auf die negative Beeinflussung der Lipoproteinfraktionen durch Diuretika [5, 309] zurückführen zu können.

Diese Erklärung scheint insofern unwahrscheinlich zu sein, da in letzter Zeit auch für β-Rezeptorenblocker nachgewiesen werden konnte [38, 138, 265], daß sie die Lipoproteinfraktionen negativ beeinflussen. Dennoch ergaben neuere Studien, daß die Gesamtinfarktrate und die Rate an tödlichen Herzinfarkten unter den Hochdruckkranken, die mit β-Rezeptorenblockern therapiert waren, signifikant gesenkt werden konnte [262]. Auch die Göteborger Studie [32] zeigte, daß eine antihypertensive Behandlung mit β-Rezeptorenblockern schwerwiegende kardiovaskuläre Komplikationen schon nach einer Nachuntersuchungszeit von 4,3 Jahren bei Patienten im Alter zwischen 47 und 54 Jahren verhindern kann. Weiterhin konnte gezeigt werden, daß auch unabhängig von dem Vorhandensein einer arteriellen Hypertonie die Mortalität nach Herzinfarkt durch β-Rezeptorenblockern signifikant gesenkt werden konnte [6, 8].

Es ist durchaus möglich, daß der unterschiedliche Einfluß von β-Rezeptorenblockern und Diuretika auf den Verlauf der koronaren Herzkrankheit durch ihren unterschiedlichen Effekt auf den Belastungsblutdruck hervorgerufen wird. Dieses erscheint insofern sogar wahrscheinlicher als die anderen Erklärungsmöglichkeiten zu sein, da die Gefährdung des Koronarkranken mitbestimmt wird durch das Ausmaß der myokardialen Hypoxie, welches wiederum von der Größe des Doppelproduktes abhängt. Das Doppelprodukt wird nun durch β-Rezeptorenblocker hochsignifikant und durch Diuretika nicht gesenkt. Somit wird unter Diuretika-Behandlung die Hypoxietoleranzschwelle mit der Gefahr eines myokardialen Infarktes oder hypoxisch bedingter tödlicher Rhythmusstörungen leichter überschritten.

In einer prospektiven Studie an 169 Hochdruckkranken ohne erkennbare koronare Herzkrankheit konnte Stewart [405] zeigen, daß nach 5 Jahren die Erstinfarktrate mit 7,5% bei den 121 mit β-Rezeptorenblockern behandelten Patienten signifikant niedriger lag im Vergleich zu den 31% der 48 Patienten, die mit konventionellen Antihypertensiva behandelt worden waren.

Es ist keine Frage, daß Koronarkranke durch das Auftreten letaler Rhythmusstörungen gefährdet sind [36]. Untersuchungen von Baroldi et al. [25] zeigen jedoch deutlich, daß diese Gefahr in einem hohen Maße auch für Patienten mit schon bestehenden aber noch nicht manifest gewordenen Stenosen gilt. Sie berichteten über 208 Personen, die unter Zeugen plötzlich und unerwartet verstarben. Alle gingen zum Zeitpunkt des Todes einer normalen, täglichen Tätigkeit nach, hatten keinerlei Anamnese für eine koronare Herzkrankheit und befanden sich somit nicht unter ärztlicher Überwachung. Von den 208 akut verstorbenen Patienten wiesen 157 hochgradige Koronarstenosen (53 Eingefäß-, 60 Zweigefäß- und 44 Dreigefäßerkrankungen) und 23 mittelgradige Stenosen auf, wogegen nur 28 einen unauffälligen Koronarbefund zeigten. Als Todesursache konnte nur bei 35 Patienten ein akuter Infarkt vermutet werden. Die Ergebnisse weisen zum einen noch einmal deutlich auf die Gefahr eines plötzlichen Herztodes durch hypoxisch bedingte Rhythmusstörungen hin. Zum anderen aber zeigt sich, daß der Patient häufig nicht durch klinische Symptome vor dieser Gefahr gewarnt wird, die sich bei einem großen Teil der Hochdruckkranken im Sinne einer koronaren Herzkrankheit entwickelt [334]. Die ausgeprägte Senkung der Belastungsblutdrücke und somit der hypoxisch bedingten Komplikationen könnten die kardioprotektive Wirkung der β-Rezeptorenblocker besonders bei der Hochdruckbehandlung erklären (s. Kap. III. 6.3.).

5.3. Bedeutung einer kombinierten β-Rezeptoren-Diuretikum-Therapie

Groß [163] hat 1974 im American Journal of Cardiology die Anforderungen, die an ein ideales Antihypertensivum gestellt werden müssen, formuliert:

1. Zuverlässige, nicht zu prompte, im Liegen und Stehen gleichmäßige Blutdrucksenkung.

2. Wirkungsdauer über 12 bis 24 Stunden.

3. Wirksamkeit nach oraler Applikation.

4. Keine negativ inotrope Herzwirkung, keine Tachykardie.

5. Keine Gewöhnung.

6. Keine oder nur geringe Nebenwirkungen.
   Keine Beeinträchtigung der körperlichen und geistigen Leistungsfähigkeit.

7. Geeignet für die Langzeitbehandlung.

Bewertet man nun die β-Rezeptorenblocker anhand dieses Anforderungskataloges, so muß man sagen, daß sie nahezu alle Forderungen erfüllen.

Hieraus könnte man den falschen Schluß ziehen, daß das ideale Antihypertonikum gefunden sei. Nun ist es leider so, daß nur in ungefähr 40% der Patienten damit zu rechnen ist, daß durch eine Monotherapie mit β-Rezeptorenblockern eine befriedigende Blutdruckeinstellung erzielt werden kann [58]. Von Prichard [338] wurde darauf hingewiesen, daß das individuell schlechte Ansprechen von β-Rezeptorenblockern durch eine Wasserretention hervorgerufen wird.

In diesem Zusammenhang sind von besonderem Interesse die 1979 von Rasmussen et al. [343] durchgeführten Untersuchungen über die Extrazellularflüssigkeit bei Hochdruckkranken unter β-Rezeptorenblockerbehandlung. Bei den β-Blocker-Respondern kam es zu einer insignifikanten Zunahme des extrazellulären Flüssigkeitsraumes von nur 205 ml, wogegen bei den Nonrespondern eine hochsignifikante, 6%ige Zunahme von 1025 ml zu verzeichnen war. Wichtig in diesem Zusammenhang war, daß die Gruppe der Nonresponder im Mittel 20 Jahre älter war. Bei diesem Kollektiv konnte durch die zusätzliche Gabe eines Diuretikums sowohl eine Normalisierung der Extrazellularflüssigkeit als auch eine Normalisierung des Blutdruckes erreicht werden. Somit ist bei einem größeren Anteil der Patienten und mit zunehmendem Alter häufiger damit zu rechnen, daß die β-Rezeptorenblockerbehandlung mit einem Diuretikum kombiniert werden muß.

Die besondere Bedeutung der Diuretika in der Hochdruckbehandlung liegt somit in der hervorragenden Kombinierbarkeit mit β-Rezeptorenblockern [189, 312, 321, 341, 436, 446]. Wie die hier vorgelegten Studien zeigen, gilt die Verstärkung der antihypertensiven Wirkung von β-Rezeptorenblockern durch Diuretika nicht nur unter Ruhebedingungen, sondern auch ganz besonders während ergometrischer Leistung, indem es zu einer signifikant stärkeren diastolischen Blutdrucksenkung während und nach Ergometrie kommt. Dieses konnte für die freie Kombination des β-Rezeptorenblockers Acebutolol sowohl mit Hydrochlorothiazid/Amilorid als auch mit Mefrusid nachgewiesen werden.

Als Erklärung für die verstärkende blutdrucksenkende Wirkung von β-Rezeptorenblockern und Diuretika kann der grundsätzlich unterschiedliche antihypertensive Wirkungsmechanismus herangezogen werden. Für β-Rezeptorenblocker konnte selbst noch nach Langzeitbehandlung anhand von hämodynamischen Studien nachgewiesen werden, daß sie den die arterielle Hypertonie charakterisierenden überhöhten peripheren Gefäßwiderstand nicht wesentlich oder gar nicht senken können [274, 277, 278, 280, 368, 415]. Weiterhin zeigte sich, daß es bei einigen β-Rezeptorenblockern während körperlicher Arbeit zu einem therapiebedingten zusätzlichen Anstieg der Noradrenalinkonzentration im Plasma kommen kann [76, 123, 126, 162, 171, 207, 327]. Dieser könnte über α-Rezeptoren zu einer Engstellung der Arteriolen und somit Erhöhung des totalen peripheren Widerstandes führen.

Auf der anderen Seite konnte für Diuretika nachgewiesen werden, daß sie auch während der Ergometrie den totalen peripheren Gefäßwiderstand signifikant senken können [276], und zwar möglicherweise dadurch, daß die pressorische Wirkung von Noradrenalin auf die Gefäßmuskulatur abgeschwächt wird [329]. β-Rezeptorenblocker wiederum wirken den von Diuretika gegenregulativ ausgelösten Mechanismen wie Steigerung des Renin-Angiotensin-Aldesteron-Systems effektiv entgegen [56, 122]. Das heißt, der Wirkmodus der Kombination beruht zu einem wesentlichen Teil darauf, daß die gegenregulativen Maßnahmen der Einzelsubstanzen durch die Kombination abgeschwächt bzw. egalisiert werden. Aber auch mögliche Nebenwirkungen von Diuretika, wie die Abnahme der Plasmakaliumkonzentration [194, 419], oder die Natriumvolumenverminderung [46], die über eine erhöhte Blutviskosität die Tendenz zur Thrombozytenaggregation steigert, werden durch β-Rezeptorenblocker abgeschwächt oder treten nicht auf. So bewirken β-Rezeptorenblocker eine Herabsetzung der Blutviskosität [333] und der Thrombozytenaggregation [55].

Wie die Studie mit der fixen Kombination aus Timolol und Hydrochlorothiazid/ Amilorid bei 21 der insgesamt 32 Patienten eindrucksvoll belegt, kann darüberhinaus bei einer Kombination ein guter blutdrucksenkender Effekt mit relativ geringen Einzeldosen [98, 112, 164, 323, 341, 441, 454] erzielt werden. Die Verringerung der jeweiligen Einzeldosis hat ihren großen Wert darin, daß die zu erwartenden Nebenwirkungen geringer sein dürften.

Somit ergibt sich zwangsläufig die Frage, ob nicht grundsätzlich die antihypertensive Therapie mit einer kombinierten Behandlung aus β-Rezeptorenblockern und Diuretika begonnen werden sollte, da sich die antihypertensiven Wirkmechanismen der β-Rezeptorenblocker und Diuretika geradezu in idealer Weise ergänzen.

5.4. Beurteilung einer Mono- bzw. Kombinationstherapie

Die vorgelegten Ergebnisse zeigen deutlich, daß die ergometrische Kontrolle einer antihypertensiven Therapie auch in der Lage ist, zwei für die tägliche Praxis wichtige Fragen zu beantworten:

1. Ist eine Erhöhung der Dosierung einer bereits bestehenden Therapie nötig aber auch therapeutisch nützlich?
2. Ist die Gabe eines zusätzlichen Antihypertonikums notwendig und erhöht es die blutdrucksenkende Wirkung?

Es ist nicht überraschend, daß sich die Ergometrie auch hier als sehr nützlich erweist, da der Ruhewert auch während einer antihypertensiven Behandlung durch emotionale Einflüsse erhöht werden kann, indem der Patient unruhig auf das Therapieergebnis wartet.

5.5. Schlußfolgerungen für die Praxis

1. Hochdruckkranke sind nicht nur gefährdet durch den erhöhten Blutdruck unter Ruhebedingungen, sondern auch ganz besonders durch Blutdruckanstiege, hervorgerufen durch alltägliche Belastungen.
2. Es zeigt sich, daß aus der Höhe des Ruheblutdruckes keine Rückschlüsse auf das Ausmaß der Arbeitsblutdrücke und somit des vaskulären Risikos möglich sind.
3. Ergibt die ergometrische Untersuchung überhöhte Blutdruckanstiege, so ist, besonders bei gleichzeitigem Nachweis einer koronaren Herzkrankheit, eine konsequente antihypertensive Therapie einzuleiten.
4. Dabei ist darauf zu achten, daß ein befriedigender antihypertensiver Effekt unter Ruhebedingungen nicht bedeutet, daß der Blutdruck auch während körperlicher Arbeit zufriedenstellend gesenkt ist, wie dieses für Diuretika, Reserpinderivate, Clonidin und α-Methyldopa gezeigt werden konnte.
5. Deshalb sollte die antihypertensive Wirksamkeit einer Therapie durch eine Kontroll-Ergometrie überprüft werden. Hierdurch läßt sich auch die Dosierung einer Monosubstanz und die Beantwortung der Frage nach der Notwendigkeit einer Kombination erleichtern.
6. So senken β-Rezeptorenblocker im Gegensatz zu Diuretika signifikant den überhöhten Belastungsblutdruck und myokardialen O_2-Verbrauch und sollten deshalb bei fehlender Kontraindikation als Mittel der ersten Wahl bei der Behandlung der leichten bis mittleren arteriellen Hypertonie besonders jugendlicher Hochdruckkranker gelten.
7. Dabei senken β-Rezeptorenblocker bei chronischer Behandlung unabhängig von den unterschiedlichen pharmakologischen Eigenschaften den Blutdruck und die Herzfrequenz 2 und 8 Stunden nach der morgendlichen Tabletteneinnahme gleichstark und somit ohne Wirkungsverlust über den ganzen Tag.
8. Dieses gilt vor allen Dingen auch für die Blutdruckanstiege während alltäglicher Belastungen, die dem hier gewählten ergometrischen Leistungsbereich von 50–100 Watt entsprechen.
9. Zur Behandlung des hohen Blutdruckes mit β-Rezeptorenblockern sollte deshalb die gesamte Tagesdosis als morgendliche Gabe verabreicht werden, wodurch die Therapiesicherheit infolge einer Verbesserung der Patienten-Compliance wesentlich erhöht wird.
10. Die besondere Bedeutung der Diuretika in der Hochdruckbehandlung liegt in der hervorragenden Kombinierbarkeit mit β-Rezeptorenblockern, indem sie die blutdrucksenkende Wirkung verstärken. Die kombinierte Behandlung empfiehlt sich besonders mit zunehmendem Alter der Patienten.

6. Behandlung des hohen Blutdruckes im Alter mit β-Rezeptorenblockern und Diuretika

Wie die Ergebnisse in Kapitel II.3.2., 6.1. und 7.1. zeigen, weisen besonders ältere Hochdruckkranke deutlich überhöhte Belastungsblutdrücke verbunden mit einem deutlich gesteigerten myokardialen O_2-Verbrauch auf. Da gerade bei ihnen mit bereits vorhandenen Folgekrankheiten der arteriellen Hypertonie zu rechnen ist, dürften durch die übermäßigen Blutdruckanstiege während körperlicher Arbeit ein erhöhtes Risiko einer myokardialen Hypoxie und cerebraler Gefäßkomplikationen bestehen. Nach dem heute noch überwiegend praktizierten Vorgehen wird die medikamentöse Hochdruckbehandlung bei älteren Patienten in der Regel mit einem Diuretikum begonnen. Da Diuretika jedoch die überhöhten Belastungsblutdrücke nicht signifikant senken können (s. Kap. III.4.), wurde bei insgesamt 43 älteren Hochdruckkranken geprüft, ob das für jüngere Patienten hervorragend geeignete kombinierte Behandlungsprinzip aus β-Rezeptorenblockern und Diuretika auch für ältere Patienten therapeutisch sinnvoll und anwendbar ist. Dabei wurde neben der Beeinflussung des Blutdruckverhaltens und des myokardialen O_2-Verbrauches und dessen Rückwirkung auf ischämisch bedingte ST-Streckensenkungen ganz besonderer Wert auf die Überprüfung möglicher EKG-Veränderungen im Sinne von bradykarden Herzrhythmusstörungen gelegt.

6.1. Fixe Kombination aus Metipranolol und Butizid

6.1.1. Patientengut und Methodik

Zunächst wurden 13 Hochdruckkranke (12 Männer und 1 Frau) mit einer essentiellen Hypertonie des Schweregrades I–II (WHO) und einem mittleren Lebensalter von 56,1 Jahren (41–65 Jahre) untersucht [114].
Nach der Eingangsuntersuchung ohne Antihypertensiva wurden 11 der Patienten mit täglich 1 Tablette bestehend aus 20 mg des β-Rezeptorenblockers Metipranolol und 2,5 mg des Diuretikums Butizid, 2 der Patienten mit täglich 2 Tabletten der fixen Kombination behandelt.
Die Patienten wurden während der Therapie unter gleichen standardisierten Bedingungen zweimal nach 6 Wochen und nach 6 Monaten nachuntersucht.

6.1.2. Blutdruck- und Herzfrequenzverhalten

Bereits durch die 6wöchige Kombinationsbehandlung ließ sich eine hochsignifikante Senkung ($p < 0,001$) des systolischen und diastolischen Blutdruckes sowohl in Ruhe als auch während und nach Ergometrie nachweisen (Tabelle 53, Abb. 66). Auch war die Herzfrequenz in Ruhe sowie vor und nach Ergometrie signifikant ($p < 0,05 - p < 0,01$) gesenkt. Geht man von dem oberen Grenzwert für das ältere Kollektiv von 215/105 mm Hg bei 100 Watt aus (s. Kap. II.2.5.), so ließ sich bei diesen Patienten der Blutdruck nicht nur unter Ruhebedingungen sondern auch während der Ergometrie in den normotensiven Bereich senken.
Die Kontrolluntersuchung 6 Monate nach Behandlungsbeginn ergab eine im Mittel nahezu identische Senkung des Blutdruckes und der Herzfrequenz, so daß auf eine tabellarische Darstellung verzichtet wurde.
2 der Patienten klagten über Müdigkeit, 2 weitere über eine Leistungseinbuße

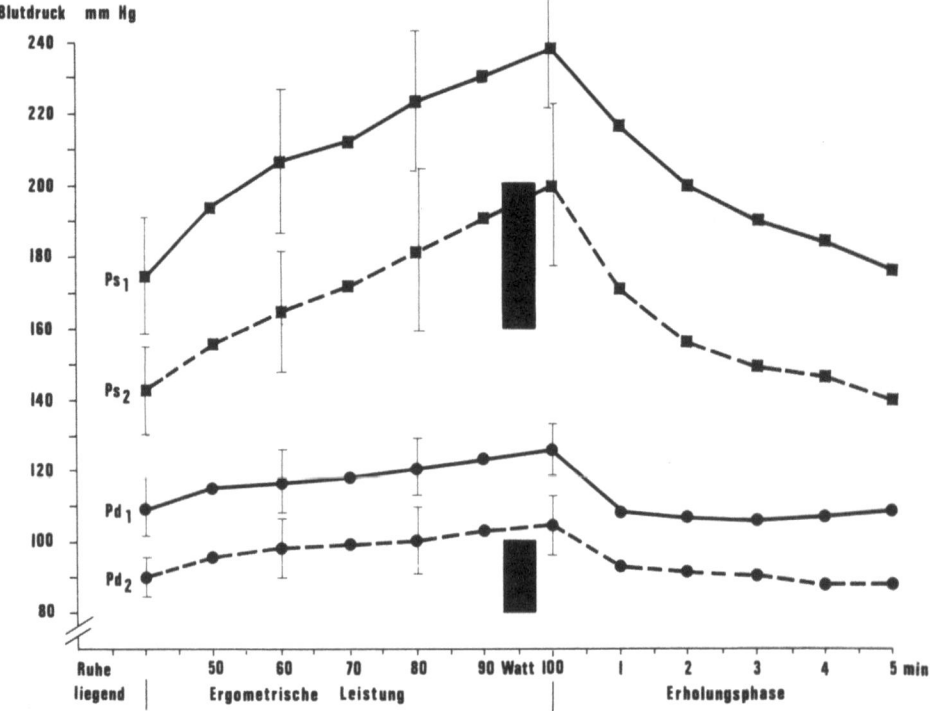

Abb. 66: Systolischer (■–■) und diastolischer (●–●) Blutdruck von 13 Hochdruckkranken vor (ausgezogene Linien) und während (gestrichelte Linien) einer Kombinationsbehandlung mit Metipranolol und Butizid. Die schwarzen Säulen geben für 100 Watt den Normalbereich des Blutdruckes an

während ihres körperlichen Trainings. Bei allen 4 Patienten verschwanden diese Beschwerden während der weiteren Behandlungsphase, ohne daß die Dosis reduziert bzw. die Behandlung abgebrochen werden mußte.

6.2. Fixe Kombination aus Timolol und Hydrochlorothiazid/ Amiloridhydrochlorid

Aufgrund des guten therapeutischen Erfolges und der guten Verträglichkeit der Medikation wurde eine weitere Studie mit älteren Hochdruckkranken, aber mit einem insgesamt größeren und älteren Kollektiv, durchgeführt. Dabei sollte zum einen nochmals die antihypertensive Wirksamkeit überprüft werden und zum anderen ganz besonderer Wert auf die Auswertungen möglicher EKG-Veränderungen im Sinne von bradykarden Rhythmusstörungen gelegt werden.

6.2.1. Patientengut

Es wurden insgesamt 30 Hochdruckkranke (8 Frauen und 22 Männer) mit einer essentiellen Hypertonie des Stadiums I–III (WHO) untersucht [133]. Dabei wurden nur jene Patienten aufgenommen, die die Altersgrenze von 50 Jahren überschritten hatten. Das Gesamtkollektiv wies ein mittleres Alter von 60,3 Jahren (51–74 Jahre) auf, wobei sich folgende Altersverteilung ergab: 50–55 Jahre, n = 10; 56–60 Jahre, n = 7; 61–65 Jahre, n = 6; 66–70 Jahre, n = 4; über 70 Jahre, n = 2. Die Patienten wiesen ein Gewicht von 77,6 ± 11,3 kg (nach Therapie 77,5 ± 11,5 kg) bei einer Körpergröße von 170,2 ± 7,5 cm auf.

Nach der Eingangsuntersuchung wurden die Patienten jeweils über 4 Wochen mit der fixen Diuretika-β-Rezeptorenblocker-Kombination bestehend aus 25 mg Hydrochlorothiazid/2,5 mg Amiloridhydrochlorid und 10 mg Timolol therapiert. Die gesamte Tagesdosis wurde jeweils als einmalige morgendliche Gabe verabreicht und betrug bei 4 Patienten ½ Tablette, bei 20 Patienten 1 Tablette, bei 2 Patienten 1½ Tabletten und bei 4 Patienten 2 Tabletten der fixen Kombination.

Die ergometrische Nachuntersuchung erfolgte zum gleichen Zeitpunkt wie die Eingangsuntersuchungen und zwar jeweils in der Zeit zwischen 15.00 und 18.00 Uhr. Dabei wurde der Blutdruck jeweils vom gleichen Untersucher mit dem gleichen geeichten Quecksilbermanometer gemessen.

6.2.2. Blutdruckverhalten

Die Tabelle 54 und Abbildung 67 zeigen das Blutdruckverhalten in Ruhe sowie während und nach Ergometrie. Entsprechend dem Verhalten jüngerer Hochdruckkranker zeigten auch die älteren Hypertoniker während körperlicher Arbeit deutlich unerhöhte Belastungsblutdrücke. Dabei lag der Blutdruck schon bei 50 Watt um 32 mm Hg systolisch und um 30 mm Hg diastolisch über den Werten eines altersentsprechenden normotensiven Vergleichskollektivs (p < 0,001), wobei der mittlere Blutdruck des Normalkollektivs für 100 Watt von 196 mm Hg systolisch von den älteren Hochdruckkranken bereits bei 50 Watt erreicht wurde. Der nicht kontinuierlich weiter ansteigende Blutdruck bei 90 und 100 Watt erklärt sich durch die Tatsache, daß nicht alle Patienten die letzten Leistungsstufen erreichten (Tab. 54).

Auch in der Erholungsphase nach Ergometrie fanden sich signifikant (p < 0,001) erhöhte Blutdruckwerte im Vergleich zum Normalkollektiv. Die antihypertensive Therapie mit der fixen β-Rezeptorenblocker-Diuretika-Kombination führte sowohl systolisch als auch diastolisch zu einer hochsignifikanten (p < 0,001) Senkung des Blutdruckes. Dabei war dieser unter allen Untersuchungsbedingungen, das heißt in Ruhe sowie während und nach Ergometrie bis in den normotensiven Bereich gesenkt. Dieses galt auch für den Stehdruck, der von vorher 169 ± 20/109 ± 10 mm Hg auf 136 ± 18/89 ± 12 mm Hg gesenkt wurde. Beim Vergleich dieses Wertes mit dem Liegendblutdruck nach Therapie von 139/89 mm Hg ergab sich somit kein weiterer orthostatisch bedingter, signifikanter Blutdruckabfall.

6.2.3. EKG-Befunde

Die Herzfrequenz wurde ebenfalls sowohl in Ruhe als auch während Ergometrie signifikant (p < 0,001) gesenkt (Tab. 54). Dabei ist besonders darauf hinzuweisen, daß die durch die β-Rezeptorenblocker hervorgerufene Herzfrequenzsen-

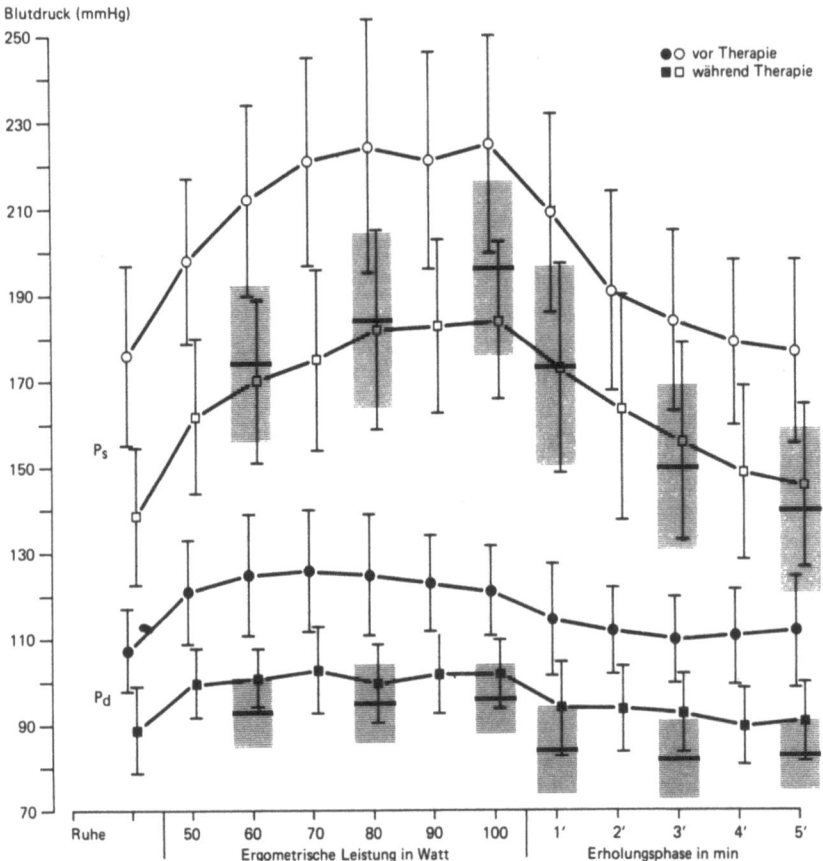

Abb. 67: Systolischer und diastolischer Blutdruck von 30 älteren ($\bar{x}$ 60,3 J.) Hochdruckkranken vor und während einer mehrwöchigen fixen Kombinationsbehandlung mit Timolol, Hydrochlorothiazid und Amilorid. Die Säulen geben den Normalbereich des Blutdruckes eines altersentsprechenden Normalkollektivs an

kung in Ruhe mit 20,3% und während Ergometrie mit 19,8 ± 1,4% im Vergleich zu anderen Studien mit wesentlich jüngeren Kollektiven [112, 118, 124, 129, 138] nicht stärker ausgeprägt war. Unter Ruhebedingungen fand sich bei 6 Patienten eine Herzfrequenz zwischen 40 und 50, bei 19 Patienten eine Herzfrequenz zwischen 51 und 60 und bei 5 Patienten eine Herzfrequenz zwischen 61 und 70 Schlägen/min.

Das Verhalten der PQ-Strecke in Ruhe und während Ergometrie und dessen Beeinflussung durch die β-Blocker-Diuretika-Kombination ist in Tabelle 55 dargestellt. Das Gesamtkollektiv wies vor Behandlung eine normale PQ-Zeit auf, die sich unter Ergometrie zunehmend, wenn auch gering verkürzte. Während der 4wöchigen Therapie mit β-Rezeptorenblockern kam es weder unter Ruhebedingungen noch während der Ergometrie zu einer signifikanten Verlängerung der PQ-Zeit, trotz der signifikanten Senkung der Herzfrequenz mit zum Teil unter 50 Schlägen/min. Bei keinem Patienten wurde durch die β-Rezeptorenblockerbehandlung ein AV-Block I.Grades bzw. II.Grades hervorgerufen. Bei einem

55jährigen Patienten bestand vor der Behandlung unter Ruhebedingungen ein AV-Block I. Grades mit 0,24 msec., der sich bei 70 Watt auf 0,2 msec. verkürzte. Während der Behandlung kam es zu keiner Verstärkung des AV-Blockes, und auch die entsprechende Verkürzung während der Ergometrie war weiterhin nachweisbar. Bei einem weiteren 51jährigen Patienten, der vor Behandlung unter Ruhebedingungen eine PQ-Zeit von 0,16 msec. aufwies, die sich bei 70 Watt auf 0,14 msec. verkürzte, fand sich eine Zunahme unter Ruhebedingungen auf 0,18 msec., die sich während der Ergometrie nicht verkürzte. Allerdings muß die deutliche Abnahme der Herzfrequenz von 90 Schlägen/min während der Therapie zu 121 min^{-1} vor Therapie berücksichtigt werden.

6.2.4. Myokardialer O_2-Verbrauch und ergometrische Belastbarkeit

Die Tabelle 56 und die Abbildung 68 enthalten das Doppelprodukt als Maß für den myokardialen O_2-Verbrauch in Ruhe sowie während und nach Ergometrie. Es zeigte sich, daß auch diese älteren Hochdruckkranken ein signifikant (p < 0,001) erhöhtes Doppelprodukt als Maß für den gesteigerten myokardialen O_2-Verbrauch aufwiesen [133]. Während der Therapie mit der fixen Kombination kam es sowohl unter Ruhebedingungen als auch während und nach Ergometrie zu einer hochsignifikanten (p < 0,001) Senkung des myokardialen O_2-Verbrauches. Diese betrug unter Ruhebedingungen 37,1%, während der Ergometrie 36,2% und in der Erholungsphase danach 34,2%, wodurch die Werte von Normalpersonen erreicht bzw. unterschritten wurden.

Bei insgesamt 14 Patienten dieses Kollektivs konnte vor Therapie eine koronare Herzkrankheit nachgewiesen werden und zwar bei 13 in Form von signifikanten ST-Streckensenkungen (mindestens 0,1 mV in 2 Brustwandableitungen) und bei einem Patienten, bei dem ein Linksschenkelblock bestand, aufgrund der reproduzierbaren belastungsabhängigen pectanginösen Beschwerden. Bei 6 dieser 14 Patienten mit koronarer Herzkrankheit ließ sich eindrucksvoll nachweisen, daß die therapiebedingte Senkung des Doppelproduktes auch klinisch relevant war. Vor der Behandlung wiesen sie neben einer ausgeprägten ST-Streckensenkung von im Mittel 0,27 ± 0,08 mV auch typische Beschwerden während der Ergometrie auf. Die Therapie bewirkte neben einer signifikanten Reduzierung der ST-Streckensenkung auf 0,12 ± 0,01 mV, daß 5 der 6 Patienten selbst bei 100 Watt nicht mehr über pectanginöse Beschwerden klagten, obwohl bei 2 von ihnen bei 80 Watt und bei einem bei 90 Watt die Ergometrie vor Therapie abgebrochen werden mußte. Nur ein Patient, der bereits bei 70 Watt über ausgeprägte pectanginöse Beschwerden klagte, verbunden mit einer ST-Streckensenkung von 0,3 mV in V 3 bis V 6, zeigte trotz Abnahme der ST-Streckensenkung eine nahezu unveränderte klinische Symptomatik. Bei ihm fand sich in der Kronarangiographie eine hochgradige 3-Gefäßerkrankung mit diffusen Veränderungen.

Bei 8 Patienten war vor der Therapie eine asymptomatische ST-Streckensenkung von im Mittel 0,12 ± 0,01 mV bei 100 Watt vorhanden, die während der Behandlung nicht mehr nachweisbar war.

Vergleicht man für alle 30 Patienten die körperliche Belastbarkeit anhand der erreichten Leistungsstufe vor und während Therapie, so fand sich folgendes Er-

$RR_{syst.} \times HF \times 10^2$

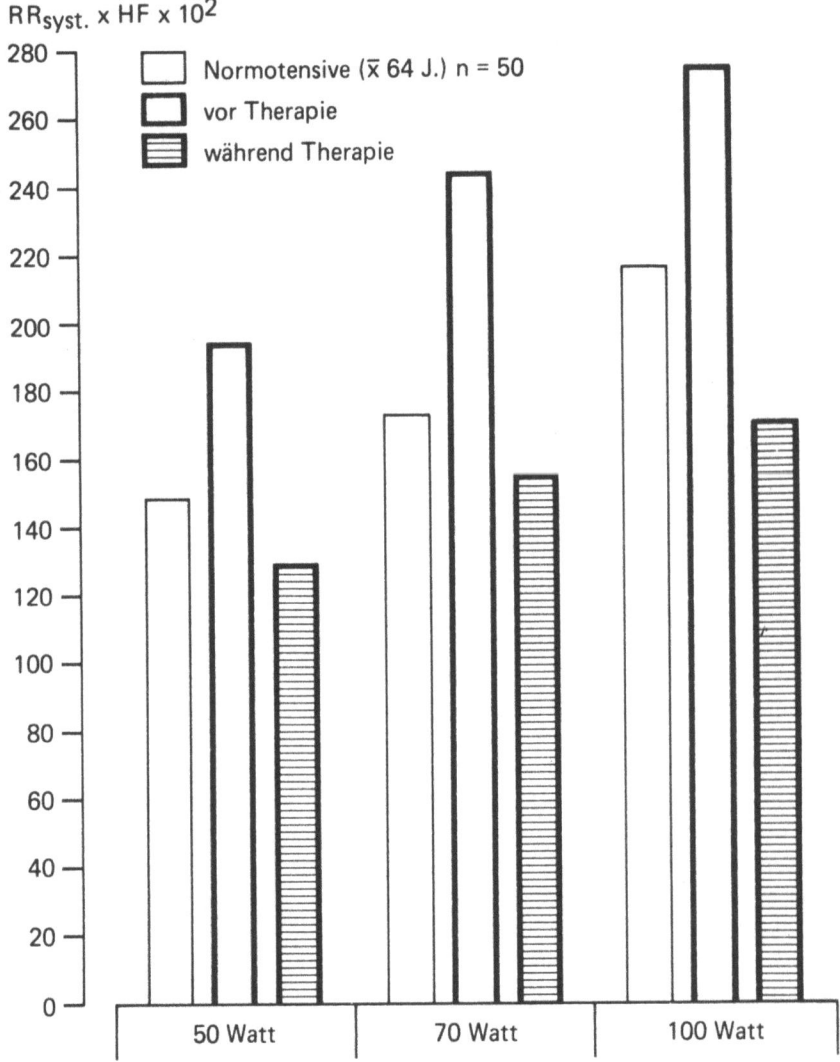

Abb. 68: Beeinflussung des Doppelproduktes als Maß für den myokardialen O_2-Verbrauch von 30 älteren ($\bar{x}$ 60,3 J.) Hochdruckkranken durch eine Kombinationsbehandlung mit Timolol, Hydrochlorothiazid und Amilorid

gebnis. Vor Therapie leisteten alle Patienten 70 Watt, 27 von ihnen noch 80 Watt, 20 noch 90 Watt und nur 17 erreichten 100 Watt. Von den 13 Patienten, die somit die letzte Leistungsstufe von 100 Watt aufgrund pectanginöser Beschwerden, starker Dyspnoe oder wegen exzessiver Blutdruckanstiege nicht erreichten, verschlechterte sich keiner während der Therapie. Vier erreichten die gleiche Leistungsstufe, wogegen drei eine um 10 Watt und 6 eine um 20 Watt höhere Leistungsstufe während der Therapie aufwiesen.

6.2.5. Nebenwirkungen

Es muß deutlich darauf hingewiesen werden, daß im Vergleich zu jüngeren Patienten in einem wesentlich größeren Prozentsatz Beschwerden von den Hochdruckkranken beklagt wurden. Dabei war auch die Intensität der Nebenwirkungen im Sinne von Müdigkeit, Antriebslosigkeit und in einzelnen Fällen auch von Schwindel wesentlich stärker ausgeprägt. Allerdings verschwanden diese Beschwerden oder reduzierten sich zumindest in starkem Maße im Verlauf der Behandlung, sodaß bei keinem die Dosis reduziert bzw. die Behandlung abgebrochen werden mußte.

6.3. Zusammenfassende Beurteilung

Es muß an blutdrucksenkende Medikamente die Anforderung gestellt werden, daß sie neben der Normalisierung des Blutdruckes unter Ruhebedingungen auch die überhöhten Blutdrücke bei körperlichen und psychischen Belastungen zufriedenstellend senken. Dieses ist jedoch, wie in Kapitel III.2. und 4. gezeigt, nicht bei allen unter Ruhebedingungen antihypertensiv wirkenden Substanzen der Fall.

Die fehlende Beeinflussung überhöhter Belastungsblutdrücke durch eine antihypertensive Therapie mit z. B. Diuretika ist aber gerade bei älteren Hochdruckkranken mit einem erhöhten Risiko einer myokardialen Hypoxie und cerebraler Gefäßkomplikationen verbunden [407, 416]. So weisen die älteren Hochdruckkranken schon auf den untersten Leistungsstufen von 50 Watt und Herzfrequenzen von unter $100 \, \text{min}^{-1}$ die absolut höchsten Blutdruckanstiege verbunden mit einem signifikant erhöhten myokardialen O_2-Verbrauch im Vergleich zu jüngeren Hochdruckkranken auf (Kap. II.7.). Wie die Abbildung 23 eindringlich verdeutlicht, läßt sich darüberhinaus anhand des Ruheblutdruckes das Ausmaß der Belastungsblutdrücke nicht vorhersagen.

Unter diesem Gesichtspunkt kommt der signifikanten Senkung des systolischen und diastolischen Blutdruckes und des Doppelproduktes bis in den normotensiven Bereich während und nach Ergometrie durch diese fixe β-Rezeptorenblocker-Diuretika-Kombination eine besondere Bedeutung zu. Dieses gilt besonders unter Berücksichtigung der Tatsache, daß mit zunehmendem Alter bei Hochdruckkranken eine koronare Herzerkrankung zu erwarten ist und diese durch überhöhte Belastungsblutdrücke bezüglich einer myokardialen Ischämie deshalb besonders gefährdet sind.

Daß dieses zutrifft und die hier nachgewiesene, therapiebedingte Senkung des erhöhten myokardialen O_2-Verbrauches auch von klinisch relevanter Bedeutung ist, konnte eindeutig bei den Patienten nachgewiesen werden, die zusätzlich eine koronare Herzerkrankung aufwiesen. Es fand sich ein signifikanter Rückgang der ST-Streckensenkung und der Häufigkeit der Angina-pectoris-Anfälle ohne zusätzliche, antianginöse Therapie. Hervorgerufen wurde diese objektive und subjektive Besserung des klinischen Befundes durch eine signifikante Senkung des Doppelproduktes, welches als zuverlässiges Maß des myokardialen O_2-Verbrauches angesehen werden kann [22, 235, 314, 369]. In zahlreichen Untersuchungen an Patienten mit koronarer Herzerkrankung konnte die positive Wirkung von β-Rezeptorenblockern auf die Belastbarkeit [418, 425] aufgrund einer signifikanten Senkung des Doppelproduktes [53, 224, 418] und somit einer Verbesserung des Verhältnisses zwischen O_2-Angebot und O_2-Bedarf [336] nachgewiesen werden.

Da Diuretika das Doppelprodukt und somit den myokardialen O_2-Verbrauch nicht senken können, erklärt sich möglicherweise das überraschende Ergebnis früherer epidemiologischer Untersuchungen (s. Kap. III.5.2.), nämlich daß trotz signifikanter Senkung der Gesamtmortalität, die Abnahme der Inzidienz an Myokardinfarkten durch eine antihypertensive Therapie bei Hochdruckkranken nicht erreicht werden konnte, durch den Umstand, daß diese Studien überwiegend mit Diuretika durchgeführt wurden. Eine neuere klinische Studie mit Thiazid-Diuretika [310] bei älteren Hochdruckkranken mit leichter arterieller Hypertonie zeigte darüberhinaus, daß diese Gruppe im Vergleich zu einer mit β-Rezeptorenblockern behandelten Gruppe und zu einer Kontrollgruppe eine signifikant erhöhte Mortalität aufwies, die durch einen Anstieg der Todesrate an Herzinfarkt bedingt war. Demgegenüber konnten wie bebereits erwähnt neuere, schwedische Studien zeigen, daß die antihypertensive Behandlung mit β-Rezeptorenblockern die Mortalität und Morbidität an koronarer Herzerkrankung senken kann.

Bedenkt man die mit zunehmendem Alter für die Hochdruckpatienten größer werdende Gefahr einer myokardialen Komplikation, was auch für die Schlaganfallsrate gilt, die zum Beispiel in der Altersklasse 55–64 Jahre dreimal so hoch ist wie in der Altersklasse 45–54 Jahre [173, 289], so muß gerade auch für ältere Hochdruckkranke eine konsequente antihypertensive Therapie mit β-Rezeptorenblockern gefordert werden. Dieses gilt um so mehr bei nachgewiesenen, überhöhten Belastungsblutdrücken.

Es trifft ganz besonders für die Behandlung des hohen Blutdruckes im Alter zu, daß durch eine wirksame Kombination und Reduzierung der Einzeldosen antihypertensivwirkender Substanzen, zum einen die Wirksamkeit erhöht und zum anderen die Nebenwirkungsrate gesenkt werden kann. Deshalb sollte bei der Behandlung älterer Hochdruckpatienten ein β-Rezeptorenblocker stets mit einem Diuretikum kombiniert werden. Dieses gilt auch deshalb, da mit zunehmendem Alter häufiger damit zu rechnen ist, daß aufgrund der Zunahme des exzellulären Flüssigkeitsraumes durch β-Rezeptorenblocker [343] eine Kombination mit einem Diuretikum zur erfolgreichen Blutdrucksenkung notwendig ist. Auch unter dem Gesichtspunkt einer additiven Wirkung würden besonders die Patienten davon profitieren, die eine schwere Koronarsklerose aufweisen. Gerade für diese Patienten wurden übermäßig starke diastolische Blutdruckanstiege während Ergometrie nachgewiesen [389], die unter alleiniger β-Rezeptorenblockergabe nicht befriedigend gesenkt werden können.

Es bedarf keiner besonderen Erwähnung, daß die Behandlung älterer Hochdruckkranker mit β-Rezeptorenblockern eine besondere Vorsicht und Aufmerksamkeit des behandelnden Arztes in der Einstellungsphase erfordert. β-Rezeptorenblocker wirken am Herzen sowohl negativ chronotrop, dromotrop und inotrop [273]. Zum einen wird die Sinusknotenfunktion gebremst, was zu einer Herabsetzung der Herzfrequenz um im Mittel 17% und zu einer Verlängerung der Sinusknotenerholungszeit um 35,3% [385] führt. Darüber hinaus können

β-Rezeptorenblocker jedoch auch die atrioventrikuläre Leitung beeinflussen, was zu einer Verlängerung der PQ-Zeit führt und einer Abnahme des AH-Intervalls im His-Bündel-Elektrokardiogramm entspricht [33, 385, 395]. Diese Tatsache hat dazu geführt, allgemein den kranken Sinusknoten und den AV-Block II. und III. Grades als Kontraindikation für eine Behandlung mit β-Rezeptorenblockern anzusehen [165, 273, 385, 408]. Auch wenn andere Autoren darüber berichteten, daß in Einzelfällen sogar beim AV-Block II. Grades durch Senkung der Sinusfrequenz eine Rückkehr zur 1-zu1-Überleitung erzielt werden konnte [76], sollten die oben angeführten Kontraindikationen besonders auch bei älteren Hochdruckkranken eingehalten werden. Gleichzeitig darf aber darauf hingewiesen werden, daß bei Fehlen dieser Krankheitsbilder die Gefahr einer bradykarden Komplikation eher überschätzt wird. Dieses wird auch deutlich anhand der hier vorgelegten Untersuchungen, indem es in keinem Fall zu einem AV-Block I. Grades kam, und auch die katecholamininduzierte Verkürzung der PQ-Zeit während Ergometrie weiterhin unter β-Rezeptorenblockade erhalten war. Dieses stimmt überein mit dem Bericht des Boston Colloborative Drug Surveillance Program [161], der bei insgesamt 268 behandelten Patienten nur in einem einzigen Fall einen kompletten AV-Block erhielt.
Erwähnt werden muß noch die durch β-Rezeptorenblockade hervorgerufene, isolierte Ruhebradykardie. So wurde empfohlen [40], daß bei der Behandlung der Angina pectoris dann das Ende einer Dosierung erreicht sei, wenn die Ruheherzfrequenz 50 Schläge/min erreicht oder unterschreitet. Eine Erklärung für diese willkürliche Grenze wird nicht angegeben und wird sicher auch schwer möglich sein. Eine Sinusbradykardie ist dann nicht als pathologisch zu werten, wenn zum einen gewährleistet ist, daß die Herzfrequenz während körperlicher Arbeit adäquat ansteigt, wie das bei den hier behandelten Hochdruckkranken der Fall war, und zum anderen, wenn keine zusätzlichen pathologischen Veränderungen der PQ-Strecke auftreten.
Hierfür spricht zum einen, daß ein intensives Ausdauertraining zu signifikanten Senkungen der Herzfrequenz bis zu 40 Schlägen und darunter ohne klinische Beschwerden auch im Alter führen kann. Zum anderen wurde in einer von Shaw et al. [387] 1980 im British Medical Journal publizierten Studie an 381 Patienten, die über 10 Jahre nachverfolgt wurden, gezeigt, daß Patienten mit einer isolierten Sinusknotendysfunktion keine höhere Mortalität im Vergleich zur Gesamtbevölkerung aufwiesen und die Autoren daraus folgerten, daß die Sinusbradykardie als eine benigne Störung anzusehen sei.
Nach den bis jetzt vorliegenden Studien scheint die Gefahr der negativen Inotropie von β-Rezeptorenblockern zumindest bei der Hochdruckbehandlung deutlich überschätzt worden zu sein. Die ergometrischen Untersuchungen bei Hochdruckkranken unter β-Rezeptorenblockade [1, 59, 71, 148, 209, 274] zeigten, daß bei signifikanter Senkung der Herzfrequenz das Schlagvolumen, welches durch die myokardiale Kontraktilität wesentlich mitbestimmt wird, sogar anstieg. So mußte auch in dieser Studie kein Patient digitalisiert werden.
Selbst beim akuten Myokardinfarkt [286, 448] fand sich keine Abnahme des Schlagvolumens und kein Anstieg des pulmonalkapillaren Mitteldruckes, auch nicht bei Patienten mit initial deutlich erhöhten linksventrikulären Füllungsdrücken von über 20 mm Hg.

Aufgrund seiner Untersuchung an Herzklappenpatienten unter einer Propranololbehandlung folgerten Conway et al. [73], daß eine Herzinsuffizienz unter β-Rezeptorenblockade nur dann zu erwarten sei, wenn das Schlagvolumen so gering sei, daß ein ausreichendes Herzzeitvolumen nur über eine Erhöhung der Herzfrequenz garantiert werden könne. Wie die von Waagstein et al. [437] durchgeführten Untersuchungen zeigten, muß sogar diese Schlußfolgerung möglicherweise überdacht werden, denn selbst bei der kongestiven Kardiomyopathie führte eine Langzeitbehandlung mit β-Rezeptorenblockern zu einer deutlichen Besserung der hämodynamischen Befunde.

Unter Praxisbedingungen sollte jedoch bei manifester Herzinsuffizienz ein β-Rezeptorenblocker nur bei gleichzeitiger Glykosidgabe verordnet werden.

Unabhängig von der Art des blutdrucksenkenden Medikamentes ist die Nebenwirkungsrate bei älteren Hochdruckkranken wesentlich höher, wie es sich auch in dieser Studie zeigte. Auf keinen Fall dürfen jedoch die subjektiven Beschwerden der Patienten bei Beginn der Behandlung unter der Annahme eines sogenannten „Erfordernishochdruckes" zu einem therapeutischen Nihillismus führen. Diese anfänglich erhöhte Nebenwirkungsrate erfordert vom Arzt zum einen, daß er die Patienten auf diese Beschwerden vorbereitet und ihnen verständlich macht, daß sie nur vorübergehender Natur sind. Zum anderen, daß sie den Therapeut nicht dazu verleiten, zu glauben, daß eine β-Blocker-Diuretika-Kombination zur Behandlung des hohen Blutdruckes im Alter nicht geeignet seien. Allerdings sollte gerade in diesem Zusammenhang auf eine einschleichende Therapie geachtet werden.

Im Gegensatz zu den üblicherweise bei älteren Hochdruckkranken verwendeten Sympathikolytika (Nebenwirkungsrate von 30 bis 50% [160, 340] führen die β-Rezeptorenblocker nicht zu einem orthostatisch bedingten Blutdruckabfall. Dieses bedeutet neben der geringeren Nebenwirkungsrate von ungefähr 10% [58, 161, 228] einen besonderen Vorteil, weil ein orthostatisch bedingter Druckabfall als eine ernstliche Komplikation einer antihypertensiven Therapie beim alten Menschen angesehen werden muß.

Wägt man somit die möglichen Risiken einer Behandlung ab gegen den zu erwartenden therapeutischen Erfolg, so muß auch für die älteren Hochdruckkranken eine Therapie mit β-Rezeptorenblockern, allerdings in Kombination mit einem Diuretikum empfohlen werden. Dieses gilt auch unter dem Gesichtspunkt, daß durch ein solches Behandlungsregime eine befriedigende Blutdruckeinstellung über den ganzen Tag durch eine einzige morgendliche Einnahme erreicht werden kann, was die Zuverlässigkeit der Tabletteneinnahme besonders bei älteren Hochdruckkranken wesentlich erhöhen dürfte. Dieses verdeutlichen die Untersuchungen von Weber et al. [443], die nachweisen konnten, daß die Regelmäßigkeit einer Tabletteneinnahme abhängig ist vom jeweiligen Therapieschema. So wiesen bei der Verordnung von 1 × 1 Tablette 86% der Patienten eine gute Compliance auf, wogegen bei 2 × 1 Tablette pro Tag schon der Prozentsatz auf 60%, bei 3 × 1 Tablette auf 54% und bei 4 × 1 Tablette auf 20% absank.

7. Antihypertensive Wirkung einer Gewichtsreduktion und eines Ausdauertrainings

Sowohl aus präventivmedizinischer als auch aus sozialmedizinischer Sicht ist eine wirksame Bekämpfung des hohen Blutdruckes unerläßlich. Es stellt sich jedoch die wichtige Frage, ob auf lange Sicht der medikamentösen Hochdrucktherapie wirklich der Vorrang gegeben werden kann, da eine breite Behandlung der Bevölkerung mit blutdrucksenkenden Pharmaka ebenfalls einen enormen finanziellen Aufwand bedeutet. Darüber hinaus muß berücksichtigt werden, daß häufig zusätzliche Risikofaktoren des kardiovaskulären Systems bestehen [378], sodaß durch eine medikamentöse Blutdrucksenkung nur ein Risikofaktor ausgeschaltet werden kann.

Unter diesen Gesichtspunkten wurde in einer vergleichenden Untersuchung der Frage nachgegangen, ob durch ein Gewichtsabnahmetraining, bestehend aus einem körperlichen Ausdauertraining, einer Diätberatung und einer verhaltenstherapeutischen Betreuung, eine Beeinflussung der arteriellen Hypertonie übergewichtiger Menschen zu erzielen ist.

7.1. Patientengut und Methodik

Es wurden 15 übergewichtige, essentielle Hochdruckkranke (Stadium I–II, WHO) im Alter von 36, 7 ± 6,2 Jahren (31–42 Jahre) untersucht, die sich zu einem Gewichtsabnahmetraining gemeldet hatten. Das Gewichtsabnahmetraining bestand aus einem dreimal wöchentlichen eineinhalbstündigen Ausdauertraining. Dieses wurde in Form eines Intervalltrainings durchgeführt, wobei in den Belastungsphasen eine Trainingsherzfrequenz von 170 minus Alter angestrebt wurde. Dabei war jedoch eine exakte Dosierung der Trainingsintensität bei diesen Patienten besonders in der Anfangsphase äußerst schwierig, da sie bei kleinsten Belastungen, aufgrund ihres schlechten körperlichen Trainingszustandes, steile Herzfrequenzanstiege aufwiesen. Mit der Dauer des Trainings wurden die Erholungsphasen zugunsten der Belastungsphasen individuell verkürzt, je nach Verbesserung der kardiokorporalen Leistungsbreite. Als wesentlicher Bestandteil des Gewichtsabnahmetrainings wurden verhaltenstherapeutische Maßnahmen nach Hautzinger und eine diätische Beratung durchgeführt.

Die Gesamtdauer des Programms betrug 3 Monate, an dessen Ende eine Kontrolluntersuchung unter identischen Bedingungen durchgeführt wurde. Zu Beginn der Studie wiesen die Patienten (10 Frauen, 5 Männer) bei einer mittleren Körpergröße von 169,7 ± 9,5 cm ein Gewicht von 94,5 ± 12,6 kg auf. Dieses starke Übergewicht konnte nach Ende des dreimonatigen Abnahmetrainings im Mittel um 11,8 kg auf 82,7 ± 13,1 kg gesenkt werden (p < 0,05).

7.2. Blutdruck- und Herzfrequenzverhalten

Das Kollektiv wies sowohl unter Ruhebedingungen mit 152/100 mm Hg als auch während ergometrischer Leistung mit 217/120 mm Hg bei 100 Watt deutlich überhöhte Blutdruckwerte auf. Auch in der Erholungsphase danach zeigte

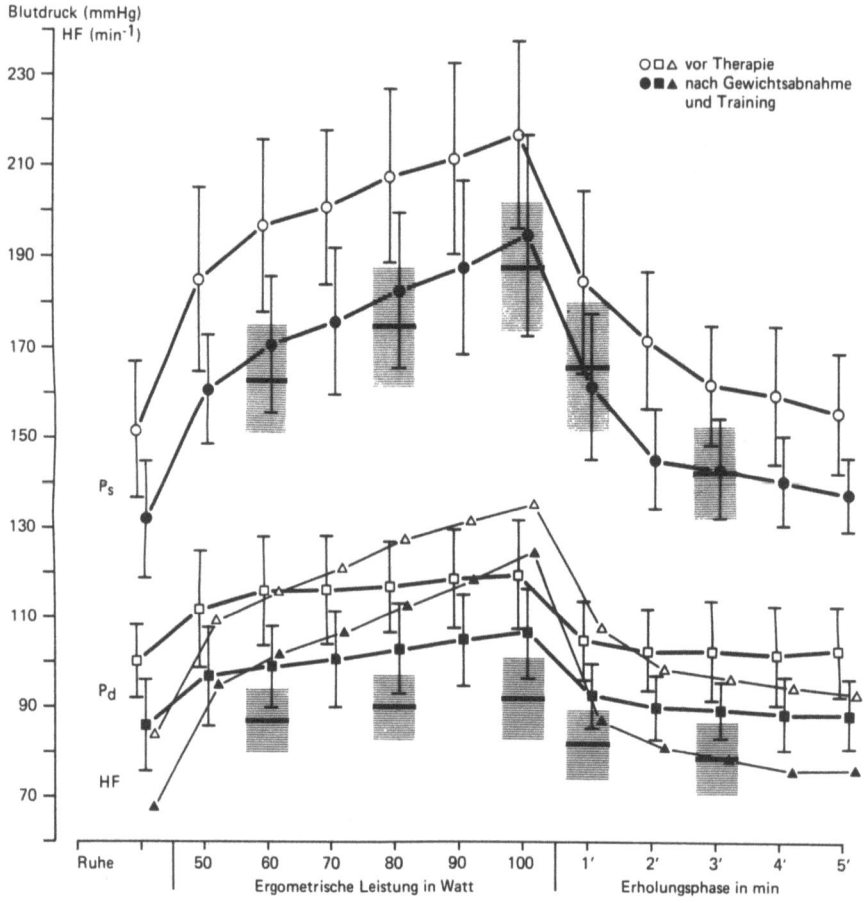

Abb. 69: Blutdruck- und Herzfrequenzverhalten von 15 übergewichtigen Hochdruckkranken vor und nach Gewichtsreduktion verbunden mit einem 3monatigen Ausdauertraining. Die Säulen geben den Normalbereich des Blutdruckes an

sich das für Hochdruckkranke typische Blutdruckverhalten mit einem erhöhten Blutdruck von 156/103 mm Hg noch am Ende der 5. Erholungsminute (Tabelle 57, Abb. 69).

Die Gewichtsreduktion bewirkte bei den Hochdruckkranken eine Normalisierung des Blutdruckes mit 132/86 mm Hg unter Ruhebedingungen im Liegen gemessen. Auch während der ergometrischen Leistung kam es zu einem signifikanten (p < 0,05 – p < 0,001) Absinken sowohl des systolischen als auch des diastolischen Blutdruckes. Dabei war der systolische Blutdruck bis in den normotensiven Bereich gesenkt, was für den diastolischen Blutdruck trotz signifikanter Senkung nicht ganz erreicht wurde. Auch in der Erholungsphase war sowohl der systolische als auch der diastolische Blutdruck hochsignifikant (p < 0,001) bis in den normotensiven Bereich gesenkt.

Beim Vergleich der Herzfrequenz wird deutlich, daß diese durch das Ausdauertraining sowohl in Ruhe als auch während und nach Ergometrie deutlich und

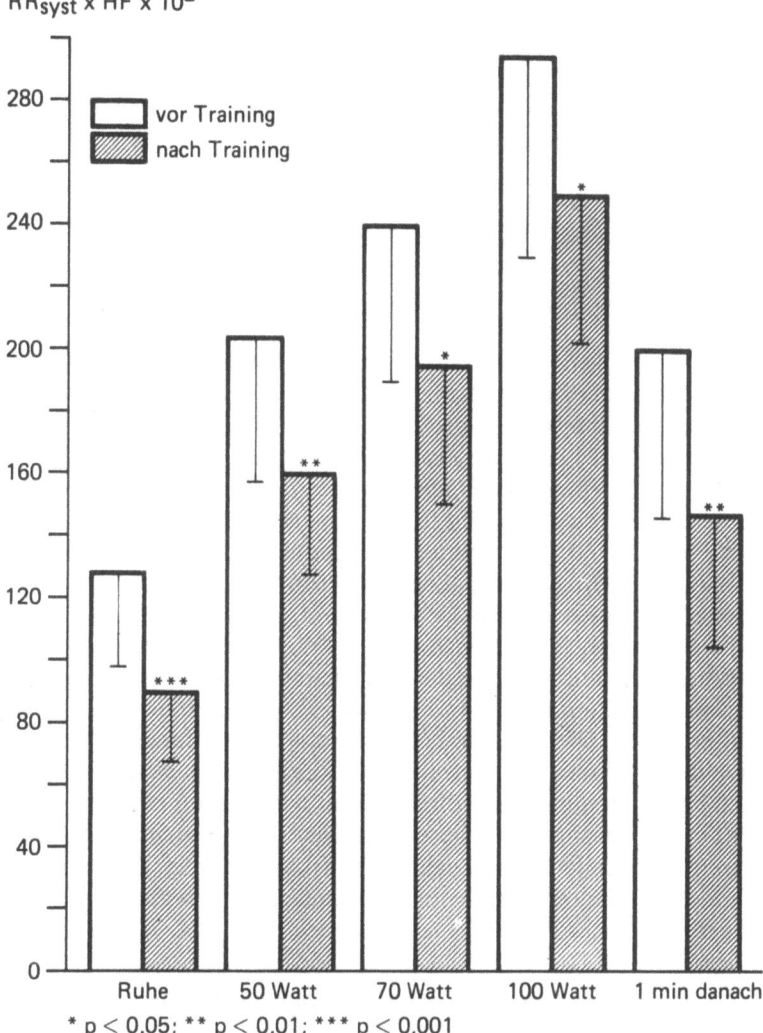

Abb. 70: Beeinflussung des Doppelproduktes als Maß für den myokardialen O_2-Verbrauch von 15 übergewichtigen Hochdruckkranken vor und nach Gewichtsreduktion verbunden mit einem 3monatigen Ausdauertraining

zum Teil signifikant niedriger lagen als zuvor. Somit wurde eine Veränderung des Blutdruck- und Herzfrequenzverhaltens erreicht, die der durch β-Rezeptorenblocker sehr ähnlich ist.

7.3. Wirkung auf myokardialen O_2-Verbrauch

Die Tabelle 58 und Abbildung 70 zeigen, daß diese Hochdruckkranken zuvor einen deutlich überhöhten myokardialen O_2-Verbrauch aufwiesen. Nach dem dreimonatigen Ausdauertraining verbunden mit einer starken Gewichtsreduktion, kam es sowohl unter Ruhebedingungen (29,6%) als auch während (18,3%) und nach (26,4%) Ergometrie zu einem signifikanten Absinken des myokardialen O_2-Verbrauches. Hervorgerufen wurde dieses durch die trainingsbedinge Ruhe- und Belastungsbradykardie und durch die aufgrund der Gewichtsreduktion erzielte Blutdrucksenkung.

7.4. Zusammenfassende Beurteilung

7.4.1. Sozialmedizinische Bedeutung

Der Kampf gegen die Herz- und Kreislauferkrankungen stellt ein großes medizinisches und finanzielles Problem dar und wird auf Dauer nur durch eine erfolgreiche Gesundheitserziehung der Bevölkerung zu gewinnen sein. Dieses gilt besonders bei der heutigen Kostenexplosion im Gesundheitswesen und läßt sich leicht anhand einiger Zahlenbeispiele verdeutlichen. Nach dem für 1980 vorgelegten Sozialbericht der Bundesregierung werden die Sozialausgaben im laufenden Jahr etwa 30% des Bruttosozialproduktes betragen [12]. Ein Drittel davon, nämlich 151 Mrd DM entfallen auf Leistungen für die Erhaltung oder Wiederherstellung der Gesundheit. Vor welchem großen Problem aber gleichzeitig auch Chance wir stehen, wird auch anhand eines Rechenbeispiels von Schettler [373] deutlich. Wenn es gelänge die Zahl neuer Herzinfarkte und Schlaganfälle um 10% pro Jahr zu senken, so würde dieses einen kostensparenden Effekt von ungefähr 30 Mrd DM pro Jahr bedeuten, alle Behandlungs- und Nachsorgekosten bis zur langjährigen Rentenzahlung und Familiennachsorge eingerechnet. Dem Arzt kann hier nur eine Teilfunktion zukommen und es würde den Rahmen dieser Diskussion sprengen, dieses komplexe Thema abzuhandeln [121]. Daß aber wesentliche Teilerfolge erzielt werden können, zeigt die Normalisierung des Blutdruckverhaltens durch eine Gewichtsreduktion verbunden mit einem Ausdauertraining.

7.4.2. Bedeutung der Gewichtsabnahme und des Ausdauertrainings

Die Ergebnisse zeigen also deutlich, daß der Risikofaktor arterielle Hypertonie durch eine Gewichtsabnahme verbunden mit einem Ausdauertraining wirksam bekämpft werden kann, zumal da die überwiegende Anzahl der Hochdruckkranken übergewichtig ist [249, 305, 378]. Dabei ist besonders wichtig darauf hinzuweisen, daß neben der Senkung des Ruheblutdruckes auch die deutlich überhöhten Belastungsblutdrücke positiv im Sinne einer Normalisierung gesenkt werden können. Dieses wird verdeutlicht durch das Blutdruck- und Herzfrequenzverhalten einer 31jährigen Patientin, die neben der trainingsbedingten Senkung der Herzfrequenz auch eine Normalisierung des systolischen und diastolischen Blutdruckes während Ergometrie aufwies (Abb. 22).
Es ist sicher müßig darüber zu diskutieren, ob die Blutdrucksenkung nur durch die starke Gewichtsabnahme, oder durch das Ausdauertraining an sich hervorgerufen wurde. Wie Miall et al. [305] an 2051 Personen in den USA innerhalb einer 10jährigen Beobachtungszeit nachweisen konnten, besteht eine enge Korre-

lation zwischen dem Blutdruckanstieg und der gleichzeitigen Gewichtszunahme. Auf der anderen Seite ist nachgewiesen, daß eine Gewichtsreduktion ohne gleichzeitige Salzrestriktion auch zu einer Senkung des Blutdruckes führt [346]. Auch die von Stammler et al. [400] beschriebene Gewichtsabnahme korrelierte mit einem Abfall des Blutdruckes, wobei die Autoren besonders darauf hinweisen, daß die positiven Langzeiteffekte von der Verbesserung der Essens- und körperlichen Trainingsgewohnheiten abhängig war.

Daß die durch ein körperliches Training bedingte Blutdruckabnahme abhängig ist von der Auswahl des Kollektivs, wurde bereits angesprochen (s. Kap. II.7.). Eine Änderung kann jedoch ohne Zweifel der direkten Wirkung des Ausdauertrainings zugeordnet werden. Wie die Studie zeigte, kam es nicht nur zu einer deutlichen Senkung des systolischen und diastolischen Blutdruckes, sondern auch zu einer deutlichen Senkung der Herzschlagfrequenz und somit auch des myokardialen O_2-Verbrauches während Ergometrie.

7.4.3. Vergleich Gewichtsabnahme und medikamentöse Therapie

Somit ließ sich durch eine Gewichtsabnahme verbunden mit einem Ausdauertraining ein Effekt erzielen, der einer β-Rezeptorenblockertherapie entsprach. Hieraus könnte man ableiten, daß eine Gewichtsreduktion verbunden mit einem Ausdauertraining bezüglich der Blutdrucksenkung und der Herzentlastung einer β-Rezeptorenblockade gleichwertig ist. Bedenkt man jedoch, daß durch die erhebliche Gewichtsreduktion und das Ausdauertraining auch andere kronare Risikofaktoren wesentlich mitbeeinflußt werden [121] und positive metabolische und hormonelle Anpassungen erfolgen, so kommt diesem Therapieerfolg ein besonderer Wert zu. So konnte auch bei diesen Patienten im Verlauf von 3 Monaten neben der Normalisierung des Blutdruckes ein signifikantes Absinken der Triglycerid-Konzentrationen und vor allen Dingen eine deutliche Verbesserung des LDL/HDL-Quotienten erzielt werden. Letztere scheint ja sowohl durch β-Rezeptorenblocker [38, 138, 265] als auch durch Diuretika [155, 360] in negativer Weise beeinflußt zu werden.

Bei dem Vergleich einer Blutdrucksenkung durch ein Ausdauertraining und einer Gewichtsabnahme mit einem medikamentösen Behandlungsprinzip darf natürlich die Frage nach den entstehenden Kosten nicht vernachlässigt werden. So wurden allein im ersten Halbjahr 1979 in den deutschen Apotheken 279 Mio DM für antihypertensive Medikamente ausgegeben, wobei die Diuretika nicht und von den Antihypertensiva nur jene berücksichtigt wurden, die innerhalb der 100 meistverkauften Präparate rangierte, so daß die Gesamtsumme noch wesentlich höher liegen dürfte. Demgegenüber sind die Kosten eines Gewichtsabnahmetrainings sicherlich als äußerst gering anzusehen.

Neben allen meßbaren klinischen Parametern und errechenbaren Kosten darf selbstverständlich nicht der positive Effekt eines körperlichen Trainings und verhaltenstherapeutischer Maßnahmen [154, 417] auf das subjektive Wohlbefinden des Einzelnen unberücksichtigt bleiben. Adipositas geht häufig mit einer erheblichen Beeinträchtigung des Allgemeinbefindens einher und bedeutet somit ebenso wie die koronare Herzkrankheit eine deutliche Einschränkung der Lebensqualität. Erinnert sei auch an das aus der Puste geraten und das Transpirieren

schon bei kleinsten täglichen Belastungen wie zum Beispiel beim Treppensteigen. Unter dieser Voraussetzung bedeutet das präventive Training für den einzelnen nicht nur eine Erhöhung der Lebenserwartung, sondern auch die angeneh-
me Tatsache, daß das tägliche Leben lebenswerter gestaltet werden kann.

7.4.4. Empfehlungen und Ausblick für die Praxis

Bedenkt man das bisher Gesagte, so muß ein Gewichtsabnahmetraining sowohl
aus sozialmedizinischer als auch aus therapeutischer Sicht für viele Patienten als
ein ideales Antihypertonikum angesehen werden, auch wenn darauf hingewiesen werden muß, daß in einigen Fällen trotz einer Normalisierung des Körpergewichtes und eines Ausdauertrainings eine Blutdrucksenkung nicht gelingt. Für
eine Großzahl der Patienten in der ärztlichen Praxis ergibt sich jedoch das Problem, daß die reine Empfehlung zu einem Ausdauertraining häufig nicht den gewünschten Erfolg erbringt. Begleitende Maßnahmen wie ein verhaltensthera-
peutisches Training, eine Diätberatung und eine Gesundheitsaufklärung und
Erziehung sind erforderlich, um langstreckig erfolgreich zu sein, und auch ein
Großteil der Patienten zu erfassen. Dieses setzt eine konstruktive Mitarbeit aller
Ärzte, Psychologen und Diätberater voraus.
Und dennoch können durch solche Gemeinschaftsaktionen nur Teilerfolge erzielt werden. Das Problem der fehlenden Gesundheitserziehung der Bevölkerung ist ein komplexes Thema und kann in diesem Rahmen nicht abgehandelt
werden. Auf lange Sicht kann eine breite Öffentlichkeit für eine sportliche Betätigung nur dann gewonnen werden, wenn die Indikation zum präventiven Training bereits in der Schule gestellt wird. Im Sportunterricht müssen die Kinder in
spielender Form das Beherrschen ihres Körpers erlernen und es muß ihnen die
Freude an der körperlichen Bewegung vermittelt werden. Darüber hinaus ist
eine umfassende Gesundheitserziehung zwingend notwendig. Die hierfür notwendigen Voraussetzungen sind leider vom Gesetzgeber bis jetzt noch nicht ge-
schaffen worden.

Tabellen

Tabelle 1: Alter, Größe, Gewicht, PWC_{170}/kg Körpergewicht und Untersuchungszeitpunkt für das Gesamtkollektiv gesunder normotensiver 20–50jähriger Männer und deren Aufteilung in Lebensdekaden.

$\bar{x} \pm S$	Alter (Jahre)	Größe (cm)	Gewicht (kg)	PWC_{170}/kg KG (Watt)	Untersuchungszeitpunkt (Stunden)
Gesamtkollektiv Männer 20–50 Jahre n = 173	35,3 ± 7,5	178,2 ± 6,6	74,9 ± 7,7	2,32 ± 0,4	13,02°° Uhr ± 2,7
20–29 Jahre n = 48	26,1 ± 2,1	178,7 ± 8,3	73,0 ± 7,7	2,33 ± 0,4	13,78°° Uhr ± 3,3
30–39 Jahre n = 71	35,5 ± 2,7	178,8 ± 5,5	75,7 ± 7,7	2,37 ± 0,43	12,68°° Uhr ± 2,3
40–49 Jahre n = 53	44,4 ± 2,5	176,6 ± 6,2	75,0 ± 8,3	2,27 ± 0,34	12,49°° Uhr ± 2,4

Tabelle 2: Systolischer Blutdruck in Ruhe und während und nach Ergometrie 20–50jähriger gesunder, normotensiver Männer. (* < p 0,05)

$\bar{x} \pm S$	Systolischer Blutdruck (mmHg) 20–50jähriger Männer			
Ruhe	Gesamtkollektiv n = 173	20–29 J. n = 48	30–39 J. n = 71	40–49 J. n = 53
Ankunft	131,4 ± 11,4	135,4 ± 13,4	129,1 ± 9,5	131,7 ± 11,6
10' Liegen	125,7 ± 8,1	128,4 ± 7,6	124,6 ± 8,6	124,5 ± 8
1' Stehen	127,3 ± 9,7	129,7 ± 8,8	126,7 ± 10,1	126,0 ± 10,3
vor Ergo.	134,3 ± 9,7	137,1 ± 8,5	134,1 ± 10,1	132,7 ± 10,4
Ergometrie (Watt)				
50	154,5 ± 12,3	156,8 ± 10,2	154,0 ± 13	153,4 ± 13,2
60	163,3 ± 11,8	163,3 ± 10,2	160,0 ± 12,6	161,5 ± 12,4
70	167,7 ± 12,1	169,8 ± 10,2	166,1 ± 12,3	167,8 ± 13,5
80	174,5 ± 13,3	176,6 ± 11,2	172,3 ± 13,2	175,7 ± 15,4
90	180,8 ± 13,5	182,5 ± 12,6	178,9 ± 13,0	181,8 ± 15,2
100	187,7 ± 14,1	188,4 ± 13,8	186,1 ± 13,5	189,1 ± 15,7
Erholungsphase (min.)				
1.	165,8 ± 13,6	168,3 ± 12,9	164,6 ± 13,6	165,0 ± 13,4
2.	150,8 ± 11,1	153,8 ± 11,7	149,9 ± 10,9	149,1 ± 10,2*
3.	142,9 ± 9,9	146,2 ± 10,1	141,8 ± 10,0	141,1 ± 8,5*
4.	137,8 ± 9,6	141,2 ± 9,5	137,3 ± 10,1	135,4 ± 8,5*
5.	134,0 ± 8,7	137,5 ± 8,5	133,5 ± 8,8	131,1 ± 8,2*

Tabelle 3: Diastolischer Blutdruck 20–50jähriger gesunder, normotensiver Männer vor, während und nach Ergometrie. (* p < 0,05, ** p < 0,01; *** p < 0,001)

$\bar{x} \pm S$	Diastolischer Blutdruck (mmHg) 20–50jähriger Männer			
Ruhe	Gesamt-kollektiv n = 173	20–29 J. n = 48	30–39 J. n = 71	40–49 J. n = 53
Ankunft	79,8 ± 6,8	79,2 ± 6,7	78,8 ± 6,1	81,7 ± 7,4
10′ Liegen	78,8 ± 6,2	77,6 ± 6,9	78,5 ± 5,9	81,0 ± 5,7*
1′ Stehen	86,5 ± 6	85,2 ± 5,5	86,1 ± 5,9	88,2 ± 6,1*
vor Ergo.	84,5 ± 6	82,8 ± 7,7	85,0 ± 5,4	85,6 ± 4,9
Ergometrie (Watt)				
50	86,2 ± 6,5	83,6 ± 8,2	85,8 ± 5,2	89,2 ± 4,8***
60	87,1 ± 7,1	84,0 ± 8,6	86,5 ± 5,5	90,6 ± 5,6***
70	88,1 ± 7,3	85,1 ± 8,5	87,8 ± 6,2	91,7 ± 6***
80	89,5 ± 7,7	86,2 ± 8,4	89,1 ± 6,5	93,4 ± 6,4***
90	90,7 ± 8,2	87,1 ± 9,1	90,5 ± 7,1*	95,2 ± 6,3***
100	91,9 ± 8,8	87,6 ± 9,5	92,0 ± 7,6**	96,8 ± 6,9***
Erholungsphase (min.)				
1.	81,6 ± 7,3	78,8 ± 8,7	81,1 ± 6,4	84,6 ± 5,9**
2.	80,1 ± 7	77,3 ± 7,7	80,0 ± 6,4*	82,9 ± 5,7*
3.	79,4 ± 7,3	75,8 ± 7,6	79,5 ± 6,5*	82,9 ± 6,1**
4.	79,7 ± 7	76,4 ± 7,5	79,6 ± 6,7*	83,1 ± 5,9**
5.	80,3 ± 6,8	76,6 ± 6,8	80,5 ± 6,2*	83,8 ± 5,6**

Tabelle 4: Herzfrequenzen 20–50jähriger gesunder, normotensiver Männer vor, während und nach Ergometrie.

$\bar{x} \pm S$	Herzfrequenz (min.$^{-1}$) 20–50jähriger Männer			
Ruhe	Gesamt-kollektiv n = 173	20–29 J. n = 48	30–39 J. n = 71	40–49 J. n = 53
Ankunft	74,4 ± 10,1	75,3 ± 9,5	74,4 ± 11,3	75,6 ± 9,4
10′ Liegen	67,6 ± 9,5	65,1 ± 9,4	66,0 ± 9,4	69,0 ± 10,2
1′ Stehen	79,8 ± 10,2	83,5 ± 9,4	78,8 ± 11,5	79,3 ± 9,4
vor Ergo.	67,6 ± 10,8	69,2 ± 8,4	66,4 ± 12,5	67,3 ± 9,6
Ergometrie (Watt)				
50	98,1 ± 11,4	100,8 ± 9,8	97,8 ± 13,1	95,8 ± 10,0
60	102,9 ± 10,6	104,5 ± 10,9	103,4 ± 11,1	100,6 ± 9,7
70	108,3 ± 11,3	110,9 ± 11,7	108,0 ± 11	105,9 ± 11
80	113,9 ± 13,8	115,3 ± 12,4	114,9 ± 16,2	111,4 ± 11,8
90	120,5 ± 13,1	121,8 ± 12,4	122,1 ± 12,6	117,5 ± 12,8
100	126,3 ± 13,4	127,2 ± 13,8	128,9 ± 13,1	122,2 ± 13,2
Erholungsphase (min.)				
1.	92,0 ± 13,4	95,5 ± 14,2	91,1 ± 13,0	91,3 ± 13,2
2.	83,5 ± 13,2	85,2 ± 14,3	82,8 ± 13	82,8 ± 12,4
3.	80,9 ± 12,4	82,9 ± 13,6	79,8 ± 11,7	81,2 ± 12,6
4.	79,3 ± 12,1	80,8 ± 12,5	78,1 ± 11,9	79,9 ± 12,2
5.	78,2 ± 11,6	79,4 ± 11,7	78,1 ± 12,1	78,0 ± 11,4

Tabelle 5: Systolischer (P_s), diastolischer (P_d) Blutdruck und Herzfrequenz (HF) von 50 älteren gesunden normotensiven Männern (55–80 Jahre) vor, während und nach Ergometrie.

$\bar{x} \pm S$		Ruhe	Ergometrische Leistung (Watt)							Erholungsphase (min.)				
n = 50		Liegen	50	60	70	80	90	100	1.	2.	3.	4.	5.
Normal- personen 64,4 Jahre	P_s (mmHg)	140,1 15,3	165,9 16,8	173,5 18,4	178,3 19,5	184,2 19,5	191,1 20,2	196,3 19,5	173,4 23	159,1 21,3	150,4 18,9	144 18,6	140,1 19,3
	P_d (mmHg)	83,1 8,1	91,1 8,9	93,2 8,1	93,8 9,2	94,6 8,7	95,4 8,6	96,1 8,2	83,9 10,2	82,3 8,6	81,7 9,4	82,2 9,4	82,5 8,4
	HF (min.$^{-1}$)	63,9 9	89,1 4,9	93,3 11,5	96,6 13,1	101,1 16,0	106,3 16,0	110,3 16,8	84,6 14,3	77,2 14,5	73,7 12,9	72,3 11,3	72,1 11,6

Tabelle 6: Alter, Größe, Gewicht, Physical Working Capacity$_{170}$/kg Körpergewicht und Untersuchungszeitpunkt für das Gesamtkollektiv gesunder, normotensiver 20–50jähriger Frauen und deren Aufteilung in Lebensdekaden.

$\bar{x} \pm S$	Alter (Jahre)	Größe (cm)	Gewicht (kg)	PWC$_{170}$/kg KG (Watt)	Untersuchungszeitpunkt (Stunden)
Gesamtkollektiv Frauen 20–50 Jahre n = 150	34,7 ± 8,2	165,1 ± 5,1	60,5 ± 6,7	2,0 ± 0,38	12,9°° Uhr ± 3,0
20–29 Jahre n = 50	25,3 ± 2,9	165,2 ± 5,2	58,0 ± 6,2	2,01 ± 0,39	14,3°° Uhr ± 3,1
30–39 Jahre n = 50	34,7 ± 3,1	165,2 ± 5,3	61,0 ± 7,5	1,96 ± 0,37	12,4°° Uhr ± 2,8
40–49 Jahre n = 50	44,1 ± 2,7	164,7 ± 5,1	62,6 ± 5,7	2,04 ± 0,4	12,2°° Uhr ± 2,7

Tabelle 7: Systolischer Blutdruck 20–50jähriger gesunder, normotensiver Frauen vor, während und nach Ergometrie.

$\bar{x} \pm S$	Systolischer Blutdruck (mmHg) 20–50jähriger Frauen			
Ruhe	Gesamtkollektiv n = 150	20–29 J. n = 50	30–39 J. n = 50	40–49 J. n = 50
Ankunft	125,5 ± 10,4	122,6 ± 9,4	125,6 ± 10,8	127,9 ± 10,4
10′ Liegen	120,4 ± 8,7	119,2 ± 9,3	121,4 ± 8,4	120,5 ± 8,4
1′ Stehen	121,1 ± 9,6	119,8 ± 9,8	122,8 ± 9,7	120,9 ± 9,4
vor Ergo.	128,8 ± 11,1	127,5 ± 10,8	128,2 ± 10,2	130,7 ± 12,3
Ergometrie (Watt)				
30	146,0 ± 14,0	144,0 ± 13,1	146,9 ± 15,3	146,8 ± 13,8
40	152,1 ± 14	150,7 ± 12,9	151,6 ± 15,2	153,9 ± 13,9
50	156,7 ± 14,6	156,6 ± 13,7	155,2 ± 15,6	158,3 ± 14,7
60	164,3 ± 14,3	163,2 ± 14,6	163,6 ± 14,5	166,2 ± 13,8
70	172,3 ± 15	170,0 ± 15,8	171,2 ± 14,9	175,7 ± 13,9
80	178,8 ± 14,7	174,0 ± 15,3	178,1 ± 13,5	183,7 ± 13,8
Erholungsphase (min.)				
1.	158,2 ± 13,3	157,1 ± 14	156,6 ± 14,1	160,8 ± 11,5
2.	143,2 ± 11	142,8 ± 12,1	141,9 ± 11,2	144,8 ± 9,4
3.	134,0 ± 9,7	133,9 ± 10,6	133,4 ± 10,3	134,6 ± 8,4
4.	129,2 ± 9,4	129,1 ± 10,4	128,5 ± 9,7	130,0 ± 8,2
5.	125,9 ± 9,4	125,3 ± 10	125,6 ± 10,4	126,9 ± 7,9

Tabelle 8: Diastolischer Blutdruck 20–50jähriger gesunder, normotensiver Frauen vor, während und nach Ergometrie. (* p < 0,05, ** p < 0,01, *** p < 0,001)

$\bar{x} \pm S$	Diastolischer Blutdruck (mmHg) 20–50jähriger Frauen			
Ruhe	Gesamt-kollektiv n = 150	20–29 J. n = 50	30–39 J. n = 50	40–49 J. n = 50
Ankunft	76,7 ± 9,1	73,0 ± 8,5	77,5 ± 9,9	79,3 ± 8,1
10′ Liegen	76,7 ± 7,5	74,9 ± 8	77,6 ± 7	77,6 ± 7,4
1′ Stehen	81,6 ± 7,8	80,5 ± 8,4	81,7 ± 8	82,5 ± 6,8
vor Ergo.	82,1 ± 7,5	80,5 ± 7,6	82,3 ± 7,6	83,5 ± 7,3
Ergometrie (Watt)				
30	83,9 ± 7,2	81,1 ± 6,2	84,5 ± 7,6 ***	86,2 ± 7,1
40	85,5 ± 8,4	83,1 ± 7,7	85,4 ± 8,4 **	87,9 ± 8,6
50	87,1 ± 8,3	84,7 ± 8,0	87,1 ± 8,0 **	89,4 ± 8,4
60	88,7 ± 8,6	86,1 ± 8,5	89,2 ± 8,2 *	90,7 ± 8,6
70	90,1 ± 8,9	87,5 ± 9,1	90,9 ± 8,5 *	91,9 ± 8,6
80	91,0 ± 8,5	88,4 ± 8,8	92,1 ± 8,3 **	93,8 ± 7,8
Erholungsphase (min.)				
1.	78,6 ± 8,8	77,2 ± 8,8	77,8 ± 9 *	80,7 ± 8,3
2.	75,2 ± 8,1	73,7 ± 7,6	74,4 ± 8,5 *	77,4 ± 7,8
3.	73,9 ± 7,6	72,7 ± 7,3	73,0 ± 7,9 *	76,0 ± 7,2
4.	74,3 ± 7,5	72,9 ± 6,8	73,6 ± 7,8 *	76,3 ± 7,6
5.	74,8 ± 7,4	73,6 ± 6,7	74,4 ± 7,9	76,3 ± 7,4

Tabelle 9: Herzfrequenz 20–50jähriger gesunder, normotensiver Frauen vor, während und nach Ergometrie.

$\bar{x} \pm S$	Herzfrequenz (min.$^{-1}$) 20–50jähriger Frauen			
Ruhe	Gesamt-kollektiv n = 150	20–29 J. n = 50	30–39 J. n = 50	40–49 J. n = 50
Ankunft	78,1 ± 8,8	79,0 ± 9,1	78,5 ± 9,8	77,1 ± 7,7
10′ Liegen	71,5 ± 8,7	71,6 ± 9,4	72,4 ± 7,5	70,4 ± 9,0
1′ Stehen	82,1 ± 10,9	83,7 ± 13	82,4 ± 9,9	80,0 ± 9,3
vor Ergo.	71,2 ± 9,6	72,0 ± 10,4	71,7 ± 8,4	69,7 ± 9,8
Ergometrie (Watt)				
30	104,0 ± 11,4	105,7 ± 11,7	104,6 ± 11,4	101,7 ± 10,8
40	110,2 ± 11,4	112,2 ± 11,1	110,7 ± 12	107,6 ± 10,9
50	116,4 ± 11,9	119,7 ± 12	116,3 ± 11,8	113,0 ± 11,2
60	123,6 ± 12,9	127,7 ± 12,7	123,4 ± 13	119,9 ± 11,9
70	131,8 ± 14,1	135,4 ± 14,2	131,6 ± 14,3	128,4 ± 13,1
80	138,8 ± 12,9	142,2 ± 12,4	138,0 ± 12,4	136,4 ± 13,5

Tabelle 9 (Fortsetzung)

$\bar{x} \pm S$	Herzfrequenz (min.$^{-1}$) 20–50jähriger Frauen			
	Gesamt-kollektiv n = 150	20–29 J. n = 50	30–39 J. n = 50	40–49 J. n = 50
Erholungsphase (min.)				
1.	103,7 ± 13,2	106,3 ± 13,7	103,0 ± 14,1	101,8 ± 11,3
2.	91,8 ± 12,7	92,6 ± 14,2	91,5 ± 12,4	91,2 ± 11,5
3.	87,3 ± 11,9	88,3 ± 13,4	87,2 ± 11,3	86,3 ± 11,1
4.	85,4 ± 11,1	86,1 ± 12,7	84,8 ± 10,1	85,3 ± 10,5
5.	84,1 ± 12	84,8 ± 13	84,1 ± 10,9	83,5 ± 12,2

Tabelle 10: Systolischer (P_s), diastolischer (P_d) Blutdruck und Herzfrequenz (HF) 20–50jähriger Männer und Frauen während Ergometrie. (+ n = 50).

$\bar{x} \pm S$ n = 323	Gesamtkollektiv Männer 20–50 Jahre, $\bar{x}$ 35,3 J. n = 173			Gesamtkollektiv Frauen 20–50 Jahre, $\bar{x}$ 34,7 J. n = 150		
Ergometrie	HF (min^{-1})	P_s (mmHg)	P_d (mmHg)	P_s (mmHg)	P_d (mmHg)	HF (min^{-1})
50 Watt	98,1 11,4	154,5 12,3	86,2 6,5	156,7 14,6	87,1 8,3	116,4 11,9
60 Watt	102,9 10,6	161,3 11,8	87,1 7,1	164,3 14,3	88,7 8,6	123,6 12,9
70 Watt	108,3 11,3	167,7 12,1	88,1 7,3	172,3 15	90,1 8,9	131,8 14,1
80 Watt	113,9 13,8	174,5 13,3	89,5 7,7	178,8 14,7	91,5 8,5	138,8 12,9
90 Watt	120,5 13,1	180,8 13,5	90,7 8,2	184,3[+] 14,3	91,2[+] 8,3	142,6[+] 12,3
100 Watt	126,3 13,4	187,7 14,1	91,9 8,8	185,5[+] 15	93,2[+] 7,3	144,6[+] 10,4

Tabelle 11: Korrelationskoeffizienten zwischen dem diastolischen Blutdruck (P_d) gemessen nach 1 min Stehen und 10 min Liegen sowie während der Ergometrie für die normotensiven 20–50jährigen Frauen und Männer (r = 0,56–0,45; p < 0,001).

P_d (mmHg) während Ergometrie (Watt)	Korrelationskoeffizienten zwischen P_d in Ruhe und Ergometrie			
	Männer n = 173	Frauen n = 150	Männer n = 173	Frauen n = 150
	P_d (mmHg) 1 min Stehen		P_d (mmHg) 10 min Liegen	
50/30	0,56	0,56	0,59	0,58
60/40	0,51	0,60	0,51	0,60
70/50	0,49	0,59	0,47	0,58
80/60	0,46	0,55	0,42	0,53
90/70	0,46	0,52	0,40	0,48
100/80	0,40	0,47	0,36	0,46

Tabelle 12: Systolischer (P_s) und diastolischer (P_d) Blutdruck und Herzfrequenz (HF) 20 männlicher Hochdruckkranker (WHO I), die am selben Tag dreimal nach jeweils 2 bzw. 8 Stunden ergometriert wurden (* p < 0,05).

$\bar{x} \pm S$ n = 20		Ruhe	Ergometrische Leistung (Watt)						Erholungsphase (min.)				
		Liegen	50	60	70	80	90	100	1.	2.	3.	4.	5.
P_s (mmHg)	8°°–10°° Uhr	155,2 13	173,9 9,6	180,3 11,3	186,1 12,4	191,5 13	198,1 11,4	203,4 11,7	175 11,5	163,8 10,8	159,3 12,5	156,7 11,6	156,4 12,3
	10°°–12°° Uhr	149,7 10,8	165,9 11,6	169,8 13,5*	177,5 10,7	183,5 9,8	191,9 9,3	200,3 12	170,2 13,7	158,7 12,3	151,8 11,5	150,5 12,1	147,3 10,4
	16°°–18°° Uhr	150,5 17,5	165,2 12,1	176,6 12,6	181,4 10,8	188,9 12,5	196,5 9,8	203,2 9,3	174,4 10,8	162,2 11	156,4 11,2	153,8 12,4	150,9 13,1
P_d (mmHg)	8°°–10°° Uhr	105,2 9,4	110,6 12,5	111,4 12,9	112,2 12,9	113,4 13,2	114,6 14,4	116,4 13,2	107,5 10,4	105,3 11,1	104,5 11	102,9 11,3	104,0 12,2
	10°°–12°° Uhr	104,2 8,2	106 11,3	106,9 11	107,9 11,7	111,2 11,9	111,8 11,9	114,2 12,8	105,1 10	103,3 10,7	102,2 10,3	102 10,5	102,1 10,4
	16°°–18°° Uhr	101,2 12,1	106,3 13,7	106,5 13,5	107,9 14	109,7 14,4	111 13,9	113 13,5	102,1 12	100 11,1	99,5 11,6	99,2 12,1	99 11,9
HF (min⁻¹)	8°°–10°° Uhr	63,9 9,4	90 8,8	93,3 8,7	98,4 9,8	103,4 9,1	107,7 10,9	111,6 10,7	78,2 12,4	71,8 10,9	69,2 12	68 11	67,4 10,9
	10°°–12°° Uhr	62,1 7,1	90,9 9,4	91,7 9,0	96,2 9,7	101,7 9,3	105,9 10,6	110,4 10,5	74,6 11,9	71,5 11,1	66,8 10,4	67,6 9,2	66,8 10,2
	16°°–18°° Uhr	68 11,1	91,9 8,4	97,2 8,6	98,7 9,4	105,4 7,9	110 8,4	114,3 9,4	76,9 9,7	73,4 10,4	71,4 9,9	72,8 10	72,4 11,8

Tabelle 13: Systolischer (P_s), diastolischer (P_d) Blutdruck und Herzfrequenz (HF) 8 männlicher Grenzwerthypertoniker, die am selben Tag dreimal jeweils nach 2 und 8 Stunden ergometriert wurden (* $p < 0,05$; ** $p < 0,01$).

$\bar{x} \pm S$ n = 8	Ruhe		vor Ergo.	Ergometrische Leistung (Watt)						Erholungsphase (min.)		
	Liegen	Stehen		50	60	70	80	90	100	1.	3.	5.
P_s (mmHg) 8°°–10°° Uhr	148,6 12,7	142,9 17,0	152 7,1	171 9,7	177,6 7,7	180,3 6,7	187,6 8,1	193,1 6,5	200,3 6,6	170,8 11,3	154,5 7,6	151,5 7,6
10°°–12°° Uhr	141,1 8,7	141,4 6,9	145,1 5,0*	160,8 8,1*	164,6 10,8*	173,5 8,5	179,5 9,0	187,9 11,2	197,1 11,6	167,3 12,3	147,8 5,7	143,8 8,9
16°°–18°° Uhr	133,4 7,5*	132,6 5,1	144,6 8,7*	159,8 6,1*	170,8 6,3	176,6 4,8	185,3 8,8	192,5 7,3	199,0 6,6	170,3 7,7	150,8 6,6	145,1 8,6
P_d (mmHg) 8°°–10°° Uhr	98,3 6,5	96,6 5,6	105,7 5,5	105,6 10,1	106,9 11,1	107,1 10,6	107,4 10,4	109,3 11,2	111,5 10,1	105,8 9,5	99,8 6,7	101 9,0
10°°–12°° Uhr	97,1 9,5	98,0 6,9	102,9 6,4	102,3 10,8	101,3 7,6	102,1 9,8	106,3 10,2	106,0 9,9	108,1 10,1	100,8 6,4	98 7,9	98,4 7,9
16°°–18°° Uhr	91,4 6,9	93,4 5,5	95,7 4,2**	100,1 8,0	101,1 9,1	102,3 10,1	103,3 9,4	104,8 9,4	106,8 9,7	96,5 5,3*	95,5 6,7	95,3 6,8
HF (min⁻¹) 8°°–10°° Uhr	62,4 8,4	69,6 11,0	70,5 15,1	90,0 8,8	93,3 8,7	98,4 9,8	103,4 9,1	107,7 10,9	111,6 10,7	78,2 12,4	69,2 12,0	67,4 10,9
10°°–12°° Uhr	56 5,5*	63,6 10,2	59,6 7,8	90,9 9,4	91,7 9,0	96,2 9,7	101,7 9,3	105,9 10,6	110,4 10,5	74,6 11,9	66,8 10,4	66,8 10,2
16°°–18°° Uhr	65,6 6,9	79,0 14*	65,9 11,6	91,9 8,4	97,2 8,6	98,7 9,4	105,4 7,9	110,0 8,4	114,3 9,4	76,9 9,7	71,4 9,9	72,4 11,8

Tabelle 14: Alter, Größe, Gewicht und Anzahl der insgesamt 330 männlichen und weiblichen Hochdruckkranken, aufgeteilt in Gruppen verschiedenen Alters und Blutdruckverhaltens.

$\bar{x} \pm S$ n = 330	Männer 1 A $P_s < 170$ mmHg $P_d < 105$ mmHg	Männer 2 A $P_s < 170$ mmHg $P_d < 105$ mmHg	Männer 1 B $P_s > 170$ mmHg $P_d > 105$ mmHg	Männer 2 B $P_s > 170$ mmHg $P_d > 105$ mmHg	Frauen 1	Frauen 2
Alter (Jahre)	37 ± 8 (18–50)	$59,7 \pm 6,8$ (51–78)	$40,1 \pm 6,3$ (17–50)	$60,9 \pm 6,3$ (51–73)	$39,9 \pm 6$ (30–50)	$60,4 \pm 5,6$ (51–67)
Größe (cm)	178 7,9	176 6,2	175,9 7,2	173,6 6,5	164 5,5	158,2 7,4
Gewicht (kg)	81,1 8,6	80,3 7,5	80,5 8,6	79,9 11,8	76,4 16,7	66,7 8,7
n	132	35	72	42	30	19

Tabelle 15: Systolischer (P_s), diastolischer (P_d) Blutdruck und Herzfrequenz (HF) der männlichen Gruppen 1 A ($\bar{x}$ 37 Jahre; Ruhedruck P_s <170, P_d <105 mmHg) und 2 A ($\bar{x}$ 59,7 Jahre; Ruhedruck P_s <170, P_d <105 mmHg) vor, während und nach Ergometrie. (* p <0,05; ** p <0,01; *** p <0,001).

$\bar{x} \pm S$ n = 167	Ruhe Liegen	Ergometrische Leistung (Watt)						Erholungsphase (min.)				
		50	60	70	80	90	100	1.	2.	3.	4.	5.
P_s (mmHg) Grp 1A n = 132 37 J.	151,6 10,7	181,7 18,6	188,3 18,3	195,1 19	200,8 20,6	204,3 20,8	213 22,4	186,6 18,8	173,2 17,2	166,2 14,9	160,6 17	158,1 14
Grp 2A n = 35 59,7 J.	159,2 11,5***	189,8 21,6*	200,9 20,3***	207,7 20,4***	212,5 20,7***	219 20,9***	223,8 19***	198,8 16***	184,6 15,6***	174,8 15,3***	170,5 15,3***	168 15,3***
P_d (mmHg) Grp 1A n = 132 37 J.	98 5,5	108,2 9,5	110,3 9,3	111,8 9,3	113,1 10,3	114,1 11	115,8 11,1	104,2 8,5	103 7,8	102,8 8,3	102,8 8,6	103,5 8,5
Grp 2A n = 35 59,7 J.	97,7 4,5	109,5 10,8	112,8 10,5	114 11,2	115,3 11,1	116 12,1	118,9 11,7	103,9 11,9	102,4 11,7	101,5 11,1	101,2 10,2	100,8 9
HF (min^{-1}) Grp 1A n = 132 37 J.	70,8 12,9	97,8 12,6	102,5 13,4	107,2 14,5	111,8 15,2	116,3 15,2	121,2 16,8	90,1 17,8	82,9 16,8	79,2 14,5	79,4 15	78,3 15
Grp 2A n = 35 59,7 J.	70,1 12,4	97,1 13,9	102,4 14,4	106,7 15,6	112,2 16,7	115,2 16,6	120,1 17,5	93,8 16,2	85,5 17,1	82,6 15,9	76,6 15,2	79,9 15,1

Tabelle 16: Systolischer (P_s), diastolischer (P_d) Blutdruck und Herzfrequenz (HF) der männlichen Gruppen 1 B ($\bar{x}$ 40,1 Jahre; Ruhedruck P_s >170, P_d >105 mmHg) und 2 B ($\bar{x}$ 60,9 Jahre; Ruhedruck P_s >170, P_d >105 mmHg) vor, während und nach Ergometrie. (* p <0,05; ** p <0,01).

$\bar{x} \pm S$ n = 114		Ruhe	Ergometrische Leistung (Watt)						Erholungsphase (min.)				
		Liegen	50	60	70	80	90	100	1.	2.	3.	4.	5.
P_s (mmHg)	Grp 1B n = 72 40,1 J.	172,5 14,3	195,1 20,1	205 20,6	210,2 20,5	213,9 20,8	219,8 22,1	224,9 21,7	194,8 20,5	183,6 17,8	176,9 17,2	175,5 19	173,4 18,1
	Grp 2B n = 42 60,9 J.	176,3 16,3	199,5 17,8	210,3 19,4	217 18,4	226 19,4**	230 19,1*	234,2 20,1*	208,5 23,7**	192,5 22,3*	185,5 20,5*	182,2 17,8	178,8 19,5
P_d (mmHg)	Grp 1B n = 72 40,1 J.	113,7 7,2	119,7 9,2	121,7 10,5	122,2 10	124 10,8	124 10,5	126,3 11,4	113,7 11,2	112,8 10,7	112,7 10,4	113,6 10,9	113,8 11,3
	Grp 2B n = 42 60,9 J.	110,2 7,7*	121,3 11	123,1 13,2	123,5 13,3	124,9 13,9	126,6 13,4	128,2 13,3	114,6 14,7	113 12,8	111 11,7	112 12,7	113 13,1
HF (min.$^{-1}$)	Grp 1B n = 72 40,1 J.	70,7 13,9	98,4 14,9	104,2 15,8	108,3 16,8	112,5 16,9	117,2 17,7	120,8 11,4	90,1 21	85,8 19,3	83,7 18,9	82,1 17,3	81,4 16
	Grp 2B n = 42 60,9 J.	72,8 10,5	96 12,2	101 11,2	105,3 11,2	110 11,4	114,5 12,7	118,1 14	90,6 12,8	84,2 13	81,1 12,1	80,6 11,5	79,7 10,9

Tabelle 17: Systolischer (P_s), diastolischer (P_d) Blutdruck und Herzfrequenz (HF) der weiblichen Gruppe 1 ($\bar{x}$ 39,9 Jahre) und 2 ($\bar{x}$ 60,4 Jahre) vor, während und nach Ergometrie (* p < 0,05; ** p < 0,01; *** p < 0,001).

$\bar{x} \pm S$ n = 49	Ruhe Liegen	Ergometrische Leistung (Watt) 50	60	70	80	90	100	Erholungsphase (min.) 1.	2.	3.	4.	5.
P_s (mmHg)												
Grp 1 n = 30 39,9 J.	156,7 15	184,2 18,7	194,8 21,7	202,6 18,8	210,8 19,5	216 19,5	220,4 18,9	188 19,7	170,1 15,9	159,6 15,2	158,8 13,3	156,9 11,3
Grp 2 n = 19 60,4 J.	162 17	198,5 14,9**	218,7 16,7***	232,3 19,2***	241,3 18,2***	– –	– –	214 17,9***	188,6 15,9***	175,9 16,7***	170,2 17,6**	169,9 19,3*
P_d (mmHg)												
Grp 1 n = 30 39,9 J.	103,7 10	114,5 11,7	117,7 10,5	119,4 9,9	122,6 10,2	124,6 12	125,5 11,8	106,6 12,1	102,4 9,7	101,1 10,4	101,1 10,3	101 9,5
Grp 2 n = 19 60,4 J.	97,4 7,5*	113,1 11,2	119,3 12,0	121,3 12,1	124,1 11,2	– –	– –	103,3 12,7	99,6 12,7	98,7 11,5	99,1 11,2	99,8 11,3
HF (min^{-1})												
Grp 1 n = 30 39,9 J.	79,5 16,1	112,3 17,9	121,4 17,9	128,9 19	136,1 18,6	142,6 16,3	146 15,3	110 17,1	98,4 16,9	93,3 16,6	92,2 16	90,5 15,7
Grp 2 n = 19 60,4 J.	72,3 13,5	110 11,5	119,2 13,8	127,7 13,4	132,1 13,2	– –	– –	97,9 14,9	88,5 11,7	84,9 12,9	84,1 10,6	81,9 9,6

Tabelle 18: Blutdruckverhalten bei 100 Watt für die verschiedenen Hochdruckgruppen und zwar aufgeschlüsselt nach überwiegend systolischer (Typ A: $P_s > \bar{x} + 1\,S$; $P_d < \bar{x}$), überwiegend diastolischer (Typ C: $P_d > \bar{x} + 1\,S$, $P_s < \bar{x}$) sowie gleichstarker systolischer und diastolischer (Typ B) Blutdruckerhöhung. Darüberhinaus die prozentuale Häufigkeit, wie oft der systolische (P_s) Blutdruck zwischen 190 und 200 mmHg und der diastolische (P_d) unter 100 mmHg bei 100 Watt lag.

	Männer 37 J. Grp 1A n = 132	Männer 59,7 J. Grp 2A n = 35	Männer 40,1 J. Grp 1B n = 72	Männer 60,9 J. Grp 2B n = 42	Männer 38,3 J. GW+ n = 49	Männer 39,9 J. GW– n = 49	Frauen 39,3 J. Grp 1 n = 30	Frauen 60,4 J. Grp 2 n = 19
Typ A	> 235 mmHg < 116 mmHg 17%	> 245 mmHg < 119 mmHg 22,9%	> 247 mmHg < 126 mmHg 8,3%	> 254 mmHg < 128 mmHg 14,3%	> 237 mmHg < 113 mmHg 8,2%	> 222 mmHg < 92 mmHg 16,3%	> 239 mmHg < 126 mmHg 10,0%	> 259 mmHg < 124 mmHg 15,8%
Typ B	69,7%	74,2%	76,4%	83,3%	83,6%	81,6%	80%	84,2%
Typ C	< 213 mmHg > 126 mmHg 17,4%	< 224 mmHg > 131 mmHg 2,9%	< 225 mmHg > 137 mmHg 15,3%	< 234 mmHg > 141 mmHg 2,4%	< 216 mmHg > 121 mmHg 8,2%	< 204 mmHg > 99 mmHg 2,1%	< 220 mmHg > 138 mmHg 10%	< 241 mmHg > 135 mmHg 0%
P_s bei 100 Watt 190–200 mmHg	25%	5,7%	9,7%	0%	18,4%	49%	16,7%	0%
P_d bei 100 Watt < 100 mmHg	0%	0%	0%	0%	0%	100%	0%	0%

Tabelle 19: Verhalten des diastolischen Blutdruckes (P_d) in der 5. min. nach Ergometrie für die weiblichen und männlichen Hochdruckgruppen und für das Gesamtkollektiv dargestellt als prozentuale Häufigkeit für die Bereiche 100 mmHg und höher sowie zwischen 99 bis 95, 94 bis 90 und unterhalb 90 mmHg.

	Gesamt-kollektiv n = 379	Männer 37 J. Grp 1A n = 132	Männer 59,7 J. Grp 2A n = 35	Männer 40,1 J. Grp 1B n = 72	Männer 60,9 J. Grp 2B n = 42	Männer 38,3 J. GW+ n = 49	Frauen 39,9 J. Grp 1 n = 30	Frauen 60,4 J. Grp 2 n = 19
$P_d > 100$ mmHg	75,7%	74,2%	68,6%	94,4%	95,2%	57,2%	63,4%	52,6%
P_d 99–95 mmHg	11,9%	15,2%	17,1%	4,2%	2,4%	16,3%	13,3%	15,8%
P_d 94–90 mmHg	11,6%	10,6%	14,3%	1,4%	2,4%	26,5%	20%	21,1%
$P_d < 90$ mmHg	0,8%	0%	0%	0%	0%	0%	3,3%	10,5%

Tabelle 21: Systolischer (P_s), diastolischer (P_d) Blutdruck sowie die Einteilungskriterien für die Gruppen 1–4 bezüglich der Blutdruckbereiche. Außerdem die Altersverteilung zwischen und innerhalb der Gruppen.

$\bar{x} \pm S$	n	P_s (mmHg)	P_d (mmHg)	Alter 20–40 (Jahre)	Alter 41–65 (Jahre)
Normotoniker Grp 1	47	132,4 ± 7,4 (110–139)	83,9 ± 5,8 (70–90)	30,5 n = 26	52,9 n = 21
GW-Hypertoniker Grp 2	52	150,7 ± 6 (140–159)	92,4 ± 4,9 (91–95)	31,1 n = 30	50,7 n = 22
Hypertoniker Grp 3	32	157,5 ± 5,2 (150–160)	99,5 ± 1,2 (96–100)	31,6 n = 16	49,9 n = 16
Hypertoniker Grp 4	25	172,4 ± 6,5 (160–175)	110,4 ± 3,5 (101–115)	37,4 n = 9	54,9 n = 16

Tabelle 20: Systolischer (P_s), diastolischer (P_d) Blutdruck und Herzfrequenz (HF) 98 männlicher Grenzwerthypertoniker in Ruhe, welche aufgrund ergometrischer Blutdruckmessung in zwei Gruppen, nämlich belastungspositive (GW +; n = 49; $\bar{x}$ 38,3 J.) und belastungsnegative (GW −; n = 49; $\bar{x}$ 30 J.), getrennt werden konnten (*p < 0,05; **p < 0,01; ***p < 0,001).

$\bar{x} \pm S$ n = 98		Ruhe	Ergometrische Leistung (Watt)							Erholungsphase (min.)				
		Liegen	50	60	70	80	90	100	1.	2.	3.	4.	5.
P_s (mmHg)	GW + n = 49 38,3 J.	144,7 10,6	179,7 16,6	188 15,7	194,8 17,6	202,2 20,3	207 19,5	215,9 21,2	185,2 17,7	171,2 14,6	163,4 12,3	159,6 12,5	157,1 12,3
	GW − n = 49 30 J.	153,6 13,5***	176,5 17,7	183,4 17,8	189 17,5	193,4 18,5*	198,8 18,5*	204,2 17,5**	178 17,7	165,6 15,5*	158,8 13,1	155,3 12,5	152,1 13,8
P_d (mmHg)	GW + n = 49 38,3 J.	92 3,8	104,5 7,3	107,6 7,6	108,1 6,5	110 6,9	111 7,3	112,5 8,3	101,7 6,1	100,3 5,8	98,8 6,4	99,1 6,1	99,6 5,9
	GW − n = 49 30 J.	88,3 7,9**	90 8,3***	90,4 7,2***	91,6 7,2***	91,5 7,6***	91,7 7,4***	91,9 7,3***	86,7 7,7***	86,1 7,1***	85,2 6,2***	85,6 5,9***	85 5,8***
HF (min⁻¹)	GW + n = 49 38,3 J.	70 11,8	99,1 13,1	104 14,3	108,3 14,6	113,9 16,5	118 16,6	124,1 17,2	89,4 17,1	83,1 16,2	81 16,5	78,9 14,6	78,2 15,2
	GW − n = 49 30 J.	73,2 11,1	98,8 11,4	103,4 11,3	108 11,3	113 10,5	116,8 11,5	121,1 11,3	87,3 13,8	83,2 13,2	80,5 14,8	78,8 13,5	78,2 12,6

Tabelle 22: Systolischer (P_s), diastolischer (P_d) Blutdruck vor, während und nach Ergometrie der in Tabelle 21 dargestellten Gruppen 1–4. (*** $p < 0,001$, n.s. = nicht sign.).

$\bar{x} \pm S$ · $n = 156$

	Ruhe Liegen		Ergometrische Leistung (Watt) 50		70		100		Erholungsphase (min.) 1.		3.		5.	
	P_s	P_d	P_d	P_s	P_d	P_s	P_d	P_s	P_d	P_s	P_d	P_s	P_d	P_s
Grp 1 $n = 47$ Normalpersonen	132,4 7,4	83,9 5,8	89,7 6,5	154,2 14,3	90,7 8,8	177,5 16	91,4 9,1	154,2 13,2	83,1 7,8	138,8 10,8	81,1 8,2	133,5 9,8	81,6 5,8	—
Grp 2A $n = 22$ Belastungsnegative GW-Hypertoniker	150,7 5,4	91,7 5,4	91,6 6,2	167 9,7	90 8,6	183 13,9 ***	91,8 8 ***	161,6 12	86,4 8,6	149,5 10,4	86,4 10,4	144 9,8	86,3 8,8	—
Grp 2B $n = 30$ Belastungspositive GW-Hypertoniker	150,8 6,8	93 4,3	106,7 10,3	183,3 13,5	109,8 12,6	210,5 20,4	114,5 12,2	188,3 14,6	102,2 9,5	165,8 13	100,3 12,2	160,5 13,2	99,8 8,7	—
Grp 3 $n = 32$ Hochdruckkranke	157,5 5,2	99,5 1,2	110,5 11,7	187,5 16,2	115,4 10,8	218,6 23,6	118,4 11,0	192,9 17,7	105,5 10,3	172,6 12,1	104,2 9,5	166,1 14,1	105,5 8,5	—
Grp 4 $n = 25$ Hochdruckkranke	172,4 6,5	110,4 3,5	121 7,9	196,8 16,1	123,8 10,4	226,4 18,5	129,8 11,3	197 19,2	116,6 11,7	183,6 13,7	113,8 9,5	180,2 15,2	115,0 9,4	—

Anmerkungen zu den Signifikanzklammern: Bei 70 W (P_s): zwischen Grp 1 und Grp 2A n.s., zwischen Grp 2A und Grp 2B *** ; bei 100 W (P_d / P_s): *** bzw. n.s.

Tabelle 23: Alter, Größe und Körpergewicht anläßlich der Erst- und Nachuntersuchung unterteilt in 3 Gruppen aufgrund des Blutdruckverhaltens (s. Text).

$\overline{x} \pm S\,n = 41$	Untersuchungs-zeitpunkt	Alter (Jahre)	Größe (cm)	Körpergewicht (kg)
Belastungs-positive GW-Hyperto-niker n = 22	Erst-untersuchung	37,1 ± 10,2	176,3 ± 7,5	79,4 ± 9,9
	Kontrolle nach 3,8 Jahren	40,4 ± 10,3	176,3 ± 7,5	77,1 ± 9,4
Belastungs-negative GW-Hyperto-niker n = 13	Erst-untersuchung	35,9 ± 10,7	177,3 ± 3,3	75,9 ± 9
	Kontrolle nach 3,6 Jahren	39,5 ± 10,4	177,3 ± 3,3	77,1 ± 9,4
Belastungs-negative GW-Hyperto-niker Hypertoniker n = 6	Erst-untersuchung	37,2 ± 9	179,6 ± 4,2	79,9 ± 7,8
	Kontrolle nach 4,1 Jahren	40,5 ± 9,8	179,6 ± 4,2	79 ± 9,4

Tabelle 24: Systolischer (P$_{s1}$), diastolischer (P$_{d1}$) Blutdruck (mmHg) und Herzfrequenz (HF$_1$) von 22 belastungspositiven Grenzwerthypertonikern (GW+) und das Ergebnis (P$_{s2}$; P$_{d2}$; HF$_2$) einer Nachuntersuchung nach 3,8 Jahren (* p <0,05; ** p <0,01; *** p <0,001).

$\bar{x} \pm S$ n = 22	Ruhe Liegen	Ergometrische Leistung (Watt)						Erholungsphase (min.)				
		50	60	70	80	90	100	1.	2.	3.	4.	5.
GW+												
P$_{s1}$	152,7 / 11,3	179,8 / 15,6	187,5 / 16,5	193,7 / 17,1	194,1 / 17	198,1 / 18,4	205,3 / 21,5	186,1 / 20,3	193,9 / 17,1	167,1 / 13,7	163,6 / 13,5	163,5 / 14,5
P$_{s2}$	156,4 / 17	184,2 / 21,4	192 / 23,1	198,1 / 23,4	202,4 / 24,3	208,5 / 26,1	214,9 / 28	192,5 / 26,7	176,2 / 22,8	169,6 / 20	167,5 / 18,1	163,4 / 19,5
P$_{d1}$	93,2 / 6,1	110 / 12,1	109,8 / 11,3	109,6 / 11,9	111,7 / 11,3	113,3 / 10,8	115 / 10,6	103,3 / 8,3	99 / 6,3	99,6 / 8,6	100,2 / 6,8	101,6 / 7
P$_{d2}$	103,2 / 11,2***	113,1 / 9,5	115 / 9,7	115,8 / 9,5	116,8 / 10	119,4 / 10,7	119,6 / 12,8	109 / 10,0*	108 / 9,2***	108,3 / 8,7**	107,3 / 9,6**	109,2 / 10,7**
HF$_1$	70,5 / 14,3	92,2 / 14	97,7 / 14,8	102 / 16,3	103,2 / 16,4	107,7 / 16,3	113,1 / 17	88,5 / 17,2	83,4 / 16	78,7 / 16,4	75,3 / 13,3	74,9 / 12,9
HF$_2$	67 / 13,1	94,7 / 11,4	102,4 / 15,4	102,4 / 15,4	107,1 / 16,3	116,6 / 18,7	116,7 / 20	86,7 / 18,8	80,1 / 17,7	77,6 / 17	77,7 / 16	76,1 / 16,1

Tabelle 25: Systolischer (P_{s1}), diastolischer (P_{d1}) Blutdruck (mmHg) und Herzfrequenz (HF_1) von 13 belastungsnegativen Grenzwerthypertonikern (GW−) und das Ergebnis (P_{s2}; P_{d2}; HF_2) einer Nachuntersuchung nach 3,6 Jahren (* p <0,05; ** p <0,01).

$\bar{x} \pm S$ n = 13	Ruhe Liegen	Ergometrische Leistung (Watt)						Erholungsphase (min.)				
		50	60	70	80	90	100	1.	2.	3.	4.	5.
P_{s1}	151,5 6,3	168,9 13,9	178,9 18,2	180 17,6	182,3 18	186,2 17,8	188,5 18,5	172,3 19,8	163,9 22,1	158,9 17,8	153,9 16,2	154,2 15,8
P_{s2}	144,5 14,2	159,8 12,8	167,1 12,9	173,4 12,8	177,7 12,9	185,4 15,3	192 15,9	169,2 19,4	153,1 15,7	147,7 15,3	143,9 13,8	140,9 10,2*
GW− P_{d1}	90,8 5,7	92,7 6,3	92,7 6,7	92,7 10,3	92,8 9,3	92,4 8,5	92,4 8,6	87,7 9,9	85,8 13,8	85,8 13,7	87,3 11,1	89,3 10,9
P_{d2}	90,2 4,8	92,5 4,0	94,8 5,2	94 4,2	94,9 4,3	97,5 4,9	97,7 5,2	88 6,6	87,9 5,9	86,9 6,9	88,2 6,1	87,1 6,7
HF_1	66,8 16,2	86,3 15,3	91,8 13,7	94,2 14,1	98 14,4	102,2 14,3	104,5 13,7	81,9 17,5	76,8 17,3	74,7 15,8	75,2 15,4	73,5 13,5
HF_2	69,8 11,3	92,2 10,2	96,9 9,9	103,5 10,2	107,2 11	113,4 12*	120,4 12,2**	79,5 17,2	76,9 17,8	75,6 16,2	74,9 14,5	77,1 14,6

Tabelle 26: Systolischer (P_{s1}), diastolischer (P_{d1}) Blutdruck (mmHg) und Herzfrequenz (HF_1) von 6 belastungsnegativen Grenzwerthypertonikern (GW −), die nach 4,1 Jahren (P_{s2}; P_{d2}; HF_2) in eine arterielle Hypertonie übergegangen waren. (* p < 0,05; ** p < 0,01; *** p < 0,001).

$\bar{x} \pm S$ n = 6		Ruhe	Ergometrische Leistung (Watt)							Erholungsphase (min.)				
		Liegen	50	60	70	80	90	100	1.	2.	3.	4.	5.
	P_{s1}	151,7 2,6	170,8 10,2	174,2 11,2	175,8 13,2	180,8 12	184,2 10,7	187,5 12,6	181,7 14,7	167,5 15,4	160,8 12,8	157,5 13,7	150,8 13,5
	P_{s2}	162,3 6,4**	183,8 15,1	192 16,8	197,7 14,3*	205,7 17,3*	210,3 21*	220 20,9**	186,7 17,6	174,7 14,9	168,7 11,8	164 7,6	159,7 10,7
GW	P_{d1}	91,7 6,1	92,5 5,2	92,5 8,2	91 10	91,8 10,2	94,2 11,2	97,5 8,2	92,5 6,9	93,3 7,5	92,7 8,6	93,5 6,6	92,3 7,7
− → +	P_{d2}	97,7 9,0	105,7 4,6***	104 5,5*	108,3 4,8**	110,3 6,1**	111 7*	111,7 6,4**	99,7 2,3*	101,7 2,7*	100,3 0,9	102 4,4*	101,3 2,7*
	HF_1	69,8 12,3	98 16	101 15,4	103 15,9	107,7 16,1	112,7 15	113,8 17,3	95,8 17,3	91,7 15,2	84,8 13,8	84,7 13,9	83,8 13,5
	HF_2	78 11	104,8 16	110,7 16,5	115,7 16,2	120 16,6	126,5 15,5	132,2 15,6	102,8 17,2	93,5 18,6	92 16,4	88,8 14,2	89,2 15,4

Tabelle 27: Systolischer und diastolischer Blutdruck (RR) und Herzfrequenz im Liegen, nach 1 Minute Stehen und unmittelbar vor Ergometrie bei einem Normalkollektiv (NK), bei belastungsnegativen (GW−) und belastungspositiven (GW+) Grenzwerthypertonikern und bei Hochdruckkranken (HK). (*** p <0,001).

x̄ ± S n = 375	Systolischer RR (mmHg)				Diastolischer RR (mmHg)				Herzfrequenz (min.$^{-1}$)			
	NK n = 173	GW− n = 40	GW+ n = 40	HK n = 122	NK n = 173	GW− n = 40	GW+ n = 40	HK n = 122	NK n = 173	GW− n = 40	GW+ n = 40	HK n = 122
Liegen	125,7 8,1	153,2 12,8	145,5 11,3	150,9 11,4	80 6,2	87,7 7,7	92,1 3,7	97,8 6,3	67,9 9,5	72,3 10,4	69,9 12,1	69,5 12,6
Stehen	127,3*** 9,7	150,2 10,1	150,1*** 15,7	155,5*** 15,7	86,5*** 6	91,3 8,4	97,8*** 7,1	104,2*** 8,5	79,8 10,2	81,6 12,4	77,9 13,4	77,5 14,3
vor Ergometrie	134,3 9,7	154,2 12,1	158,2 12,9	157,2 14,1	84,5 6	88,7 7,6	101,5 7,2	104,8 8,3	67,6 10,8	68,1 10,7	68,5 10,7	68,6 11,7
Δ Liegen/Stehen	+1,6	−3	+4,6	+4,6	+6,5	+3,6	+5,7	+6,4	+11,9	+9,3	+8	+8
Δ Liegen/vor Ergometrie	+8,6	+1	+12,7	+6,3	+4,5	+1	+9,4	+7	−0,3	−4,2	−1,4	−0,9

Tabelle 28: Systolische (P_s) und diastolische (P_d) Blutdruckanstiege zwischen Ruhewerten im Liegen und 50 bzw. 100 Watt für die männlichen und weiblichen Normalkollektive (NK), die männlichen (Grp.: 1A–2B) und weiblichen (HK) Hochdruckkranken verschiedenen Alters sowie für die belastungspositiven (GW+) und belastungsnegativen (GW–) Grenzwerthypertoniker. Außerdem der mittlere Anstieg pro 10 Wattstufe (+ Δ Liegen/80 Watt).

$\bar{x} \pm S$		NK♂ n=173 35,3 J.	NK♂ n=50 64,4 J.	Grp 1A n=132 37 J.	Grp 2A n=35 59,7 J.	Grp 1B n=72 40,1 J.	Grp 2B n=42 60,9 J.	GW+ n=49 38,3 J.	GW– n=49 30 J.	NK♀ n=150 35,6 J.	HK n=30 39,9 J.	HK n=19 60,4 J.
n = 801												
Blutdruckanstieg zwischen Liegen und 50 Watt	ΔP_s (mmHg)	23,2 11,5	25,9 11,6	30,2 16,9	31,8 19,5	22,8 17,2	24,6 16,8	35,3 18,2	24,2 15,2	31,2 15,8	27,1 15,8	36,0 21,4
	ΔP_d (mmHg)	6,4 4,1	8,0 6,5	10,5 9,6	12,6 10,6	7,6 7,1	11,2 8,6	13,3 7,1	3,9 5,0	10,4 8,1	11,6 9,2	15,8 12,6
Blutdruckanstieg zwischen Liegen und 100 Watt	ΔP_s (mmHg)	56,2 17,4	57 18,4	60,8 20,2	67,4 20,3	52,9 21,3	57,7 20,6	69,5 18,1	50,4 19,2	58,8 16,4	62,8 19,6	79,2[+] 21,5
	ΔP_d (mmHg)	12,1 8,4	13,1 9,0	18,1 12,8	21,9 12,1	14,2 9,9	18,7 11,1	20,5 8,5	5,1 6,1	14,8 9,1	20,3 12,8	26,7[+] 12,2
Anstieg pro 10 Wattstufe während Ergometrie	ΔP_s (mmHg)	6,6	6,1	6,3	6,8	6,0	6,9	7,2	5,5	6,6	7,2	14,3
	ΔP_d (mmHg)	1,1	1,1	1,4	1,9	1,3	1,5	1,6	0,4	1,5	2,3	3,7
	ΔHF (min^{-1})	5,6	4,2	4,7	4,6	4,5	4,4	4,6	4,5	7	5,3	7,4

Tabelle 29: Systolischer (P$_s$), diastolischer (P$_d$) Blutdruck und Herzfrequenz (HF) von 50 älteren männlichen Normalpersonen (NK; x̄ 64,4 Jahre) und 50 älteren Hochdruckkranken (HK; x̄ 61,7 Jahre) vor, während und nach Ergometrie.

x̄ ± S, n = 100		Ruhe	Ergometrische Leistung (Watt)							Erholungsphase (min.)				
		Liegen	50	60	70	80	90	100	1'	2'	3'	4'	5'
P$_s$ (mmHg)	NK n = 50 x̄ 64,4 J. (55–80 J.)	140,1 15,3	165,9 16,8	173,5 18,4	178,3 19,5	184,2 19,5	191,1 20,2	196,3 19,5	173,4 23	159,1 21,3	150,4 18,9	144 18,6	140,1 19,3
	HK n = 50 x̄ 61,7 J. (55–77 J.)	167,5 15,1***	196,2 20,4***	209,6 21,6***	214,7 20,8***	221,5 22,1***	225,6 21,7***	231,8 20,4***	204,7 22,9***	190 21,1***	181,7 19,9***	177,1 19,8***	174,3 19,7***
P$_d$ (mmHg)	NK n = 50 x̄ 64,4 J. (55–80 J.)	83,1 8,1	91,1 8,9	93,2 8,1	93,8 9,2	94,6 8,7	95,4 8,6	96,1 8,2	83,9 10,2	82,3 8,6	81,7 9,4	82,2 9,4	82,5 8,4
	HK n = 50 x̄ 61,7 J. (55–77 J.)	105,6 8,4***	117,2 13,8**	120 15**	121,2 15,2***	123,1 16,2***	123,5 16,8***	124,9 16,4***	110,9 15,2***	109,6 13***	108,4 13,6***	109,1 14***	109 14,4***
HF (min^{-1})	NK n = 50 x̄ 64,4 J. (55–80 J.)	63,9 9	89,1 11,9	93,3 11,5	96,6 13,1	101,1 16,0	106,3 16,0	110,3 16,8	84,6 14,3	77,2 14,5	73,7 14,3	72,3 11,3	72,1 11,6
	HK n = 50 x̄ 61,7 J. (55–77 J.)	71,2 10,4***	97,8 12,8***	102,8 12,1***	107,8 13,5***	113,2 14,9***	118,0 16,0***	121,9 16,2***	92,7 14,9**	85,5 15,3**	82,6 14,1**	81,5 13,1**	81,1 13,4**

Tabelle 30: Alter, systolischer (P_s), diastolischer (P_d) Blutdruck, Herzfrequenz und Physical Working Capacity$_{170}$/Kilogramm Körpergewicht (PWC$_{170}$/kg KG) von Normalpersonen, Grenzwerthypertonikern und Hochdruckkranken (* $p < 0,05$; *** $p < 0,001$).

$\bar{x} \pm S$ n = 132	Alter (Jahre)	P_s (mmHg)	P_d (mmHg)	HF (min^{-1})	PWC$_{170}$/kg KG (Watt)
Grp. 1 n = 57 Normalpersonen	41,5 13	136,3 8,6	85,3 6,3	68,1 11,9	3,44 0,8
Grp. 2 n = 24 GW-Hypertoniker	42,6 12,7	151,7 5,3***	93,5 2,3***	71,2 11	2,93 0,7*
Grp. 3 n = 51 Hochdruckkranke	43,6 11,6	164 10,9***	105,6 7,3***	72,1 10,3	2,71 0,74***

Tabelle 31: Doppelprodukt als Maß für den myokardialen O_2-Verbrauch von Normalpersonen und Hochdruckkranken verschiedenen Alters sowie von Grenzwerthypertonikern (* $p < 0,05$; *** $p < 0,001$).

$\bar{x} \pm S$ $P_s \times$ HF Doppelprodukt n = 232		Ergometrische Leistung (Watt)		
		50	70	100
Grp. 1 n = 57 Normalpersonen	41,5 J.	13293 3958	16085 3424	19640 3374
Grp. 2 n = 24 GW-Hypertoniker	42,6 J.	17324 31,40***	20303 4453***	3998***
Grp. 3 n = 51 Hochdruckkranke	43,6 J.	18841 3332***	21672 4924***	26459 4868***
Grp. 1 n = 50 Normalpersonen	64,4 J.	14806 2910	17299 3655	21582 4607
Grp. 2 n = 50 Hochdruckkranke	61,7 J.	19158 3332***	23375 4041***	28429 4979***

Tabelle 32: Systolischer (P$_s$), diastolischer (P$_d$) Blutdruck und Herzfrequenz (HF) von 10 männlichen Hochdruckkranken vor und 2 Stunden nach Einnahme von 100 mg Atenolol bzw. 200 mg Metoprolol.

x̄ ± S	n = 10	Ruhe Liegen	Ergometrische Leistung (Watt) 50	60	70	80	90	100	Erholungsphase (min.) 1.	2.	3.	4.	5.
P$_s$ (mmHg)	vor Therapie	158,4 15,4	177,7 10,4	180,6 14,6	184,7 17,1	192,7 18,4	197,4 16,1	204,8 16,4	177,1 10,7	166,4 13,7	162,4 14,2	158,7 13,1	154,8 14,1
	Atenolol 2 Std	134,1 19,6**	147,5 22,1**	153 20,6**	158,2 20**	164,8 19,6**	169,9 20,5**	175,5 18,8**	150,1 18,6***	144,4 15,7**	140,7 15,5**	136,4 17**	135,1 17,4*
	Metoprolol 2 Std	132,9 20,6**	145,9 25**	151,2 25,5**	154,4 26,3**	159,8 26,2**	166,2 25,4**	169 20,3**	155,3 24,0*	147,8 21,5*	142,6 24*	141 24,1	141,4 24,4
P$_d$ (mmHg)	vor Therapie	111,1 5,6	113,3 10,7	116,6 10,4	117,4 10,5	117,2 11,4	119,5 11,9	119,7 10,5	110,7 8,8	107,7 9,1	106,9 8,3	106,3 9,3	107 9,3
	Atenolol 2 Std	90,9 18,9**	100,6 16,5	100,4 16*	102,6 14,4*	104,1 14,2*	104,2 14,3*	105,6 13,8*	97 13,4*	94,5 13,6*	92,8 13,9*	92,4 13,7*	91,8 14,4*
	Metoprolol 2 Std	91,9 14,5**	97,7 16,6*	99,1 15,7*	100,2 15,8*	101,3 16,4*	104,3 16,9*	105,6 16,9*	96,4 15,8*	95,6 16,4	93,2 17,2*	93,5 16*	92,3 16,4*
HF (min^{-1})	vor Therapie	64,3 4,5	91,7 9,7	95,2 11,1	100,5 12,3	105,7 12,6	109,9 13,7	115 16,7	84,9 15,8	74,2 13,2	70,7 12,2	69,5 10,6	70,5 10,1
	Atenolol 2 Std	53,6 9,0**	73,6 6,4***	76,9 6,2***	78,3 6,8***	82,5 7,2***	86,5 7,2***	90,9 8,8***	60,4 11,2***	56,3 9,1**	56,8 9,2**	55,3 7,9**	54,5 8,8**
	Metoprolol 2 Std	54,3 10,1*	72,6 10,0***	76,2 9,4**	78,1 9,3	81,2 10,6***	84,6 8,8***	88,4 8,8***	64,7 12,0**	58,5 10,3**	58,0 9,3**	56,4 9,8**	56,3 9,5**

Tabelle 33: Systolischer (P_s), diastolischer (P_d) Blutdruck und Herzfrequenz (HF) von 10 männlichen Hochdruckkranken vor und 8 Stunden nach Einnahme von 100 mg Atenolol bzw. 200 mg Metoprolol (* $p < 0,05$; ** $p < 0,01$; *** $p < 0,001$).

$\overline{x} \pm S$	n = 10	Ruhe Liegen	Ergometrische Leistung (Watt) 50	60	70	80	90	100	Erholungsphase (min.) 1.	2.	3.	4.	5.
P_s (mmHg)	vor Therapie	153,6 16,8	173,8 16,6	181,8 17,3	189,5 17,5	195,7 17,0	204,7 18,3	212,1 21,3	180,1 20,0	165,8 17,4	159,5 16,1	158,2 15,1	155,6 15,9
	Atenolol 8 Std	132,9 20,4	150,1 24,2*	156,7 24,1*	161,3 22,6**	167,5 21,4**	173,9 21,8**	181,0 21,4**	159,3 20,0*	149,6 18,3	143,8 19,9	142,5 18,8	140,8 18,5
	Metoprolol 8 Std	134,3 22,5	152,2 27,9*	157,1 25,7*	161,9 26,7*	165,4 23,7**	170,3 21,7**	176,8 23,4**	159,0 22,3*	151,7 21,4	146,7 21,6	147,7 22,5	143,1 22,1
P_d (mmHg)	vor Therapie	107,0 8,4	111,6 11,2	111,8 10,8	112,8 12,1	114,0 11,7	116,5 12,4	118,7 13,2	107,4 9,4	104,8 9,6	104,7 8,3	104,5 8,9	104,5 9,2
	Atenolol 8 Std	87,6 16,9*	96,7 17,1*	98,2 16,3*	98,7 15,8*	100,6 14,8*	102,0 14,2*	104,1 13,6*	94,1 15,3*	92,6 14,3*	91,2 13,6*	91,0 13,3*	89,2 12,9*
	Metoprolol 8 Std	89,4 16,8**	95,5 16,2*	97,2 16,5*	98,6 16,8*	101,0 17,9	102,4 16,7*	104,0 16,3*	94,8 15,9*	95,9 17,2	93,0 17,2	92,2 15,1*	92,1 15,0*
HF (min.$^{-1}$)	vor Therapie	71,3 11,4	92,7 11,2	99,7 11,5	103,8 13,6	110,3 13,7	114,9 13,5	120,8 15,2	85,6 15,6	78,0 16,2	74,7 13,9	75,7 13,1	74,7 13,4
	Atenolol 8 Std	53,8 8,6**	76,0 6,1***	79,2 6,7***	81,8 6,0***	86,7 7,2***	91,4 7,7***	95,3 7,7***	64,3 7,8***	60,1 8,1**	58,3 7,4**	58,2 6,2**	58,2 8,1**
	Metoprolol 8 Std	53,1 9,3**	76,5 8,3**	79,8 8,1	83,6 8,3	86,7 9,1	92,9 8,4	96,3 8,0	68,7 12,2*	60,9 10,0*	60,8 8,4*	58,6 8,2**	57,6 9,4***

Tabelle 34: Systolischer (P_s), diastolischer (P_d) Blutdruck und Herzfrequenz (HF) von 10 männlichen Hochdruckkranken vor und 24 Stunden nach Einnahme von 100 mg Atenolol bzw. 200 mg Metoprolol.

$\bar{x} \pm S$ n = 10		Ruhe	Ergometrische Leistung (Watt)						Erholungsphase (min.)				
		Liegen	50	60	70	80	90	100	1.	2.	3.	4.	5.
P_s (mmHg)	vor Therapie	158,4 / 15,4	177,7 / 10,4	180,6 / 14,6	184,7 / 17,1	192,7 / 18,4	197,4 / 16,1	204,8 / 16,4	177,1 / 10,7	166,4 / 13,7	162,4 / 14,2	158,7 / 13,1	154,8 / 14,1
	Atenolol 24 Std	141,4 / 17,5*	157,3 / 18,3**	166,1 / 18,4	167,9 / 19,0*	174,4 / 20,5	181,8 / 18,4	189,6 / 20,2	163,1 / 17,5*	154,2 / 16,8	151,2 / 16,5	147,8 / 16,5	145,5 / 16,0
	Metoprolol 24 Std	143,9 / 13,6*	160,8 / 20,7*	166,2 / 20,5	169,5 / 21,2	175,4 / 19,9	184,6 / 20,7	189,2 / 20,5	162,7 / 21,4	156,5 / 19,2	153,5 / 17,7	149 / 18,2	150,5 / 18,5
P_d (mmHg)	vor Therapie	111,1 / 5,6	113,3 / 10,7	116,6 / 10,4	117,4 / 10,5	117,2 / 11,4	119,5 / 12	119,7 / 10,5	110,7 / 8,8	107,7 / 9,1	106,9 / 8,3	106,3 / 9,3	107 / 9,3
	Atenolol 24 Std	95 / 14,6**	101,5 / 11,5*	104,9 / 12*	105,2 / 11,8*	106,5 / 13,8	107,7 / 14,6	110,8 / 13,8	101,9 / 11,2	97,6 / 11,7*	96,4 / 10,9*	97,6 / 12,0	96,4 / 12,0*
	Metoprolol 24 Std	96,4 / 12,5**	104,7 / 13,9	104 / 15,1*	105,3 / 15,2	107 / 13,1	107,6 / 16,1	109,5 / 14,6	101,8 / 13,7	100,1 / 13,7	98,8 / 12,8	97,7 / 12,9	97,1 / 13,2
HF (min.$^{-1}$)	vor Therapie	64,3 / 4,5	91,7 / 9,7	95,2 / 11,1	100,5 / 12,3	105,7 / 12,6	109,9 / 13,7	115 / 16,7	84,5 / 15,8	74,2 / 13,2	70,7 / 12,2	69,5 / 10,6	70,5 / 10,1
	Atenolol 24 Std	56,9 / 6,7**	77,7 / 8,3**	85,2 / 7,6*	89 / 9,7*	91,5 / 9,8*	97,3 / 9,8*	102 / 10,1*	68,9 / 10,2*	66,8 / 9,0	61,2 / 7,3*	62,7 / 6,6	59,3 / 8,2*
	Metoprolol 24 Std	59,7 / 9,4	81,3 / 10,7	85,4 / 10,8	90,2 / 10,9	95 / 11,5	98,8 / 11,9	103,6 / 12,4	72 / 11,5	66 / 10,4	68,7 / 11,7	65 / 12,3	65,2 / 12,2

Tabelle 35: Systolischer (P$_s$), diastolischer (P$_d$) Blutdruck und Herzfrequenz (HF) von 10 männlichen Hochdruckkranken vor und 2 Stunden nach Einnahme von 100 mg Atenolol bzw. 120 mg Nadolol.

$\bar{x} \pm S$ n = 10		Ruhe	Ergometrische Leistung (Watt)						Erholungsphase (min.)				
		Liegen	50	60	70	80	90	100	1.	2.	3.	4.	5.
P$_s$ (mmHg)	vor Therapie	148,3 14,3	164,3 11,5	167,9 14	176,7 10,5	182,9 10,6	189,5 11,0	200,4 13	169,9 15,8	157,5 13,8	153,9 13,4	148,8 13,3	146,3 12,7
	Atenolol 2 Std	121,8 11,4***	144,3 7,7**	148,2 7,2**	150,4 9,7***	155,7 7,4***	161,4 9,2***	167,5 9,2***	150,4 10,9***	141,3 9,8**	140,4 11,5**	135,9 12,1**	133,9 12,1*
	Nadolol 2 Std	121,2 10,6***	141,2 13,4***	148,4 12,8***	149,9 9,4***	157,4 10,9***	162,6 11,1***	167,8 10,6***	150,4 12,7***	143,4 13,1*	138,2 13,3*	135,9 12,5*	132,0 9,9*
P$_d$ (mmHg)	vor Therapie	103,5 10,6	107,2 12,4	107 11,4	108,4 12,2	111,2 12,2	112 12,1	114,3 12,7	105,1 10,8	104,0 10,7	102,6 10,3	102,3 10,6	101,4 11,1
	Atenolol 2 Std	83,3 8,3***	92,4 7,4*	95,3 10,0*	96,4 10,5*	98 10,7*	99,2 10,5*	101,1 12,3*	92 8,7*	90,6 8,5*	88,1 9,3**	86,8 10,1**	87 9,7**
	Nadolol 2 Std	81,4 8,5***	93,4 12,3*	95 11,9*	95,7 10,0*	96,9 9,8*	99 10,5*	101,4 11,1*	88,8 10,2**	89,1 10,0*	86,8 9,0*	86,6 9,3**	86,1 9,6**
HF (min.$^{-1}$)	vor Therapie	58 6,8	88,9 10,2	89,7 9,6	93,1 10,1	98,4 10,4	103,4 10,5	108 9,9	69,5 13,3	65,3 9,2	63,1 10,4	65,2 10,2	64,3 10,5
	Atenolol 2 Std	47,1 8,8**	71,3 6,9***	75,1 7,7**	77,5 8,1**	83,6 7,0**	87,3 6,6***	91,8 7,3***	59,9 9,0	55,0 11,4*	53,4 9,8*	52,7 9,7*	52,8 8,8*
	Nadolol 2 Std	45,6 7,8**	69,6 6,3***	73,1 8,3***	76,3 8,4***	79,2 8,3***	84,6 8,1***	87,3 8,2***	57,1 14,2	54,7 11,8*	52,8 10,9*	50,9 9,3**	50,8 8,9**

Tabelle 36: Systolischer (P_s), diastolischer (P_d) Blutdruck und Herzfrequenz (HF) von 10 männlichen Hochdruckkranken vor und 8 Stunden nach Einnahme von 100 mg Atenolol bzw. 120 mg Nadolol (* p < 0,05; ** p < 0,01; *** p < 0,001).

$\overline{x} \pm S$	n = 10	Ruhe	Ergometrische Leistung (Watt)						Erholungsphase (min.)				
		Liegen	50	60	70	80	90	100	1.	2.	3.	4.	5.
P_s (mmHg)	vor Therapie	149,3 16,6	165,8 11,9	177,4 12,6	181,9 10,6	189,3 13,1	197 10,5	202,9 10,3	174,9 11,3	162,7 12,2	155,9 12,4	153,1 14,1	151,7 14,6
	Atenolol 8 Std	125,5 11,3**	145,2 8,1***	154,4 9,9***	158,6 9,0***	161,6 10,3***	166,6 10,6***	174,4 11,7***	151,0 12,0***	141,6 9,6***	137,5 9,1**	132,4 7,2***	130,8 8,2***
	Nadolol 8 Std	122,5 13,8***	140,0 9,9***	n.s. 147,7 9,9***	155,2 10,7***	160,3 9,4***	165,1 10,6***	173,4 12,2***	150,8 11,2**	146,6 11,3**	139,6 12,5**	135,4 8,3**	131,4 9,0**
P_d (mmHg)	vor Therapie	101,8 11,0	105,7 13,7	106,8 14,2	108,0 14,4	110,1 15,0	111,2 14,5	114,0 13,9	102,4 12,4	101,0 11,4	99,8 12,6	99,7 12,5	100,7 13,0
	Atenolol 8 Std	82,0 11,8**	91,0 9,4*	92,3 12,8*	94,2 12,9*	95,5 11,8*	98,3 11,0*	100,3 13,4*	89,4 9,5*	86,9 8,3**	85,4 8,7**	85,5 7,5**	85,1 8,5**
	Nadolol 8 Std	78,6 8,0***	88,8 8,0**	91,5 9,6*	94,1 10,7*	95,2 10,8*	98,7 10,3*	100,6 13,7*	88,5 8,4**	86,8 8,2**	85,6 6,7**	84,1 6,7**	83,0 6,9**
HF (min.$^{-1}$)	vor Therapie	67,6 12,0	95,3 8,0	97,7 9,7	100,6 9,1	106,2 8,7	110,0 8,6	114,0 9,6	76,6 11,1	74,0 11,4	72,3 11,2	73,8 11,2	73,5 13,3
	Atenolol 8 Std	52,8 6,6**	77,2 5,8**	79,2 5,6***	81,9 6,3***	86,9 4,8***	90,6 5,5***	94,1 5,4***	62,7 11,2*	57,6 9,2**	57,0 9,0**	57,4 9,5**	57,4 8,3**
	Nadolol 8 Std	51,8 8,0*	73,8 6,7**	77,2 6,8***	80,8 7,0**	83,8 7,3**	86,7 7,4***	91,0 7,9***	62,2 11,2*	57,8 10,5***	57,2 9,2**	56,9 10,5**	56,9 9,2**

Tabelle 37: Systolischer (P_s), diastolischer (P_d) Blutdruck und Herzfrequenz (HF) von 10 männlichen Hochdruckkranken vor und 24 Stunden nach Einnahme von 100 mg Atenolol bzw. 120 mg Nadolol.

$\bar{x} \pm S$ n = 10		Ruhe Liegen	Ergometrische Leistung (Watt)						Erholungsphase (min.)				
			50	60	70	80	90	100	1.	2.	3.	4.	5.
P_s (mmHg)	vor Therapie	149,3 16,6	173,6 9,7	178,3 11,0	184,4 12,1	189,3 12,4	196 10,7	201,2 10,7	170,7 12,5	163,7 10,4	158,2 13,3	155,3 12,3	153,6 12,7
	Atenolol 24 Std	133,8 15,7*	152,9 16,3**	160,5 16,7*	166,1 17,2*	171,7 16,8*	179 19,1*	187,4 19,6	161,4 16,9	154,3 15,1	147,4 14,2	144,4 14,3	146,1 16,6
	Nadolol 24 Std	131,8 12,4*	145,3 13,6***	153,4 17,1***	157,1 16,9***	163 15,4***	168,9 16,0***	175,9 14,8***	156,5 11,3*	148,5 15,2*	142,9 13,4*	142,9 11,8*	139,9 14,5*
P_d (mmHg)	vor Therapie	101,8 11,0	110 13,3	112,2 14,0	112,4 13,9	113,8 13,5	115,3 14,6	116,2 13,7	108,2 11,4	104,3 10,9	103,4 10,9	103,2 11,3	103,2 12,5
	Atenolol 24 Std	85,9 9,6**	98,6 12,4	98,7 13,7*	98,6 13,1*	100,7 13,1*	102,4 14,9*	104,5 13,6	95,3 12,5*	91,9 13,1*	91 11,4*	90,2 11,2*	91,4 13,0
	Nadolol 24 Std	88,3 10,7*	95,7 12,1*	98,3 11,4*	101,6 11,7	101,8 11,7*	102,5 11,4*	103,7 11,8*	94,6 11,4*	92,4 10,9*	89,9 10,8*	90,5 10,6*	90,1 10,7*
HF (min⁻¹)	vor Therapie	60,7 7,6	88,9 9,2	92,8 9,7	98 10,9	102 8,7	105,2 9,6	110,2 9,3	75,6 11,1	69,5 9,9	67,9 11,6	67,1 12,0	65,8 9,9
	Atenolol 24 Std	54,5 12,2	80,9 9,4	83,4 8,6*	84,9 8,7*	90,9 9,0*	95,9 8,5*	99,9 9,1*	66,1 13,4	61,7 12,7	60,1 11,5	60 11,1	57,8 10,7
	Nadolol 24 Std	48,1 8,3**	70,0 9,9***	75,3 8,0***	79,2 8,6***	81,6 8,7***	86,7 8,7***	91,5 8,0***	58,9 12,3**	53,8 12,4**	54,6 11,5**	52,1 10,5**	52,7 10,4**

Tabelle 38: Therapiebedingte Senkung in % des systolischen (RR_{syst}), diastolischen (RR_{diast}) Blutdruk-kes und der Herzfrequenz (HF) während der Ergometrie von 50 bis 100 Watt 2, 8 und 24 Stunden nach letzter Einnahme von 100 mg Atenolol bzw. 120 mg Nadolol oder 200 mg Metoprolol.

n = 20 $\bar{x} \pm S$	RR syst. (%)			RR diast. (%)			HF (%)		
	2 Std.	8 Std.	24 Std.	2 Std.	8 Std.	24 Std.	2 Std.	8 Std.	24 Std.
Atenolol	14,2	13,7	9,5	11,8	12,9	11,1	16,4	18,3	10,4
Nadolol	14,2	15,5	14,2	11,9	13,3	11,1	19,2	21,0	19,6
Metoprolol	16,8	14,6	8,1	13,6	12,7	9,3	22,1	19,7	10,3
Atenolol	14,9	14,4	8,9	12,3	12,3	9,6	20,9	20,5	12,2

(linke Randbeschriftung: 50–100 Watt)

Tabelle 39: Blutdruck- und Herzfrequenzverhalten von 9 männlichen Hochdruckkranken in Ruhe und während Ergometrie (6. min. 100 Watt; 30 min. im Steady-State mit HF 136 min.$^{-1}$; maximale Leistungs-stufe) und 5 min. danach und zwar vor und während Therapie mit 15 mg Pindolol bzw. 200 mg Metopro-lol (* p < 0,05; ** p < 0,01).

$\bar{x} \pm S$ n = 9		Ruhe	Ergometrie		Erholungsphase	
		Liegen	6. min.	30. min.	max.	5. min.
Systolischer	vor Therapie	151,1± 6,5	205,0±29,9	203,9±26,2	238,3±26,8	151,7±17,3
Blutdruck	Pindolol	131,7±12,5**	163,9±19,8**	170,6±23,6**	191,7±23,9**	128,3±22,1**
(mmHg)	Metoprolol	121,6± 5,5**	156,1±20,1**	166,1±18,5	205,6±23,6**	126,1±11,7**
Diastolischer	vor Therapie	100,1± 5,2	116,7±13,9	107,8± 8,3	113,9±12,7	93,9±11,9
Blutdruck	Pindolol	87,2± 5,1**	100 ± 8,7**	98,3± 9,0**	110 ±13,5	81,7±15,4**
(mmHg)	Metoprolol	83,3± 6,1	96,7± 8,3**	98,3±10,0**	110 ±12,8	84,4± 9,2**
Herzschlag-	vor Therapie	73,4± 6,1	116,7±11,9	136,3± 4,1	174,2±11,7	105 ±17,0
frequenz	Pindolol	66,7± 9,2*	96,7±11**	107,4± 9,3**	128 ± 8,7**	83,4±15,3**
(min^{-1})	Metoprolol	56,7± 9*	92,7±10,2**	100,9± 8,3**	125,6± 9,7**	77,4± 8,4**

Tabelle 40: Blutdruck- und Herzfrequenzverhalten von 11 männlichen Hochdruckkranken in Ruhe und während Ergometrie (6 min. 100 Watt, 30 min. im Steady-State mit HF 141 min.$^{-1}$, maximale Leistungsstufe) und 5 min. danach und zwar vor und während Therapie mit 500 mg Acebutolol bzw. 15 mg Pindolol (* p < 0,05; ** p < 0,01).

$\bar{x} \pm S$ n = 11		Ruhe	Ergometrie		Erholungsphase	
		Liegen	6. min.	30. min.	max.	5. min.
Systolischer	vor Therapie	149±10	194±24	203±24	236±25	153±19
Blutdruck	Acebutolol	131± 9**	160±14**	166±15**	198±16**	133±11**
(mmHg)	Pindolol	129±14**	166±14**	166±17**	192±18**	135±11**
Diastolischer	vor Therapie	104± 7	114± 9	108± 7	114±10	103±13
Blutdruck	Acebutolol	89± 8**	98± 7**	96± 7**	110± 9	87± 9**
(mmHg)	Pindolol	85±10**	101±10**	100± 3**	110± 6	90± 9**
Herzschlag-	vor Therapie	64± 5	113±10	141± 5	182±12	107±14
frequenz	Acebutolol	55± 7*	93± 6**	103± 7**	135±14**	79±12**
(min.$^{-1}$)	Pindolol	62± 9	97± 6**	109± 9**	138± 9**	83±13**

Tabelle 41: Blutdruck und Herzfrequenzverhalten von 18 Hochdruckkranken vor und während einer vierwöchigen und 14monatigen β-Rezeptorenblockerbehandlung mit 200 mg Metoprolol (n = 9) bzw. 500 mg Acebutolol (n = 9) und zwar in Ruhe sowie während der Ergometrie in der 6.min. (bei 100 Watt), in der 15.–30.min. im Steady-state und auf maximaler Leistungsstufe, sowie in der Erholungsphase danach (* p <0,05; ** p <0,01; *** p <0,001).

$\bar{x} \pm S$ n = 18		Ruhe Liegen	Ergometrie 6.min.	15.min.	20.min.	25.min.	30.min.	max.	Erholung 1.min.	5.min.
Systolischer RR (mmHg)	vor Therapie	152,8 12,6	204,4 22,8	218,1 25,3	218,1 23,9	212,2 21,5	206,3 26,4	240,9 25,3	197,6 24	158,1 14,4
	β-Blockade 4 Wochen	135 15,2***	158,3 16,6***	167,4 19,8***	167,6 18,0***	169 17,5***	165,5 17,2***	201,0 19,5***	161,4 17,3***	130,2 13,2***
	β-Blockade 14-Monate	136 11,4	158,5 16,1	167,1 20,6	164,1 22,2	163,4 20,1	164,7 19,6	195,8 24,5	166,9 22,9	133,3 12,9
Diastolischer RR (mmHg)	vor Therapie	103,9 6,9	115,8 11,2	116,6 10,0	113,6 7,4	110,2 8,3	109,3 7,1	116,1 11,5	102,7 12,7	98,4 15,2
	β-Blockade 4 Wochen	91,6 10,3***	98,3 7,4***	100 8,4***	99,3 9,8***	97,6 8,4***	96,7 7,8***	108,9 11,3	96,3 10,7*	86,2 9,7***
	β-Blockade 14-Monate	92,6 7,2	97,4 9,5	99,4 10,6	96,8 10,6	94,3 10,2	93,4 9,6	109,0 12,8	93,1 7,3	84,4 6,3
Herzfrequenz (min⁻¹)	vor Therapie	70,9 6,1	114,3 11,3***	133,4 6,4	136,8 5,2*	137,0 5,2	138,1 4,3	176,2 13,6	131,4 21,2	103,2 16,0
	β-Blockade 4 Wochen	59,1 7,5***	93,7 8,6***	101,9 8,8***	100,9 8,0***	100,9 6,7***	101,3 6,8***	126,8 10,1***	93,3 11,2***	78,6 10,5***
	β-Blockade 14-Monate	58,1 8,5***	93,1 12,0***	103,1 13,1***	102,7 12,0***	103,3 11,5***	102,8 11,2***	131,0 14,5***	94,6 21,2***	77,2 14,8***

Tabelle 42: Blutdruck- und Herzfrequenzverhalten von 24 Hochdruckkranken vor und während einer Therapie mit Diuretika (50 mg Hydrochlorothiazid/2,5 mg Amilorid) und β-Blockern (500 mg Acebutolol) (* p < 0,05; ** p < 0,01; *** p < 0,001).

$\bar{x} \pm S$ n = 24		Ruhe		Ergometrie (Watt)			Erholungsphase (min.)		
		Liegen	Stehen	60	80	100	1.	3.	5.
P_s (mmHg)	vor Therapie	164,4 14,9	166,8 18,9	207,1 22,5	221,7 23,9	233,9 22,6	199,6 18,6	177,5 15,1	166,8 14,3
	Diuretika	152,0 14,8**	147,4 16,8***	195,7 20,1	210,9 22,5	223,0 22,4	188,8 16,8	165,4 16,5*	155,4 14,0**
	β-Blocker	148,9 10,5***	145,5 10,7***	176,4 15,3***	188,5 19,1***	198,6 17,2***	174,5 15,3***	156,0 12,0***	150,0 8,3***
P_d (mmHg)	vor Therapie	106,2 10,8	111,3 11,3	121,7 11,4	124,4 11,5	127,3 12,4	109,1 10,9	107,6 10,9	108,7 11,9
	Diuretika	98,1 9,6**	109,4 10,4	113,7 10,6*	116,6 10,2*	119,3 10,2*	107,7 9,9	106,0 11,2	106,4 11,0
	β-Blocker	94,6 8,3***	101,4 7,6**	107,6 8,4***	109,3 11,4***	112,4 11,0***	99,8 7,6**	98,2 7,7**	97,2 7,1***
HF (min.⁻¹)	vor Therapie	74,0 16,2	83,5 18,8	115,4 19,2	125,8 21,8	136,1 21,4	103,9 24,1	92,1 21,5	89,7 19,6
	Diuretika	75,3 14,7	92,0 16,2	112,7 19,3	122,4 21,0	131,8 20,5	101,3 25,0	92,2 19,6	89,5 16,6
	β-Blocker	61,7 9,2**	66,1 9,6***	94,5 13,8***	101,6 15,9***	108,3 13,6***	77,8 15,2***	72,1 14,5***	72,9 14,4***

Tabelle 43: Blutdruck- und Herzfrequenzverhalten von 12 Hochdruckkranken vor und während einer Therapie mit 500 mg Acebutolol und der Kombination von 500 mg Acebutolol und 50 mg Hydrochlorothiazid und 5 mg Amilorid (* p <0,05; ** p <0,01; *** p <0,001; ∗ = Irrtumswahrscheinlichkeit zwischen β-Blocker und β-Blocker-Diuretika).

$\bar{x} \pm S$ n = 12		Ruhe		Ergometrie (Watt)			Erholungsphase (min.)		
		Liegen	Stehen	60	80	100	1.	3.	5.
P_s (mmHg)	vor Therapie	165,3 14,7	167,7 21,2	213,8 22,1	228,0 22,4	241,2 23,0	203,8 20,0	177,7 18,1	168,8 16,2
	β-Blocker	149,7 8,9**	147,2 7,5**	178,3 12,7***	192,6 16,9***	204,8 17,8***	175,7 16,1***	160,0 11,3***	154,3 7,2***
		∗	∗					∗∗	
	β-Blocker u. Diuretika	140,0 11,3***	130,6 13,4***	170,8 12,7***	185,3 19,6***	199,2 20,2***	166,4 16,4***	150,5 13,4***	142,2 12,7***
P_d (mmHg)	vor Therapie	107,7 11,0	113,2 12,1	126,1 8,3	129,2 9,2	132,3 9,1	115,7 9,1	113,2 10,4	114,9 11,2
	β-Blocker	96,2 8,4**	103,3 8,6*	109,8 6,7***	112,2 6,9***	115,0 7,1***	103,5 5,5***	102,5 6,2***	101,2 6,0***
		∗	∗	∗	∗	∗	∗∗	∗∗	∗∗
	β-Blocker u. Diuretika	88,8*** 8,8	95,8** 10,9	103,2*** 8,5	105,3*** 9,2	105,7*** 8,3	91,8*** 9,6	92,0*** 8,3	92,6*** 5,3
HF (min.$^{-1}$)	vor Therapie	76,3 16,4	86,1 16,3	118,0 12,6	128,8 14,0	138,0 11,2	104,1 23,0	94,0 19,8	90,7 16,8
	β-Blocker	61,4 4,4**	65,9 6,7***	94,8 8,9***	102,8 10,4***	110,1 10,1***	78,0 15,9***	69,4 8,6***	67,9 8,7***
	β-Blocker u. Diuretika	60,8 7,1**	69,3 7,5**	92,6 8,1***	100,6 9,5***	108,2 11,3***	78,9 13,0**	73,2 8,8**	70,9 8,2**

Tabelle 44: Blutdruck- und Herzfrequenzverhalten 30 Hochdruckkranker vor und während einer Therapie mit 25 mg Mefrusid.

$\bar{x} \pm S$ n = 30		Ruhe			Ergometrische Leistung (Watt)						Erholungsphase (min.)				
		Liegen	Stehen	Ergo	50	60	70	80	90	100	1	2	3	4	5
P_s (mmHg)	vor Therapie	155,6 / 15,2	157,3 / 17,2	160,4 / 17	181,0 / 19	186,4 / 18,5	193,5 / 19,1	199,6 / 19,6	203,7 / 17,9	209,9 / 17,1	180,7 / 16,5	168,2 / 14,5	161,5 / 14,0	160,6 / 14,8	158,6 / 14,3
	Mefrusid	146,7 / 13,1*	143,4 / 15,3**	147,7 / 15,0**	170,5 / 18,1*	177,2 / 18,9	182,5 / 16,8*	187,9 / 18,4*	194,0 / 19,1*	201,6 / 18,4	169,5 / 17,9*	160,3 / 15,5*	152,7 / 17,1*	150,8 / 16,5*	150,5 / 16,3*
P_d (mmHg)	vor Therapie	102,9 / 10,0	107,2 / 11,0	106,9 / 8,8	109,1 / 8,6	110,4 / 9,9	112,0 / 10,5	112,9 / 10,3	113,1 / 10,2	114,9 / 9,5	104,3 / 9,3	102,9 / 8,6	104,7 / 9,3	105,7 / 9,9	105,3 / 9,4
	Mefrusid	94,6 / 10,3**	95,8 / 9,7***	99,3 / 9,1**	103,1 / 10,5*	104,1 / 9,2*	105,3 / 11,0*	106,1 / 9,9*	108,2 / 10,1	109,4 / 10,3*	100,2 / 9,2	99,7 / 9,9	99,5 / 9,8*	99,9 / 10,1*	100 / 9,5*
HF (min^{-1})	vor Therapie	64,5 / 12,9	71,6 / 15,4	64,7 / 11,4	94,7 / 15,3	99,1 / 15,7	104,2 / 16,4	108,7 / 17,6	114,2 / 18,2	118,8 / 18,3	82,8 / 18,4	77,3 / 16,7	75,1 / 16,3	76,1 / 15,1	74,8 / 14,5
	Mefrusid	66,7 / 14,3	75,2 / 17,8	64,4 / 11,9	92,9 / 15,0	97,8 / 14,7	101,7 / 15,7	106,3 / 16,6	111,9 / 17,7	117,1 / 20,3	81,8 / 18,7	79,2 / 17,9	76,7 / 16,0	76,6 / 14,6	76,2 / 15,2

Tabelle 45: Systolischer (P_s), diastolischer (P_d) Blutdruck und Herzfrequenz (HF) von 15 Hochdruckkranken vor und während einer Therapie mit 25 mg Mefrusid sowie 400 mg Acebutolol (* p < 0,05; ** p < 0,01; *** p < 0,001; * = Irrtumswahrscheinlichkeit zwischen Mefrusid und Acebutolol).

$\bar{x} \pm S$　n = 15　Grp. 1

		Ruhe		Ergometrische Leistung (Watt)							Erholungsphase (min.)				
		Liegen	Stehen	vor Ergo	50	60	70	80	90	100	1	2	3	4	5
P_s (mmHg)	vor Therapie	155,9 / 16,0	157,4 / 18,4	157,4 / 15,9	178,6 / 20,8	182,7 / 19,1	191,6 / 20,6	195,0 / 21,6	201,2 / 18,1	206,9 / 15,6	180,7 / 13,4	165,7 / 14,5	159,5 / 14,0	156,6 / 14,3	154,1 / 14,6
	Mefrusid	143,6 / 12,6*	144,3 / 14,0*	147,2 / 17,2	170,3 / 23,2	175,6 / 23,6	179,5 / 23,5	185,1 / 21,9	189,2 / 21,7	197,3 / 20,0	168 / 21,4	157,3 / 18,2	151,9 / 19,7	148 / 19,5	149,1 / 19,4
	(Mefr./Aceb.)	*	*	*	**	*	**	**	**	***	**	**	**	**	**
	Acebutolol	131,3 / 12,1***	129,5 / 13,1***	133,1 / 10,1***	147,3 / 11,9***	157,1 / 11,9***	159,5 / 10,8***	164,5 / 8,7***	167,7 / 9,8***	173,5 / 10,6***	151,8 / 14,9***	144,7 / 12,3**	137,1 / 9,8***	135,1 / 10,0***	133,7 / 10,4***
P_d (mmHg)	vor Therapie	100,3 / 10,9	103,7 / 12,9	103,9 / 10,0	105,7 / 8,9	106,3 / 10,2	107,2 / 11,5	108,3 / 11,2	108,9 / 11,1	111,7 / 11,1	101,5 / 10,5	99,6 / 9,1	101,1 / 9,8	102,4 / 10,1	102,1 / 9,4
	Mefrusid	91,3 / 9,3*	93,7 / 9,9*	97,9 / 9,7	99,9 / 11,6	100,9 / 10,2	100,9 / 10,6	102,4 / 9,6	103,5 / 10,2	105,6 / 10,7	96,9 / 9,8	96,4 / 11,3	96 / 10,1	96,8 / 9,9	97,9 / 9,7
	(Mefr./Aceb.)	*	*	**	*	*	*	*	*	*	**	**	**	**	***
	Acebutolol	82,0 / 9,5***	85,6 / 9,3***	86,7 / 7,9***	92,2 / 7,7***	93,1 / 7,9***	94,3 / 7,6***	94,9 / 8,3***	95,9 / 7,9***	97,2 / 7,2***	84,5 / 10,0***	83,7 / 7,3***	83,3 / 6,9***	83,7 / 7,1***	83,5 / 7,5***
HF (min⁻¹)	vor Therapie	63,8 / 16,0	71,1 / 18,6	63,6 / 12,0	93,5 / 17,6	98,4 / 17,7	102,4 / 17,2	106,7 / 17,6	112,3 / 19,3	117,1 / 19,4	80,1 / 20,6	74,9 / 18,1	74,7 / 17,1	73,7 / 17,2	73,3 / 15,6
	Mefrusid	66,1 / 17	75,5 / 19,9	67,5 / 14,5	93,0 / 18,4	96,9 / 18,8	101,1 / 19,8	105,3 / 20,9	111,5 / 22,6	118,1 / 24,6	78,9 / 22,2	77,2 / 22,0	75,3 / 18,7	75,1 / 17,5	75,8 / 18,5
	Acebutolol	54,3 / 8,2*	59,7 / 10,3*	53,9 / 6,6**	78,4 / 10,4**	81,3 / 11,3**	84,3 / 11,5	88,9 / 12,6**	91,7 / 12,4**	95,4 / 13,1**	63,8 / 12,2**	61,1 / 10,9*	60,1 / 10,2	59,1 / 8,9*	59,1 / 9,1*

Tabelle 46: Systolischer (P_s), diastolischer (P_d) Blutdruck und Herzfrequenz (HF) von 15 Hochdruckkranken vor und während einer Therapie mit 25 mg Mefrusid sowie mit der Kombination von 25 mg Mefrusid und 400 mg Acebutolol (* p <0,05; ** p <0,01; *** p <0,001; * = Irrtumswahrscheinlichkeit zwischen Mefrusid und Mefrusid/Acebutolol).

$\bar{x} \pm S$ n = 15 Grp.2		Ruhe		Ergometrische Leistung (Watt)							Erholungsphase (min.)				
		Liegen	Stehen	vor Ergo	50	60	70	80	90	100	1	2	3	4	5
P_s (mmHg)	vor Therapie	155,8 15,6	157,3 15,8	163,3 18,0	183,5 17,5	190,1 17,7	196,4 17,7	204,3 16,7	205,9 17,9	212,9 18,5	180,7 19,6	170,7 14,6	163,7 14,2	164,7 14,6	163,1 12,9
	Mefrusid	148,9 14,0*	142,1 17,1*	148,3 13*	170,7 11,7*	179,5 12,0	182,8 11,3*	190,4 14,3*	198,8 15,2	205,5 15,6	171,1 14,2	163,2 12,3	154,5 13,8	153,6 13,0	152,0 12,9
		**	**	*	***	***	***	***	***	***	***	**	*	**	***
	Mefrusid u. Acebutolol	129,4 10,4***	124,3 12,8***	135,5 12,6***	150,9 11,7***	154,5 12,6***	158,0 12,7***	163,1 13,8***	168,1 14,6***	175,2 14,6***	151,6 15,2***	145,7 19,9***	141,7 14,3***	136,9 13,4***	134,4 12,3***
P_d (mmHg)	vor Therapie	106,1 8,4	110,6 7,9	109,3 6,5	112,5 6,7	114,4 7,2	116,8 6,8	116,0 7,1	117,3 7,4	118,3 6,8	108,0 7,3	106,0 7,2	108,3 8,4	109,1 88	108,4 8,6
	Mefrusid	96,5 9,2**	97,9 9,4***	101,5 9,0*	107,2 9,2	107,2 7,7*	109,7 9,8*	110,3 8,8	112,1 8,6	113,2 8,7	103,5 7,6	103,2 7,2	102,8 8,7	102,9 9,5	102,1 9,2
		***	***	***	***	***	***	***	***	***	***	***	***	***	***
	Mefrusid u. Acebutolol	85,1 6,0***	84,3 6,4***	90,0 7,4***	94,3 9,9***	95,3 9,2***	95,7 9,7***	97,6 9,1***	99,7 8,3***	99,9 8,6***	91,5 8,8***	89,2 9,0***	88,4 8,5***	89,9 7,5***	89,5 8,7***
HF (min.$^{-1}$)	vor Therapie	65,3 9,5	72,1 12,1	65,8 11,1	95,7 12,9	99,9 13,9	106,2 15,6	110,7 17,0	116,1 17,6	120,6 17,2	83,4 17,4	81,6 15,0	75,6 16,1	76,5 13,1	77,3 13,3
	Mefrusid	67,2 11,6	74,3 16,2	68,7 10,0	91,9 9,6	98,4 9,5	102,3 10,7	107,3 11,5	112,7 12,8	117,3 15,0	84,8 14,4	81,1 13,2	78,2 13,2	78,2 11,4	76,7 11,6
	Mefrusid u. Acebutolol	55,7 9,2**	61,8 9,7**	55,0 8,2**	79,1 10,1***	83,4 10,7***	86,6 10,6***	90,9 10,9***	94,7 11,8***	99,5 13,1***	70,1 13,9***	64,5 10,7***	64,3 10,6*	63,0 9,2*	62,4 10,4*

Tabelle 47: Die prozentuale Senkung des systolischen (P_s), diastolischen (P_d) Blutdruckes und der Herzfrequenz (HF) durch eine 4-wöchige Therapie mit β-Blockern (Grp 1: 400 mg Acebutolol) und der Kombination β-Blocker/Diuretika (Grp 2: 400 mg Acebutolol + 25 mg Mefrusid)

$\bar{x} \pm S$ n = 30		Ruhe Liegen/Stehen	Ergometrie 50–100 W	Erholungsphase 1.–5. Min.
Δ P_s (%)	Grp. 1	16,3	16,1	13,9
durch	n = 15	1,2	1,2	1,3
Therapie	Grp. 2	18,3	18,7	15,7
	n = 15	2,3**	1,0***	1,7**
Δ P_d (%)	Grp. 1	17,4	12,4	17,4
durch	n = 15	0,9	0,9	1,0
Therapie	Grp. 2	20,4	16,2	17,0
	n = 15	3,1**	1,1***	1,1
Δ HF (%)	Grp. 1	19,6	16,8	20,7
durch	n = 15	2,1	1,0	2,0
Therapie	Grp. 2	15,1	17,3	17,8
	n = 15	1,2	0,9	2,4

Tabelle 49: Doppelprodukt als Maß für den myokardialen O_2-Verbrauch von 30 Hochdruckkranken vor und nach einer jeweils vierwöchigen Therapie mit Mefrusid und Acebutolol bzw. deren Kombination (** $p < 0,01$; *** $p < 0,001$; x = Irrtumswahrscheinlichkeit zwischen Mefrusid und Acebutolol bzw. Acebutolol und Mefrusid).

$\bar{x} \pm S$ Doppelprodukt ($P_s \times$ HF)	vor Ergometrie	Ergometrische Leistung (Watt) 50	70	100	Erholungsphase 1. min.
Grp. 1 n = 15	10192	16930	19935	24305	14564
vor Therapie	3106	4881	4867	4914	3764
25 mg	9486	15920	18447	23362	13167
Mefrusid	2396	4337	4532	5498	3600
	**	***	***	***	**
400 mg	7119	11562	13703	16666	9853
Acebutolol	1136**	1421***	1665***	2338***	1568***
Grp. 2 n = 15	10307	17616	20952	25528	15139
vor Therapie	1792	3158	4061	5508	3659
25 mg	9996	15720	18704	24452	14523
Mefrusid	1939	2234	2422	3731	2841
	***	***	***	***	***
25 mg Mefrusid u.	7150	11923	13686	17368	10651
400 mg Acebutolol	1442***	1729***	2017***	2796***	1942***

Tabelle 48: Systolischer (P_s), diastolischer (P_d) Blutdruck und Herzfrequenz (HF) von 12 Hochdruckkranken vor und während einer vierwöchigen Therapie mit der freien Kombination aus 400 mg Acebutolol und 25 mg Mefrusid im Vergleich zur fixen Kombination aus 400 mg Acebutolol und 20 mg Mefrusid (* p < 0,05; ** p < 0,01; *** p < 0,001).

$\bar{x} \pm S$ n = 12	Grp.3	Ruhe			Ergometrische Leistung (Watt)			Erholungsphase (min.)		
		Liegen	Stehen	vor Ergo	60	80	100	1	3	5
P_s (mmHg)	vor Therapie	159,2 11,7	157,3 16,7	167 18,4	195,8 19,0	208,5 18,0	220,5 15,9	196,2 19,2	171,3 14,1	165,8 14,3
	freie Kombination	136,2 14,6***	130,2 12,8***	142 14,4***	162,8 16,7***	173,5 17,7***	187,0 11,7***	163,5 10,3***	149,8 10,6***	142 13,1***
	fixe Kombination	130,5 13,6***	125,8 13,8***	137,3 10,8***	164,3 14,1***	172,2 13,6***	185,0 13,3***	161,0 14,3***	145,5 10,0***	136,2 10,4***
P_d (mmHg)	vor Therapie	104,2 7,1	106,9 7,7	113,0 9,4	120,0 12,2	121,7 8,1	124,2 10,1	110,2 8,2	110,0 7,9	110,5 10,3
	freie Kombination	89,8 9,3***	89,5 9,2***	95,3 9,5***	101,5 10,8***	103,7 10,5***	107,7 8,1***	97,7 10,2***	93,5 10,3***	93,8 10,1***
	fixe Kombination	84,7 9,9***	86,2 9,6***	93,0 8,8***	99,0 10,0***	103,3 8,4***	106,2 9,2***	96,5 8,3***	92,7 9,0***	91,0 8,6***
HF (min^{-1})	vor Therapie	67,3 10,8	72,0 13,8	67,4 12,2	98,9 12,6	110,4 13,3	121,0 13,9	87,7 19,2	76,9 16,7	77,3 14,0
	freie Kombination	60,5 11,9	64,3 11,4	60,3 11,8	86,3 10,6*	93,4 10,0**	102,1 9,1**	72,3 10,7	66,6 11,5	66,2 10,1
	fixe Kombination	59,0 10,8	63,6 11,4	57,3 12,3*	85,3 10,4*	93,5 10,0**	101,6 10,6**	71,7 12,5*	65,6 11,9	63,6 12,4

Tabelle 50: Systolischer (P_{s1}), diastolischer (P_{d1}) Blutdruck und Herzfrequenz (HF_1) von 21 Hochdruckkranken vor und während einer Therapie mit 10 mg Timolol und 25 mg Hydrochlorothiazid/2,5 mg Amilorid (P_{s2}, P_{d2}, HF_2) täglich (* p <0,05; ** p <0,01; *** p <0,001).

$\bar{x} \pm S$ n = 21	Ruhe Liegend	Stehend	Ergometrische Leistung (Watt) 50	60	70	80	90	100	Erholungsphase (min.) 1.	2.	3.	4.	5.
P_{s1} (mmHg)	160,7 10,4	164,1 20,0	189,7 15,4	198,5 17,0	204,9 17,5	210,2 18,3	215,7 18,2	222,5 21,6	191,6 16,0	177,6 14,2	169,2 10,9	166,6 13,8	163,5 11,5
P_{s2} (mmHg)	138,8*** 7,6	139,3*** 11,6	156,6*** 12,1	166,6*** 11,7	168,6*** 11,5	175,4*** 13,4	178,7*** 12,8	182,7*** 13,7	159,5*** 15,1	149,2*** 14,8	143,5*** 9,4	137,4*** 7,5	136,2*** 8,4
P_{d1} (mmHg)	105,6 6,9	109,4 10,9	115,3 8,4	117,5 6,7	117,6 8,5	120,0 9,0	121,3 8,7	123,9 9,1	108,8 10,2	109,1 9,2	107,2 10,0	108,8 10,7	107,9 10,4
P_{d2} (mmHg)	91,2*** 6,9	96,3*** 9,8	98,1*** 8,5	100,9*** 6,8	100,9*** 7,7	101,2*** 6,6	101,4*** 7,3	102,6*** 7,3	93,3*** 7,3	92,7*** 7,8	91,7*** 7,0	92,2*** 6,3	90,9*** 7,5
HF_1 (min.^{-1})	71,6 12,5	81,5 17,2	101,9 17,5	106,9 18,4	111,4 19,8	117,1 20,9	122,4 22,2	128,1 22,6	95,7 23,0	89,1 21,8	86,3 19,4	85,0 19,7	84,5 18,2
HF_2 (min.^{-1})	57,5*** 9,2	63,0*** 11,2	82,7*** 12,1	86,7*** 11,7	90,0*** 13,2	94,9*** 14,4	98,3*** 14,3	103,7*** 15,7	72,1*** 14,3	69,2*** 14,0	67,4*** 13,7	68,9*** 14,3	68,2*** 14,2

Tabelle 51: Systolischer (P_{s1}), diastolischer (P_{d1}) Blutdruck und Herzfrequenz (HF_1) von 11 Hochdruckkranken vor und während einer Therapie mit 20 mg Timolol und 50 mg Hydrochlorothiazid und 5 mg Amilorid täglich (P_{s2}, P_{d2}, HF_2) (* p <0,05; ** p <0,01; *** p <0,001).

$\bar{x} \pm S$ n = 11	Ruhe		Ergometrische Leistung (Watt)						Erholungsphase (min.)				
	Liegend	Stehend	50	60	70	80	90	100	1.	2.	3.	4.	5.
P_{s1} (mmHg)	170,6 17,2	175,8 21,5	213,2 22,4	220,1 23,9	224,3 21,6	232,5 22,5	239,7 24,9	247,8 28,1	207,5 20,1	189,7 21,3	183,6 20,1	180,5 22,3	176,9 21,5
P_{s2} (mmHg)	143,0 7,3***	143,3 6,9***	167,5 16,5***	173,6 17,5***	180,7 22,1***	183,5 23,0***	188,0 21,1***	195,6 19,1***	168,2 19,1***	155,1 18,9***	147,3 16,5***	143,6 17,0***	144,9 16,8***
P_{d1} (mmHg)	110,0 10,9	114,7 13,9	124,1 8,1	126,5 8,5	128,6 8,2	130,2 10,5	131,6 10,8	134,6 11,7	117,8 10,3	116,4 9,5	116,4 9,3	117,1 9,6	118,4 9,8
P_{d2} (mmHg)	94,3 6,4***	97,8 9,2***	100,6 7,0***	102,4 9,0***	103,1 9,0***	103,1 9,3***	104,9 9,9***	106,6 9,5***	97,1 13,1***	92,6 9,0***	92,9 11,5***	93,8 10,6***	91,1 11,8***
HF_1 (min.$^{-1}$)	79,5 19,5	89,2 18,1	112,0 16,0	115,2 16,1	120,4 16,2	123,9 16,8	128,5 15,9	133,7 15,2	104,5 28,0	98,8 26,3	95,5 24,4	94,1 22,9	93,6 20,9
HF_2 (min.$^{-1}$)	57,7 7,5***	63,5 9,2***	82,0 7,9***	85,5 8,8***	88,2 7,7***	89,7 8,7***	95,0 7,6***	99,2 8,4***	69,6 11,8***	66,7 12,4***	67,2 12,3***	64,5 10,3***	64,0 10,8***

Tabelle 52: Die prozentuale Senkung des systolischen (P_s), diastolischen (P_d) Blutdruckes und der Herzfrequenz (HF) durch eine unterschiedlich hohe Dosierung einer fixen β-Blocker-Diuretika-Kombination (10 mg Timolol, 25 mg Hydrochlorothiazid und 2,5 mg Amilorid/pro Tablette). Grp. 1 jeweils 1 × 1 und Grp. 2 jeweils 2 × 1 Tablette der obigen Kombination

$\bar{x} \pm S$ n = 32		Ruhe Liegen/Stehen	Ergometrie 50–100 Watt	Erholungsphase 1.–5. min.
ΔP_s (%) durch Therapie	Grp. I n = 21	14,4 ± 1,1	17,1 ± 0,7	16,4 ± 0,9
	Grp. II n = 11	17,4 ± 1,6	21,0 ± 0,8	19,1 ± 1,0
ΔP_d (%) durch Therapie	Grp. I n = 21	12,8 ± 1,1	15,4 ± 1,2	15,0 ± 0,6
	Grp. II n = 11	14,5 ± 0,3	19,9 ± 0,9	20,2 ± 2,0
Δ HF (%) durch Therapie	Grp. I n = 21	21,2 ± 2,1	19,3 ± 0,7	21,6 ± 2,1
	Grp. II n = 11	28,1 ± 1,0	26,6 ± 0,9	31,7 ± 1,4

Tabelle 53: Systolischer, diastolischer Blutdruck und Herzfrequenz von 13 Hochdruckkranken vor und während einer fixen Kombinationsbehandlung mit einem β-Rezeptorenblocker und einem Diuretikum (20 mg Metipranolol; 2,5 mg Butizid pro Tabl.) (* p <0,05; ** p <0,01; *** p <0,001).

$\overline{x} \pm S$		Ruhe	Ergometrische Leistung (Watt)						Erholungsphase (min.)				
		Liegend	50	60	70	80	90	100	1.	2.	3.	4.	5.
P_s (mmHg)	vor Therapie	174,2 16,5	193,4 18,0	207,9 19,4	212,8 20,4	222,5 19,5	230,0 16,9	238,9 17,8	217,0 21,8	200,7 15,5	190,4 18,3	184,5 16,5	177,7 16,0
	während Therapie	142,4 11,8***	156,8 17,3***	165,8 17,1***	172,9 20,3***	182,5 22,1***	191,5 21,7***	199,2 22,0***	171,0 21,8***	157,5 18,5***	149,9 16,8***	147,2 15,0***	140,0 14,2***
P_d (mmHg)	vor Therapie	109,4 7,6	115,8 9,0	116,1 8,6	117,7 7,1	120,5 7,8	122,1 7,1	125,4 7,2	108,1 10,1	106,9 11,0	105,1 10,9	106,3 9,8	107,2 8,9
	während Therapie	90,3 5,6***	95,4 8,7***	98,9 8,2***	99,5 7,3***	102,5 9,4***	103,3 8,5***	104,5 8,3***	92,5 6,0***	91,0 7,6***	90,6 8,4***	88,8 7,3***	88,8 7,3***
HF (min.$^{-1}$)	vor Therapie	71,8 10,5	98,2 10,8	104,0 10,6	111,7 9,3	115,2 12,2	123,4 10,5	129,8 12,9	100,5 11,5	96,3 12,4	89,6 14,6	86,5 9,2	84,5 9,5
	während Therapie	61,7 9,8*	89,9 8,7***	90,9 9,5***	95,7 6,4***	99,0 8,2***	104,2 8,4***	112,9 10,8***	84,2 11,6**	79,2 10,8**	77,2 10,9***	75,3 10,3*	75,2 11,4*

Tabelle 54: Systolischer (P_{s1}), diastolischer (P_{d1}) Blutdruck und Herzfrequenz (HF_1) von 30 älteren Hochdruckkranken vor und während einer Therapie mit der fixen Kombination aus 10 mg Timolol und 25 mg Hydrochlorothiazid und 2,5 mg Amilorid pro Tablette (P_{s2}, P_{d2}, HF_2) (* $p < 0{,}05$; ** $p < 0{,}01$; *** $p < 0{,}001$).

$\bar{x} \pm S$ n = 30	Ruhe Liegen	Ruhe vor Ergo	Ergometrische Leistung (Watt) 50	60	70	80	90	100	Erholungsphase (min.) 1.	2.	3.	4.	5.
P_{s1} (mmHg)	176,4 22,4	176,9 24,7	197,5 19,0	212,3 22,4	221,3 24	223,7 29,2 n=27	221,3 24,8 n=20	224,9 25,3 n=17	208,9 23,3	190,7 23,2	184,0 20,5	178,5 19,8	177,3 20,6
P_{s2} (mmHg)	139,3 15,8***	147,0 19,9***	162,1 18,4***	170 19,0***	175,3 21,3***	181,9 23,4***	183,2 19,7***	184,0 18,2***	173,2 24,3***	164,3 25,6***	155,5 23,4***	149,3 20,1***	146,1 18,5***
P_{d1} (mmHg)	108,3 9,4	112,6 10,5	120,9 11,9	124,6 13,5	125,9 13,5	125,4 14,4	122,5 10,7	121,4 10,7	115,0 12,7	111,7 10,3	110,4 10,5	110,7 11,4	111,9 12,6
P_{d2} (mmHg)	88,8 9,9***	93,2 9,8***	99,6 8,0***	101,3 8,2***	102,8 9,5***	99,5 9,2***	102,1 8,9***	102,4 8,2***	94,3 10,5***	93,8 9,7***	93,0 9,4***	90,3 9,1***	90,7 8,9***
HF_1 (min^{-1})	70,4 11,1	69,0 10,6	97,9 12,8	104 13,0	109,9 15,1	113,2 17,1	113,0 14,1	117,0 16,1	89,6 13,4	83,7 11,1	81,5 12,6	78,7 11,2	78,4 11,2
HF_2 (min^{-1})	56,1 8,4***	54,9 8,5***	76,7 10,8***	83,5 12,0***	87,2 12,6***	90,2 11,3***	92,5 11,6***	95,6 10,9***	73,6 10,8***	65,0 8,8***	63,0 9,4***	63,1 8,9***	61,2 10,4***

Tabelle 55: PQ-Zeit in V_1/V_2 gemessen bei 30 älteren Hochdruckkranken vor und während einer Kombinationstherapie mit 10 mg Timolol und 25 mg Hydrochlorothiazid/2,5 mg Amilorid pro Tablette.

$\bar{x} \pm S$ n = 30	PQ-Zeit (msec.)		
	Ruhe	Ergometrie (Watt)	
		50	70
vor Therapie	$0,156 \pm 0,027$	$0,153 \pm 0,019$	$0,147 \pm 0,018$
β-Blocker-Diuretika-Kombination	$0,16 \pm 0,028$	$0,154 \pm 0,019$	$0,153 \pm 0,018$

Tabelle 56: Doppelprodukt von 30 älteren Hochdruckkranken vor und nach einer 4-wöchigen Therapie mit einer fixen β-Blocker-Diuretikakombination bestehend aus 10 mg Timolol und 25 mg Hydrochlorothiazid/2,5 mg Amilorid pro Tablette.

$\bar{x} \pm S$ Doppelprodukt $(P_s \times HF)$	vor Ergometrie	Ergometrische Leistung (Watt)			Erholungs- phase 1. min.
		50	70	100	
n = 30 vor Therapie	12426 2929	19356 3245	24382 4725	27450 n = 17 5239	19133 4200
während Therapie	7817 1517***	12881 2839***	15468 3277***	16949 n = 17 1785***	12591 3062***

Tabelle 57: Systolischer (P_s) und diastolischer (P_d) Blutdruck und Herzfrequenz (HF) von 15 übergewichtigen Hochdruckkranken vor (P_{s1}, P_{d1}, HF_1) und nach Gewichtsreduktion und Ausdauertraining (P_{s2}, P_{d2}, HF_2) (* p <0,05; ** p <0,01; *** p <0,001).

$\overline{X} \pm S$ n = 15	Ruhe Liegen	vor Ergo	Ergometrische Leistung (Watt) 50	60	70	80	90	100	Erholungsphase (min.) 1.	2.	3.	4.	5.
P_{s1} (mmHg)	151,9	156,1	185,1	196,9	201,4	207,9	211,5	216,8	185,3	171,8	161,5	159,6	156,1
	15,2	19,8	20,0	19,3	16,5	18,6	20,5	21,2	19,7	14,7	13,2	14,8	13,4
P_{s2} (mmHg)	131,9***	140	160,7	171,2	176,1	182,7	187,7	195,3	161,7	146	144,1	141,3	138,0
	13,2	12,5*	11,5***	15,0***	15,5***	16,5***	18,5**	22,4*	15,5**	10,6***	11,1***	10,4***	8,3***
P_{d1} (mmHg)	100,4	104,9	112,0	116,4	116,4	117,1	119,3	120,1	105,1	102,9	103,1	102,1	103,0
	8,3	10,3	12,6	11,9	11,7	10,0	11,1	11,7	8,8	8,8	10,5	10,3	9,9
P_{d2} (mmHg)	86,1***	90,7	96,7	98,5	100,7	102,5	105,1	106,5	93,3	89,9	90,0	89,3	89,1
	10,4***	7,8***	11,2**	9,2***	10,9***	10,4***	10,1**	9,9**	6,9***	7,2***	6,3***	7,5***	8,2***
HF_1 (min.$^{-1}$)	83,8	86,1	109,9	115,9	120,6	128,1	131,6	136,2	107,8	98,6	96,6	95,0	92,9
	20,2	17,0	18,4	20,3	22	23	24,3	24,2	24,9	25,0	21,6	22,3	22,7
HF_2 (min.$^{-1}$)	67,7	69,3	96,4	102,2	106,7	113,0	118,5	124,9	87,2	80,9	78,8	76,1	75,9
	13,1*	10,3**	16,1*	16,5	18,6	18,4	20,1	19,8	20,3*	19,2*	17,1*	16,7*	15,8*

Tabelle 58: Doppelprodukt als Maß für den myokardialen O_2-Verbrauch von 15 übergewichtigen Hochdruckkranken vor und nach Gewichtsreduktion durch ein Abnahme- und Ausdauertraining (* p < 0,05; ** p < 0,01; *** p < 0,001).

$\bar{X} \pm S$ Doppelprodukt $(P_s \times HF)$	vor Ergometrie	Ergometrische Leistung (Watt)			Erholungs-phase 1. min.
		50	70	100	
n = 15	12767	20126	23972	29432	20054
vor Therapie	3146	4599	4939	6460	5545
nach	8985	15895	19450	24984	14764
Training und Gewichtsreduktion	2207***	3204**	4449*	5816 n.s.	4214**

Literatur

1. Åblad B, Ljung B, Sannerstedt R (1976) Haemodynamic effects of β-adrenorezeptor blockers in hypertension. Drugs [Suppl 1] 11:127
2. Albrecht K-L (im Druck) Unterschiedliche Formen des Leistungsanstieges zur Bestimmung der PWC$_{170}$ (1982). In: Mellerowicz H, Franz I-W (Hrsg) Ergometrie: Kalibrierung, Standardisierung, Methodik. Peri-Med, Erlangen
3. Al-Eshaiker MH, Mellerowicz H (1967) Untersuchungen zur Beurteilung des arteriellen Druckes bei ansteigender ergometrischer Leistung. In: Mellerowicz H, Hansen G (Hrsg) 2. Internationales Seminar für Ergometrie. Ergon, Berlin, S.309
4. Amery A, Julius S, Whitlock LS, Conway J (1967) Influence of hypertension on the hemodynamic response to exercise. Circulation 36:231
5. Ames RP, Hill P (1976) Increase in serum lipids during treatment of hypertension with chlortalidone. Lancet 1:721
6. A multicentre international study: Improvement in prognosis of myocardial infarction by long term beta-adrenorezeptor blockade using practolol (1975) Br Med J 3:735
7. Anavekar SN, Louis WJ, Morgan TQ, Doyle AE, Johnston CI (1975) The relationship of plasma levels of pindolol in hypertensive patients to effects on blood pressure, plasmarenin and plasma noradrenaline levels. Clin Exp Pharmacol Physiol 2:203
8. Andersen M, Bechsgaard P, Fredriksen J, Hansen D, Jessen-Jürgensen H, Nielsen P, Pedersen F, Pedersen-Bjergaard O, Lind-Rasmussen S (1975) The effect of alprenol on mortality among patients with definitive or suspected acute myocardial infarction. Lancet 2:865
9. Anlauf MG, Schley G, Bock KD (1976) Simultane Messungen des Blutdrucks intraarteriell, mit der Standardmethode und mit dem Ultraschall-Dopplerverfahren. Therapiewoche 26:7582
10. Anschütz F (1970) Über die Zuverlässigkeit der auskultatorisch ermittelten Blutdruckwerte unter körperlicher Belastung. Fortschr Med 88:1391
11. Arnold A, McAuliff JP, Colella DF, O'Connor WV, Brown TG (1968) β$_2$-receptor mediated glycogenolytic responses to catecholamines in the dog. Arch Int Pharmacodyn 176:451
12. Ärztliche Mitteilungen (1980) Ein Drittel für den Bereich der Gesundheit. Dtsch Aerztebl 31:1887
13. Aschoff J, Wever R (1980) Über Reproduzierbarkeit circadianer Rhythmen beim Menschen. Klin Wochenschr 58:323
14. Ashton WI (1976) An open, multicentre study of acebutolol in hypertension. Curr Med Res Opin 4:442
15. Åstrand I (1960) Aerobic work capacity in men and women with special reference to age. Acta Physiol Scand 49:45
16. Åstrand J (1965) Blood pressure during physical work in a group of 221 women and men 48–63 years old. Acta Med Scand 178:41
17. Åstrand PO, Rodahl K (1977) Textbook of work physiology. McGraw-Hill, New York
18. Atterhög IH, Duner H, Pernow B (1977) Haemodynamic effects of pindolol in hypertensive patients. Acta Med Scand [Suppl] 606:55
19. Bachmann K, Thebis J (1967) Die drahtlose Übertragung kontinuierlicher direkter Blutdruckmessungen. Z Kreislaufforsch 56:188
20. Bachmann K (1969) Arbeitsbelastung und Hypertonie. In: Sasse H (Hrsg) Hypertonie, Pathogenese, Klinik und Therapie. Schattauer, Stuttgart New York, S.183
21. Bachmann K, Zerzawy R, Riess PJ, Zölch KA (1970) Blutdrucktelemetrie – kontinuierliche, direkte Blutdruckmessung im Alltag und beim Sport. Dtsch Med Wochenschr 95:741

210   Literatur

22. Baller D, Schenk H, Zipfel J, Hellige G (1979) Möglichkeiten und Grenzen von klinischen O₂-Verbrauchsparametern. Z Kardiol 68:656
23. Barath E (1927) Blutdruckstudien an alternden Menschen. Ein Beitrag für Pathogenese der arteriellen Hypertension. Z Ges Exp Med 54:58
24. Barath E (1928) Arterial hypertension and physical work. Arch Intern Med 42:296
25. Baroldi G, Falzi G, Meriani F (1979) Sudden coronary death. A postmortem study in 208 selected cases compared to 97 „control" subjects. Am Heart J 98:20
26. Beevers DG, Fairman MJ, Hamilton M, Harpur JE (1973) Antihypertensive treatment and the course of etablished cerebral vascular disease. Lancet 1:1407
27. Behrenbeck DW, Tauchert M, Meurer KA, Nieheres B, Jansen W, Hötzel J, Hilger H (1977) Der myokardiale Sauerstoffverbrauch bei Patienten mit arterieller Hypertonie vor und nach Drucksenkung. Verh Dtsch Ges Kreislaufforsch 43:111
28. Bello LT, Sevy RW, Harakal C (1965) Varying hemodynamic patterns in essential hypertension. Am J Med Sci 250:58
29. Ben Ari E, Kellermann JJ, Lapitod C, Drory Y, Fisman E, Hayat M (1978) Effect of prolonged intensive training on cardiorespiratory response in patients with angina pectoris. Br Heart J 40:1143
30. Bengtsson E (1956) The working capacity in normal children evaluated by submaximal exercise on the bicycle ergometer compared with adults. Acta Med Scand 154:91
31. Berger M, Berchtold P (1979) Beta-Rezeptorenblocker. Dtsch Med Wochenschr 24:888
32. Berglund G, Wilhelmsen L, Sannerstedt R, Hansson L, Anderson O, Sivertsson R, Wikstrand J (1978) Decrease of CHD morbidity by treatment of hypertension. Lancet 1:1
33. Berkowitz WD, Wit AL, Lan SH, Steiner C, Damato AN (1969) The effects of propranolol on cardial conduction. Circulation 21:855
34. Berne RM, Levy MN (1972) The cardial pump. In: Berne RM, Levy MN (eds) Cardiovascular physiology. CV Mosby, Saint Louis, p 61
35. Berry CL (1978) Hypertension and arterial development – Longterm considerations. Br Heart J 40:709
36. Bethge K-P, Klein H, Lichtlen PR (1979) Koronare Herzerkrankung, Rhythmusstörungen und plötzlicher Herztod. Internistische Welt 4:107
37. Bevegård S, Holmgren A, Jonsson B (1960) The effect of body position on the circulation at rest and during exercise, with special reference to the influence on the stroke volume. Acta Physiol Scand 49:279
38. Bielmann P, Leduc G, Germain M, Davignon J (1980) Betablockers and changes in lipoprotein fractions. N Engl J Med 302:298
39. Birkenhäger WH, Kolsters G, Wester A, Kho TL, Schalekamp MA, Zaal GA (1975) Haemodynamic setting of essential hypertension as a guide to management. Lancet 1:386
40. Bolte HD (1978) Therapie mit Beta-Rezeptorenblockern bei koronarer Herzerkrankung. Internist 19:520
41. Bowlby JR (1979) The effect of exercise on left ventricular ejection time in patients with hypertension or angina pectoris. Am Heart J 3:348
42. Boyer J, Kasch F (1970) Exercise therapy in hypertensive men. Am J Med Ass 211:1668
43. Bock KD, Kreuzenbeck W (1966) Spontaneous blood pressure variations in hypertension: the effect of antihypertensive therapy and correlations with the incidence of complications. In: Gross F (ed) Antihypertensive therapy, principles and practice, an international symposium. Springer, Berlin Heidelberg New York, p. 224
44. Bock KD (1973) Prophylaxe, Früherkennung und Frühbehandlung der Hypertonie. In: Losse H, Heintz R (Hrsg) Aktuelle Hypertonieprobleme. Thieme Stuttgart, S. 150
45. Bock KD (1977) Pathogenese und Verlauf des essentiellen Hochdrucks. Verh Dtsch Ges Kreislaufforsch 43:28
46. Bravo L, Tarazi RC, Dustan HP (1975) Beta-adrenergic blockade in diuretic-treated patients with essential hypertension. N Engl J Med 292:66
47. Brecht HM, Banthien F, Ernst W, Schoeppe WA (1976) Increased plasma noradrenaline concentrations in essential hypertension and their decrease after long-term treatment with a β-receptorblocking agent (Pindolol). Clin Sci Mol Med 51:485
48. Brest AN (1975) Therapeutic aspects of hypertension. Angiology 26:584
49. Briedigkeit W, Tittmann F, Honigmann G (1979) Blutdruck im Kindesalter. 4. Mitteilung: Ergo-

metrische Untersuchungen von Kindern und Jugendlichen mit systolischer Grenzwerthypertonie. Z Aerztl Fortbild 73:378

50. Briedigkeit W (1981) Untersuchungen zur Blutdruckentwicklung bei Jugendlichen. Dtsch Gesundheitswes 36:1087

51. Brod J, Cachovan M, Bahlmann J, Bauer GE, Celsen B, Sippel R, Hundshagen H, Feldmann U, Rienhoff O (1979) Haemodynamic changes during acute emotional stress in man with special reference to the capacitance vessels. Klin Wochenschr 57:555

52. Brown ThG (1968) The β_2-receptor mediated glycogenolytic responses to catecholamines in the dog. Arch Int Pharmacodyn 176:451

53. Bruce RA, Hossack KF, Kusumi F, Clarke L (1979) Acute effects of oral propranolol on hemodynamic responses to upright exercise. Am J Cardiol 44:132

54. Buchberger J (1971) Der Einfluß verschiedener Trainingsarten auf die Arbeitskapazität von Jugendlichen. Schweiz Z Sportmed 1:3

55. Bucher HW, Stucki P (1969) The effect of various beta-receptor blocking agents on platelet aggregation. Experienta 25:280

56. Bühler FR, Laragh JH, Baer LB, Vaughan ED, Brunner HR (1972) Propranolol inhibiton of renin secretion. N Engl J Med 287:1209

57. Bühler FR, Bertel O, Kiowski DW (1978) Plasmanoradrenaline and adrenaline and β-adrenoreceptor responsiveness in renin subgroups of essential hypertension. Clin Sci Mol Med 55:57

58. Bühler FR, Kiowski W, Bolli P, Bertel O (1978) Das Potential der Beta-Blocker in der Hochdruckbehandlung. Internist 19:510

59. Burkart F, Bühler FR, Pfisterer M, Küng M (1976) Belastungshämodynamik und Renin vor und nach akuter β-Blockade bei Patienten mit essentieller Hypertonie. Schweiz Med Wochenschr 106:1732

60. Carey RM, Ayers C (1976) Labile hypertension. Precursor of sustained essential hypertension? Am J Med 61:811

61. Carlson LA, Böttiger LE, Åhfeldt P (1979) Risk factors for myocardial infarction in the Stockholm prospective study. Acta Med Scand 206:351

62. Carlström S, Westling H (1970) Metabolic, circulatory and respiratory effects of a new sympathomimetic β-receptor-stimulating agent, terbutaline, compared with those of orciprenaline. Acta Med Scand [Suppl] 512:33

63. Carvalho AC, Colman RW, Lees RS (1974) Platelet function in hyperlipoproteinaemia. N Engl J Med 290:434

64. Chodakowska J, Nazar K, Wocial B, Jarecki M, Skorka B (1975) Plasma catecholamines and renin activity in response to exercise in patients with essential hypertension. Clin Sci Mol Med 49:511

65. Choquette E, Ferguson R (1973) Blood pressure reduction in borderline hypertensives following physical training. Can Med Ass J 108:699

66. Christensen NJ, Brandsborg O (1973) The relationship between plasma catecholamine concentration and pulse rate during exercise and standing. Eur J Clin Invest 3:199

67. Chrysant SG, Fröhlich ED, Papper S (1976) Why hypertension is so prevalent in the elderly and how to treat it. Geriatrics 32:101

68. Clausen JP, Trap-Jensen J, Lassen NA (1970) The effect of training on the heart rate during arm and leg exercise. Scand J Clin Lab Invest 26:295

69. Clausen JP, Trap-Jensen J (1970) Effects of training on the distribution of cardiac output in patients with coronary artery disease. Circulation 42:611

70. Colandrea MA, Friedmann SD, Nichamann MZ, Lynd CN (1970) Systolic hypertension in the elderly. Circulation 41:239

71. Colemann AJ, Leary WP (1972) Cardiovascular effects of acebutolol in exercising man: A comparative study with practolol and propranolol. Curr Ther Res 14:673

72. Conway J, Lauwers P (1960) Hemodynamic and hypotensive effects of long-term therapy with chlorothiazide. Circulation 21:21

73. Conway N, Seymor J, Gelson A (1968) Cardiac failure in patients with valval heart disease after use of propranolol to control atrial fibrillation. Br Med J 2:213

74. Corday E, Corday St R (1975) Prevention of heart disease by control of risk factors: The time has come to face the facts. Am J Cardiol 35:330

75. Cranston WI, Juel-Jensen BE, Semmence AM, Handfied Jones RCP, Forbes JA, Mutch LMM (1963) Effects of oral diuretics in raised arterial pressure. Lancet 2:966

76. Csapo G, Weisswange A, Roskamm H (1978) Beta-Rezeptorenblocker bei atrioventrikulären Block II. Grades: Intrakardiale elektrographische Untersuchungen an 9 Patienten. Z Kardiol 67:420

77. Currens JH (1948) A comparison of the blood pressure in the lying and standing position: A study of five hundred men and five hundred women. Am Heart J 35:646

78. Detry JM, Rousseau M, Vandenbrouche G, Kusumi F, Brasseur LA, Bruce RA (1971) Increased arterio-venous oxygen difference after physical training in coronary heart disease. Circulation 44:109

79. Deutsche Liga zur Bekämpfung des hohen Blutdruckes: Merkblatt, Normwerte des Blutdruckes und Entstehung der chronischen arteriellen Hypertonie (1976) Heidelberg

80. Deutsche Liga zur Bekämpfung des hohen Blutdruckes: Merkblatt, Empfehlungen zur Blutdruckmessung (1976) Heidelberg

81. Deutsche Liga zur Bekämpfung des hohen Blutdruckes: Merkblatt, Indikationen zur medikamentösen Hochdrucktherapie (1979) Heidelberg

82. Diehl HS (1929) The variability of blood pressure. Morning and evening studies. Arch Intern Med 43:835

83. Dock DS, Fukushima K (1978) A longitudinal study of blood pressure in the Japanese, 1959–72. J Chron Dis 31:669

84. Dollery CT, Paterson JW, Conolly ME (1969) Clinical pharmacology of beta-receptorblocking drugs. Clin Pharmacol Ther 10:765

85. Distler A, Philipp Th (1976) Stellenwert der β-Rezeptorenblocker im Vergleich zu Diuretika in der Basistherapie der Hypertonie. Med Welt 26:1022

86. Drexler H, Löllgen H, Bodemann H, Just A (im Druck) Zur Reproduzierbarkeit ergometrischer und hämodynamischer Meßgrößen. In: Mellerowicz H, Franz I-W (Hrsg) Ergometrie: Kalibrierung, Standardisierung, Methodik. Peri-Med, Erlangen

87. Drews A (1967) Bedeutung und Ergebnisse ergometrischer Leistungskontrollen bei aktiver Bewegungstherapie. Arbeitsmed Sozialmed Arbeitshyg 2:441

88. Dufey K, Krönig B (1974) Kritischer Belastungsdruck bei Hochdruckkranken, Ergebnisse direkter Blutdruckmessung unter alltäglichen und fahrradergometrischen Belastungen, Schlußfolgerungen für die Praxis. Fortschr Med 92:1339

89. Dufey K, Krönig B, Fries G, Gunkel R, Walter U, Wolff HP (1975) Beeinflussung des Blutdruckprofils Hochdruckkranker durch Pindolol. Dtsch Med Wochenschr 100:1726

90. Dustan HP (1977) Vascular diseases of hypertension: mechanism, recognition, and control. In: Paoletti R, Gotto AM (eds) Atherosclerosis reviews, vol 2. Raven, New York, p 1

91. Eckberg DL (1979) Carotid baroreflex function in young men with borderline blood pressure elevation. Circulation 59:632

92. Empfehlungen zur indirekten Messung des Blutdrucks beim Menschen. Kommission der Deutschen Gesellschaft für Kreislaufforschung (1971) Z Kreislaufforsch 60:1

93. Empfehlungen zur Hochdruckbehandlung in der Praxis und Empfehlungen zur Behandlung hypertensiver Notfälle. Merkblatt der Deutschen Liga zur Bekämpfung des hohen Blutdruckes e.V. (1978)

94. Epstein SE, Robinson BF, Kahler RL, Braunwald E (1965) Effects of beta-adrenergic blockade on the cardiac response to maximal and submaximal exercise in man. J Clin Invest 44:1745

95. Epstein FH (1977) Evaluation of epidemiology concerning prevention and therapy of atherosclerosis. In: Hauss WH, Wissler RW, Lehmann R (eds) State of prevention and therapy in human atherosclerosis and in animal models. Westdeutscher Verlag Wiesbaden, p.37

96. Epstein FH, Gutzwiller F, Howald H, Junod B, Schweizer W (1979) Prävention der Arteriosklerose: Grundlagen heute. Schweiz Med Wochenschr 109:1171

97. Escher M, Heyden S, Christeller S, Gasser JP, Keller H, Ramsler L, Gsell O (1974) Hypertonie, Nikotinabusus, Hypercholesterinämie und Übergewicht bei Schweizer Männern 1973. Schweiz Med Wochenschr 104:1423

98. Fahrenkamp K (1921) Beitrag zur Kenntnis der Tagesschwankungen des Blutdrucks bei der Hypertonie. Med Klin 17:776

99. Feigl EO (1967) Sympathic control of the coronary circulation. Circ Res 20:262

100. Fineberg MH (1927) Systolic hypertension: its relationship to atherosclerosis of the aorta and the larger arteries. Am J Med Sci 173:835

101. Folkow B (1975) Vascular changes in hypertension – review and recent animal studies. In: Berglund G, Hansson L, Werkö L (eds) Pathophysiology and management of arterial hypertension. Lindgren u. Söner AB Mölndal, Schweden, p. 95

102. Found FM, Tarazi RC, Dustan HP, Bravo EL (1978) Hemodynamics of essential hypertension in young subjects. Am Heart J 96:646

103. Franciosa JA, Freis ED, Conway J (1973) Antihypertensive and haemodynamic properties of the new beta-adrenergic blocking agent timolol. Circulation 48:118

104. Franke H, Schramm A (1980) Herz- und Kreislaufbefunde im höchsten Lebensalter. Aktuel Gerontol 10:137

105. Franz I-W, Lohmann FW (1977) Ergometrische Untersuchungen zur zusätzlichen Beurteilung der antihypertensiven Therapie. Verh Dtsch Ges Inn Med 83:325

106. Franz I-W, Mellerowicz H (1977) Vergleichende Messungen der PWC_{170} mit Leistungsstufen von unterschiedlicher Größe und Dauer. Z Kardiol 66:670

107. Franz I-W (1978) Die Bestimmung der PWC_{170} als Meßgröße der kardiokorporalen Leistungsbreite. Arbeitsmed Sozialmed Praeventivmedizin 8:169

108. Franz I-W (1978) Therapie der hypertonen Kreislaufregulationsstörungen bzw. Hypertonie durch dosiertes Training. Schweiz Z Sportmed 3:117

109. Franz I-W (1978) Äthiologie, klinische Symptomatik und Diagnostik orthostatischer Kreislaufregulationsstörungen. Ther Ggw 117:1199

110. Franz I-W, Lohmann FW, Koch G, Röcker L (1978) Der Einfluß sog. kardioselektiver und nichtkardioselektiver β-Rezeptorenblocker auf den Stoffwechsel während ergometrischer Leistung bei Hypertoniepatienten. Verh Dtsch Ges Inn Med 84:813

111. Franz I-W, Lohmann FW, Koch G, Röcker L (1978) Die unterschiedliche Wirkung einer chronischen kardioselektiven und nicht kardioselektiven β-Rezeptorenblockade auf den Plasmakatecholaminspiegel während und nach standardisierter ergometrischer Leistung. Z Kardiol [Suppl] 5:71

112. Franz I-W, Lohmann FW (1978) Die Bedeutung der ergometrischen Untersuchung zur Beurteilung der antihypertensiven Therapie. Dtsch Med Wochenschr 38:1478

113. Franz I-W, Reinhart-Herdoiza J (1978) Ergometry, physical training and hypertension. Kongreßband XXI. World Congress of Sportsmedicine, Brasilia

114. Franz I-W, Lohmann FW (1979) Der Einfluß einer Saluretikum-β-Rezeptorenblocker-Kombination auf überhöhte Belastungsblutdrücke. Med Klin 74:396

115. Franz I-W (1979) Untersuchungen über das Blutdruckverhalten während und nach Ergometrie bei Grenzwerthypertonikern im Vergleich zu Normalpersonen und Patienten mit stabiler Hypertonie. Z Kardiol 68:107

116. Franz I-W (1979) Das Elektrokardiagramm während ergometrischer Leistung. Med Klin 74:896

117. Franz I-W (1979) Die Bedeutung des Belastungs-EKG und der ergometrischen Leistungsmessung bei der Diagnosestellung und Verlaufskontrolle einer subakuten Myokarditis. Med Welt 30:400

118. Franz I-W, Lohmann FW (1979) Der Einfluß einer chronischen kardioselektiven und nichtselektiven β-Rezeptorenblockade auf den Blutdruck, die O_2-Aufnahme und den Kohlenhydratstoffwechsel. Z Kardiol 68:503

119. Franz I-W, Paradies HH (1979) Kalium-Magnesium-DL-Aspartat als positiver homotroper Aktivator in der Regulation der Phosphorfruktokinase. Drug Res 29:1676

120. Franz I-W (1979) Welchen Sport dürfen und sollen Hypertoniker betreiben? Med Trib 36:27

121. Franz I-W (1979) Indikationen, Dosierung und Kontraindikationen präventiven Trainings. In: Mellerowicz H, Franz I-W (Hrsg) Training als Mittel der präventiven Medizin. Perimed, Erlangen S. 27

122. Franz I-W, Lohmann FW, Koch G (1979) Vergleichende Untersuchungen über die Wirkung einer chronischen kardioselektiven und nicht kardioselektiven β-Rezeptorenblockade auf die Plasmareninaktivität und den Blutdruck vor, während und nach Ergometrie bei Hochdruckkranken. Therapiewoche 29:7753

123. Franz I-W, Lohmann FW, Koch G (1980) Differential effects of long-term cardioselective and nonselective beta-receptor blockade on plasma catecholamines during and after physical exercise in hypertensive patients. J Cardiovasc Pharmacol 2:35

124. Franz I-W (1980) Differential antihypertensive effect of acebutolol and the fixed combination hydrochlorothiazide/amiloridehydrochloride on elevated exercise blood pressures in hypertensive patients. Am J Cardiol 46:301

125. Franz I-W, Kothari P (1980) Blood pressure control during ergometric work in mild hypertension. Indian Heart J 32:8

126. Franz I-W, Lohmann FW, Koch G (1980) Excessive dopamine increase at rest and during exercise after long-term betaadrenoreceptor blockade in hypertensive patients. Br Heart J 44:25

127. Franz I-W, Mellerowicz H (1980) Vergleichende ergometrische Untersuchungen über den Tension-Time-Index und die körperliche Leistungsbreite bei Patienten mit grenzwertiger und stabiler Hypertonie und Normalpersonen. Z Kardiol 69:587

128. Franz I-W, Lohmann FW, Koch G, Agrawal B (1980) Der Einfluß einer chronischen β-Rezeptorenblockade auf den Kohlenhydrat- und Fettstoffwechsel und deren hormonale Regulation bei Hochdruckkranken. Verh Dtsch Ges Inn Med 86:905

129. Franz I-W, Lohmann FW (1980) Unterschiedlicher Einfluß einer chronischen, überwiegend β_1-selektiven und β_1-β_2-Rezeptorenblockade auf den Kohlenhydratstoffwechsel. Ergometrische Untersuchungen bei Hochdruckkranken. Klin Wochenschr 58:1155

130. Franz I-W (1980) Die antihypertensive Wirksamkeit einer fixen β-Rezeptorenblocker-Diuretikum-Kombination auf Ruhe- und Belastungsblutdruck von essentiellen Hypertonikern. Schweiz Med Wochenschr 110:1616

131. Franz I-W, Lohmann FW, Röcker L (1980) Unterschiedliche Beeinflussung der körperlichen Leistungsfähigkeit sporttreibender Hypertoniker durch sog. kardioselektive und nichtkardioselektive Beta-Rezeptorenblocker. In: Nowacki PE, Böhmer D (Hrsg)Sportmedizin – Aufgaben und Bedeutung für den Menschen in unsererZeit. Thieme, Stuttgart New York, S.321

132. Franz I-W, Mellerowicz H (1981) Trainingswirkungen auf das kardio-zirkulatorischeSystem in Meereshöhe und in mittleren Höhen. In: Deetjen P, Humpeler E (Hrsg) Medizinische Aspekte der Höhe. Thieme, Stuttgart New York, S.74

133. Franz I-W (1981) Einfluß einer fixen β-Rezeptorenblocker-Diuretika-Kombination auf den hohen Blutdruck im Alter. Herz Kreislauf 4:187

134. Franz I-W (1981) Ergometrische Untersuchungen zur Beurteilung des hohen Blutdruckes im Alter. Herz Kreislauf 4:197

135. Franz I-W (1981) Herzschlagfrequenz und arterieller Blutdruck bei Ergometrie – Physiologischer Bereich und pathologische Abweichungen. Kassenarzt 4:274

136. Franz I-W (1981) Belastungsblutdruck bei Hochdruckkranken. Springer, Berlin Heidelberg New York

137. Franz I-W, Lohmann FW, Koch G (im Druck) Effects of chronic antihypertensive treatment with acebutolol and pindolol on blood pressure, plasma catecholamines, and oxygen uptake at rest and during submaximal and maximal exercise. J Cardiovasc Pharmacol

138. Franz I-W, Lohmann FW, Röcker L, Agrawal B (im Druck) Der Einfluß einer chronischen β_1-selektiven und β_1-β_2-Rezeptorenblockade auf den Lipidstoffwechsel. 88. Verh Dtsch Ges Inn Med

139. Franz I-W (im Druck) Vergleichende ergometrische Untersuchungen über die Wirkung von β-Rezeptorenblockern und Diuretika und deren Kombination auf den Blutdruck und das Doppelprodukt bei Hochdruckkranken. Z Kardiol

140. Franz I-W, Mellerowicz H (1982) Methodische und leistungsphysiologische Grundlagen der Ergometrie. Herz 7:29

141. Franz I-W, Lohmann FW (im Druck) Die Bedeutung ergometrischer Untersuchungen bei arterieller Hypertonie. Herz

142. Franz I-W, Meyer-Rosorius R, Mellerowicz H (im Druck) Zur Methodik der Bestimmung der PWC_{170}. In: Mellerowicz H, Franz I-W (Hrsg) Ergometrie: Kalibrierung, Standardisierung, Methodik. Peri-Med, Erlangen

143. Franz I-W, Bartels F, Müller R, Mellerowicz H (1982) Blutdruck- und Herzfrequenzverhalten während und nach Ergometrie bei normotensiven Probanden unterschiedlichen Alters und Geschlechts (unveröffentlichte Daten).

144. Freis ED, Wanko A, Wilson IM, Parrish AE (1958) Treatment of essential hypertension with chlorothiazide. JAMA 166:137–140

145. Freudenberg K (1962) Grundriß der medizinischen Statistik. Schattauer, Stuttgart

146. Frick MH, Katila M (1968) Hemodynamic consequences of physical training after myocardial infarction. Circulation 37:192

147. Frisch P (1978) Herzgröße, Puls und Blutdruck in Ruhe unter Atenolol. Med Klin 73:1477

148. Frisk-Holmberg M, Juhlin-Dannfeldt A, Jorfeldt L, Aström H (1976) Effect of long-term anti-

hypertensive β-receptorblocking treatment on hemodynamic and metabolic responses to prolonged exercise in man. Clin Sci Mol Med 51:489

149. Fry J (1974) Natural history of hypertension. A case of selective non-treatment. Lancet 2:431

150. Fuchs G (1980) Umgang mit statistischen Zahlenangaben bei der ärztlichen Begutachtungspraxis. Lebensversicherungsmedizin 5:115

151. Garraway WM, Whisnant JP, Phillips LH, Kurland T, O'Fallon WM (1979) The declining incidence of stroke. N Engl J Med 300:449

152. Gattenlöhner W, Schneider KW (1966) Das Verhalten des Herzschlagvolumens in Ruhe, während und nach körperlicher Arbeit beim kompensierten Patienten mit Cor pulmonale, Hypertonie und Herzklappenfehler im Vergleich zum Gesunden und Sportler. Verh Dtsch Ges Inn Med 72:869

153. Geddes LA, Whistler SJ (1978) The error in indirect blood pressure measurement with the incorrect size of cuff. Am Heart J 96:4

154. Glatzel H (1980) Fettleibigkeit und soziale Situation. Med Welt 31:355

155. Glück Z, Weidmann P, Mordasini R, Peheim E, Bachmann L, Keusch G, Riesen W (1979) Einfluß einer Diuretikatherapie auf die Serumlipoproteine: ein unerwünschter Effekt. Schweiz Med Wochenschr 109:104

156. Goldberg LI (1972) Cardiovascular and renal actions of dopamine: Potential clinical applications. Pharmacol Rev 24:1

157. Goldring D, Hernandez A, Choi S, Lee JL, Londe S, Lindgren FT, Burton RM (1979) Blood pressure in high school population. J Pediatr 95:298

158. Gollnick PD (1973) Factors controlling glycogenolysis and lipolysis during exercise. In: Keul J (ed) Limiting factors of physical performance. Thieme, Stuttgart, p 81

159. Gollwitzer-Meier K, Krüger E (1937) Zur Verschiedenheit der Herzenergetik und Herzdynamik bei Druck- und Volumenleistung. Pfluegers Arch Ges Physiol 238:279

160. Granath A, Jonsson B, Strandell T (1964) Circulation in healthy old men, studied by right heart catheterization at rest and during exercise in supine and sitting position. Acta Med Scand 176:425

161. Greenblatt DJ, Koch-Weser J (1973) Adverse reaction to propranolol in hospitalized medical patients. A report from the Boston Collaborative Drug Surveillance Program. Am Heart J 86:478

162. Grobecker H, Planz G, Wiethold G, Simsrock R, Becker HJ, Lutz E, Petersen P (1976) Specific and non-specific effects of β-adreno-receptor blocking drugs in man. Klin Wochenschr 54:783

163. Groß F (1974) Drug therapy in hypertension. What we have, what we need, what we except. Am J Cardiol 34:471

164. Groß F (1978) Klinische Pharmakologie der β-Adrenozeptoren Blocker. Internist 19:504

165. Gugler R (1978) Therapie mit Beta-Rezeptorenblockern. Nebenwirkungen und Kontraindikationen. Internist 19:547

166. Gutzwiller F (1976) Öffentliche Hypertonie – Erfassung und Problematik der individuellen Langzeitkontrolle. Schweiz Med Wochenschr 106:1687

167. Gutzwiller F, Bühler FR (1978) Die Erfassung des unbekannten Hypertonikers. Muench Med Wochenschr 13:427

168. Halhuber MJ (1966) Längsschnittuntersuchungen an Hochdruckkranken während einer Klima- und Terrainkur in 2000 m Höhe. Sportarzt Sportmed 17:473

169. Hallock P, Benson JC (1937) Studies in the elastic poperties of human isolated aorta. J Clin Invest 16:595

170. Hansson B-G, Hökfelt B (1975) Long-term treatment of moderate hypertension with pentubolol. Eur J Clin Pharmacol 9:9

171. Hansson B-G (1976) Long-term non-selective and cardiolelective receptor blockade in hypertensive patients. Acta Med Scand [Suppl] 598:1

172. Hansson B-G, Dymling JF, Hedeland H, Hulthen UL (1977) Long term treatment of moderate hypertension with the Beta₁-receptor blocking agent metoprolol. Eur J Clin Pharmacol 11:239, 247

173. Harmsen P, Berglund G, Larsson O, Tibblin G, Wilhelmsen L (1979) Stroke registration in Göteborg, Sweden, 1970–1975. Acta Med Scand 206:337

174. Harry JD, Knapp MF, Linden RJ, Stoker JB, Newcombe L (1979) Effects of 4 β-adrenoceptor-blocking drugs on blood pressure and exercise heart rate in hypertension. Eur J Cardiol 10:131

175. Hauss WH (1982) Zur Pathogenese der Arteriosklerose. Med Welt 1:20

176. Hayduk K (1978) Nebenwirkungen der Antihypertensiva bei Langzeittherapie. Muench Med Wochenschr 120:459
177. Hayduk K (1979) Ist die Grenzwerthypertonie eine behandlungsbedürftige Erkrankung? Nieren Hochdruckkr 4:140
178. Hedstrand H, Åberg A (1975) A three-year follow up of middle aged men with borderline blood pressure. Acta Med Scand 198:389
179. Held B, Scherer B, Weber PC (1979) Grenzwerthypertonie – maximale Diagnostik und Therapie? Pro Maximalprogramm. Internist 20:102
180. Heintz R (1977) Wann ist ein Hochdruck zu behandeln? Dtsch Ges Kreislaufforsch 43:39
181. Heller RF, Rose G (1977) Current management of hypertension in hospital. Br Med J I:1441
182. Heller RF, Rose G (1977) Current management of hypertension in general practice. Br Med J I:1442
183. Henquet JW, Kho TL, Rahn KH (1978) Grenzwerthypertonie. Muench Med Wochenschr 13:437
184. Henschel AF, de la Vega F, Taylor HL (1954) Simultaneous direct and indirect blood pressure measurements in man at rest and work. J Appl Physiol 6:506
185. Heyden S, Bartel AG, Hames CG, McDonough JR (1969) Elevated blood pressure levels in adolescents, Evans County, Georgia. JAMA 209:1683
186. Heyden S (1974) Ergebnisse und Konsequenzen der Post-Framingham-Studie. Risikofaktoren für das Herz. Mannheimer Morgen GmbH, Mannheim
187. Hines EA, Brown GB (1936) The cold pressure test for measuring the reactibility of the blood pressure: Data concerning 571 normal and hypertensive subjects. Am Heart J 11:1
188. Hines EA (1940) Range of normal blood pressure and subsequent development of hypertension. JAMA 115:271
189. Hintzen AHJ, Henquet JWM, Chappin JJML, Slagboom G (1978) Concomitant administration of timolol and hydrochlorothiazide/amiloride in hypertensive patients. J Int Med Res 6:213
190. Hochdruck-Ratgeber: Sport und Bewegung. Bayer AG, Pharma Wiss. Abteilung, Leverkusen
191. Hodge JV, Smirk FH (1967) The effect of drug treatment of hypertension on the distribution of deaths from various causes. Am Heart J 73
192. Hoffmann K, Kuhlmann E (im Druck) Meßtechnische Untersuchungen an Fahrrad-Ergometern. – Zur Kalibrierung von Ergometern. In: Mellerowicz H, Franz I-W (Hrsg) Ergometrie: Kalibrierung, Standardisierung, Methodik. Peri-Med, Erlangen
193. Hoher Blutdruck (1976) Antworten auf 10 Fragen. Informationsbroschüre der Deutschen Liga zur Bekämpfung des hohen Blutdruckes. Heidelberg
194. Holland OB, Nixon JV, Kuhnert L (1981) Diuretic-induced ventricular ectopic activity. Am J Med 70:762
195. Hollmann W, Barg W, Weyer G, Heck H (1970) Der Alterseinfluß auf spiroergometrische Meßgrößen im submaximalen Arbeitsbereich. Med Welt 21:1280
196. Hollmann W (1974) Leistungsphysiologische Grundlagen zur rehabilitativen Kardiologie. In: Mellerowicz H, Weidener J, Jokl E (Hrsg) Rehabilitative Kardiologie. Karger, Basel S.44
197. Holmgren A (1956) Circulatory changes during muscular work in man. With special reference to arterial and central venous pressures in the systematic circulation. Scand J Clin Lab Invest 8 [Suppl 24]:1
198. Holmgren A, Mossfeld F, Sjöstrand T, Ström G (1960) Effect of training on work capacity, total hemoglobin, blood volume, heart volume and pulse rate in recumbent and upright position. Acta Physiol Scand 50:72
199. Holzgreve H (1973) Die Frühbehandlung der leichten Hypertonie. Internist 14:313
200. Holzgreve H (1978) Hypertonie: Dunkelziffer verringern, Kooperation verbessern. Muench Med Wochenschr 13:425
201. Holzgreve H, Middecke M (1979) Über die Behandlungsbedürftigkeit der Hypertonie im Alter. Nieren Hochdruckkr 4:114
202. Holzgreve H (1980) Die Kooperation des Patienten bei der Hochdrucktherapie. Muench Med Wochenschr 122:267
203. Hull DH, Wolthius RA, Cortese T, Longo MR, Triebwasser JH (1977) Borderline hypertension versus normotension: Differential response. Am Heart J 34:414
204. Hultmann EL, Nilsson L (1974) Liver glycogen as a glucosesupplying source during exercise. In: Keul J (ed) Limiting factors of physical performance. Thieme, Stuttgart, p 179

205. Hypertension Detection and Follow-up Program Cooperative Groups (1979) Five-year findings of the Hypertension Detection and Follow-up Program. I. Reduction on mortality of persons with high blood pressure including mild hypertension. JAMA 242:2562

206. Hypertension Detection and Follow-up Program Cooperative Group (1979) Five-year follow-up Program. II. Mortality by race, sex and age. JAMA 242:2572

207. Irving MH, Britton BJ, Wood WG, Padgham C, Carruthers M (1974) Effects of adrenergic blockade on plasma catecholamines in exercise. Nature 248:531

208. Irving GB, Kerr F, Ewing DJ, Kirby BJ (1974) Value of prolonged recording of blood pressure in assessment of hypertension. Br Heart J 36:859

209. Isbary J, Greding H, Nechwatal W, König B (1978) Hämodynamische Veränderungen bei Hypertonikern nach Sympathikolyse mit Propranolol und Metoprolol. Z Kardiol 67:857

210. Jackson G, Pierscianowski TA, Mahon W, Condon J (1976) Inappropriate antihypertensive therapy in the elderly. Lancet 2:317

211. Jahnecke J (1974) Risikofaktor Hypertonie. Boehriger Mannheim GmbH, Mannheim

212. Johnson W, Grover J (1967) Hemodynamic and metabolic effects of physical training in four patients with essential hypertension. Can Med Ass J 96:842

213. Jokl E, Ball M, Frankel L (1967) Ergometry, exercise and hypertension. In: Mellerowicz H, Hansen G (Hrsg) 2. Int. Seminar für Ergometrie. Ergon, Berlin, S. 141

214. Jörgensen CR, Wang K, Gobel FL (1974) Effect of propanolol on myocardial oxygen consumption during static and dynamic exercise. Circulation 50:1179

215. Julius S, Pascual AV, Sannerstedt R (1971) Relationship between cardial output and peripheral resistance in borderline hypertension. Circulation 43:382

216. Julius S, Schork MA (1971) Borderline hypertension – a critical review. J Chron Dis 23:723

217. Julius S, Esler M (1975) Autonomic nervous cardiovascular regulation in borderline hypertension. Am J Cardiol 36:685

218. Julius S (1976) Abnormalities of autonomic nervous control in borderline hypertension. Schweiz Med Wochenschr 106:1698

219. Julius St (1977) Classification of hypertension. Borderline hypertension: Epidemiologie and clinical implications. In: Genest J, Koiw E, Küchel O (eds) Hypertension. McGraw-Hill, New York, pp 9, 613

220. Julius St (1978) Clinical and physiological significance of borderline hypertension at youth. Pediatr Clin North Am 25:35

221. Kain HK, Hinman AT, Sokolow M (1964) Arterial blood pressure measurements with a portable recorder in hypertensive patients. I. Variability and correlation with casual pressures. Circulation 30:882

222. Kampffmeyer H, Conway I (1968) The antihypertensive and diuretic effects of amiloride and of its combination with hydrochlorothiazide. Clin Pharmacol Ther 9:350

223. Kannel WB, Widmer LK, Dawber TR (1965) Gefährdung durch coronare Herzkrankheit. Folgerungen für die Praxis aus 10 Jahren Framigham-Studie. Schweiz Med Wochenschr 95:18

224. Kannel WB, Gordon T, Schwartz MJ (1971) Systolic versus diastolic blood pressure and risk of coronary disease. Am J Cardiol 27:335

225. Kannel WB (1975) Role of blood pressure in cardiovascular disease: The Framigham study. Angiology 26:1

226. Kannel WB, Sorlie P (1975) Hypertension in Framigham. In: Oglesby P (ed) Epidemiology and control of hypertension. Thieme, Stuttgart, p 553

227. Karlefors T, Nilsen R, Westling H (1966) On the accuracy of indirect auscultatory blood pressure measurement during exercise. Acta Med Scand 180:81

228. Kellaway GSM (1976) Adverse drug reactions during treatment of hypertension, Drugs [Suppl 1] 11:91

229. Kellermann JI, Ben-Ari E, Chaquet M, Lapidot C, Drory Y, Fisman E (1977) Cardiocirculatory response to different typs of training in patients with angina pectoris. Cardiology 62:218

230. Kennedy PGE, Hoffbrand BJ (1978) Strokes and hypertension: contribution of poor blood pressure control. Br Med J 2:1605

231. Kilpatrick JA (1948) The variation of casual, basal and supplemental blood pressure in health and in essential hypertension. Br Heart J 10:48

232. Kindler J, Schulz V, Sieberth HG, Gross R (1978) Dauerbehandlung der Hypertonie. Dtsch Aerztebl 49:2971

233. Kirchhoff H-W, Beckmann P (1965) Regulationsstörungen des Herzens und Kreislaufs. Barth, München
234. Kirchhoff H.W (1967) Körperliche Aktivität in der Behandlung des Hochdrucks. Aerztl Prax 19:1733
235. Kitamura K, Jörgensen CR, Göbel F (1972) Hemodynamic correlates of myocardial oxygen consumption during upright exercise. J Appl Physiol 32:516
236. Klein W (1980) Moderne Hypertoniebehandlung bei älteren Menschen. Aktuel Gerontol 10:21
237. Kleinhanss G, Jürgel S, Passmanu (1971) Zum Aussagewert indirekter Blutdruckbestimmungen in Ruhe und bei Kreislaufbelastungen durch Ergometerarbeit. Z Kreislaufforsch 60:136
238. Knauf H (1969) Die Wirkung der Betarezeptorenhemmstoffe auf die Durchblutung des arbeitenden Skelettmuskels. Z Kreislaufforsch 58:749
239. Koch G (1977) Plasma renin activity, epinephrine and norephephrine at rest and during exercise in young adults and boys. Scand J Clin Lab Invest [Suppl 147] 37:107
240. Koch G (1978) Plasma catecholamines and plasma renin activity during submaximal and near-maximal exercise in normotensive adolescents and adults, and in hypertensive patients (Abstr). Fifth Scientific Meeting of the International Society of Hypertension p 140
241. Koch G, Johansson U, Arvidsson E (1980) Determination of epinephrine, norepinephrine and dopamine in 0,1 ml plasma samples. J Clin Chem Clin Biochem 18:367
242. Koch-Weser J (1973) Correlation of pathophysiology and pharmacotherapy in primary hypertension. Am J Cardiol 32:499
243. Koch-Weser J (1978) Arterial hypertension in old age. Herz 3:235
244. König K, Reindell H, Steim H, Musshoff K (1959) Beitrag zur Hämodynamik hypertoner Regulationsstörungen. Z Kreislaufforsch 48:923
245. König K, Gebhardt W, Ullmann HW, Reindell H (1968) Veränderungen des Herzvolumens sowie einiger wichtiger spiroergometrischer Parameter nach β-Rezeptoren-Blockade. Z Kreislaufforsch 57:415
246. König K, Ruck H, Brusis O (1977) Der Effekt körperlichen Trainings im Rahmen der Frührehabilitation nach Herzinfarkt. Herz Kreislauf 4:192
247. Koerker DJ, Goodner CJ, Toivola PTK, Gale CC, Ensink JW (1974) Adaption to fasting in baboon. I. Influence of feeding schedule. Am J Physiol 227:520
248. Koerker DJ, Goodner CD, Chideckel EW, Ensink JW (1975) Adaption to fasting in baboon. II. Regulation of lipolysis early and late in fasting. Am J Physiol 229:350
249. Kornhuber HH, Lison G (1981) Bluthochdruck, Übergewicht und Alter: Zur Frühbehandlung der Hypertonie. Dtsch Med Wochenschr 106:1692
250. Kooperstein SI, Schifrin A, Leahy TJ (1962) Level of initial blood pressure and subsequent development of essential hypertension. Am J Cardiol 10:416
251. Korofkov NS (1905) K vopruso o metodakh issledonaniya krovianogo davleniya. Izo. Voenno Med Akad 11:365
252. Kotler MN, Bermann L, Rubenstein AH (1966) Hypoglycaemia precipitaded by Propranolol. Lancet 1:1389
253. Krönig B, Moergel K, Jakob H, Graulich M, Jahnecke J (1973) Blutdrucktelemetrie-Untersuchungen zum Vergleich von Basis- und Entspannungsblutdruck bei Hochdruckkranken. Verh Dtsch Ges Inn Med 79:781
254. Krönig B, Dufey K, Moergel K, Michaelis J, Jahnecke J (1974) Telemetrische Untersuchungen zur Wertigkeit eines Basalblutdruckes bei Hochdruckkranken. Klin Wochenschr 52:809
255. Krönig B, Dufey K, Meuter K, Wolff HP, Knappen F (1976) Ausmaß des Belastungsblutdruckes bei 40–65jährigen Blutdruckgesunden, an behandelten und unbehandelten Hochdruckkranken. Verh Dtsch Ges Inn Med 82:1278
256. Krönig B (1977) Spezielle Aspekte der Blutdruckvariabilität Hochdruckkranker. Jahrestagung Dtsch Ges Kreislaufforsch 43:67
257. Krönig B (1978) Die Beurteilung der Blutdruckmessung zur Diagnose und Therapiekontrolle der Hypertoniker. Muench Med Wochenschr 13:43
258. Krönig B (1981) Blutdruckvariabilität bei Hochdruckkranken – Ergebnisse telemetrischer Langzeitmessungen. In: Franz I-W (Hrsg) Belastungsblutdruck bei Hochdruckkranken. Springer, Berlin Heidelberg New York, S. 23
259. Krönig B (1976) Blutdruckvariabilität bei Hochdruckkranken. Hüthig, Heidelberg
260. Kubicek F (1973) Der Einsatz der Ergometrie in der Beurteilung der kardiovaskulären Arbeitskapazität. Wien Klin Wochenschr 19:1

261. Kuchel O (1977) Autonomic nervous system in hypertension: Clinical aspects. In: Gevest I, Koiw E, Kuchel O (eds) Hypertension – physiopathology and treatment. McGraw Hill, New York, p. 117
262. Lambert D (1974) Hypertension and myocardial infarction. Br Med J 3:685
263. Lamid S, Wolff FW (1973) Drug failure in reducing pressor effect of isometric handgrip. Stress test in hypertension. Am Heart J 86:211
264. Leary WP (1974) The cardioselectivity of acebutolol in man. Clin Trials J 11:33
265. Lehtonen A, Viikari J (1979) Longterm effects of soltalol on serum lipids. Clin Sci 57:405$_s$
266. Lew EA (1967) Blood pressure and mortality. Life insurance experience. In: Stanley J, Stamler R, Pullmann TN (eds) The epidemiology of hypertension. Grune & Stratton, New York, p. 392
267. Lew EA (1973) High blood pressure, other risk factors and lonevity: The insurance viewpoint. Am J Med 55:281
268. Liesen H (1974) Körperliches Training und Beta-Rezeptorenblockade. In: Mellerowicz H, Weidener J, Jokl E (Hrsg) Rehabilitative Kardiologie. Karger, Basel München, S. 86
269. Linss G, Böthig S (1974) Normotonie oder Hypertonie? Dtsch Gesundheitswes 29:635
270. Linzbach AJ, Boateng EA (1979) Das Herz im Alter. Mat Med Nordm 31:140
271. Löllgen H (im Druck) Zur Bedeutung der Tretgeschwindigkeit in der Ergometrie. In: Mellerowicz H, Franz I-W (Hrsg) Ergometrie: Kalibrierung, Standardisierung, Methodik. Peri-Med, Erlangen
272. Lohmann FW, Dissmann Th, Horn J (1974) Hypertonie und Myocardinfarkt unter besonderer Berücksichtigung des Blutdruckverhaltens nach dem Infarkt. Z Kardiol 63:252
273. Lüderitz B (1978) Beta-Rezeptorenblocker bei kardialen Rhythmusstörungen. Internist 19:532
274. Lund-Johansen P (1981) Hämodynamik bei der essentiellen Hypertonie in Ruhe und während Ergometrie und deren Beeinflussung durch Diuretika, β-Rezeptorenblocker und Vasodilatatoren. In: Franz I-W (Hrsg) Belastungsblutdruck bei Hochdruckkranken. Springer, Berlin Heidelberg New York S. 107
275. Lund-Johansen P (1967) Hemodynamics in early essential hypertension. Acta Med Scand [Suppl 482] 183:1
276. Lund-Johansen P (1970) Hemodynamic changes in long-term diuretic therapy of essential hypertension. Acta Med Scand 187:509
277. Lund-Johansen P (1974) Hemodynamic changes at rest and during exercise in long-term therapy of essential hypertension. Acta Med Scand 195:177
278. Lund-Johansen P, Ohm OI (1976) Hemodynamic long-term effects of β-receptor blocking agents in hypertension: Comparison between alprenolol, atenolol and timolol. Clin Sci Mol Med 51:481
279. Lund-Johansen P (1976) Hemodynamic effects of clonidine in man. In: Onesti G, Fernandes M, Kim KE (eds) Regulation of blood pressure by the central nervous system. Grune & Stratton, New York, p. 355
280. Lund-Johansen P (1976) Haemodynamic long-term effects of timolol at rest and during exercise in essential hypertension. Acta Med Scand 199:263
281. Lund-Johansen P (1978) Beeinträchtigung der Hämodynamik bei Hypertonie – spontane Veränderungen und Auswirkungen einer Therapie. Wien Med Wochenschr [Sonderheft 1] 128:1
282. Lund-Johansen P (1978) Beeinträchtigung der Hämodynamik bei Hypertonie – spontane Veränderungen und Auswirkungen einer medikamentösen Therapie. Muench Med Wochenschr 128:4
283. Lundvall J, Järhult J (1976) Beta-adrenergic dilator component of the sympathetic vascular response in skeletal muscle. Acta Physiol Scand 96:180
284. Lydtin H (1978) Welcher Sport ist für den Hypertoniker empfehlenswert? Sandoz-Reihe: Experten beantworten Fragen zur Hypertonie. Sandoz, Nürnberg
285. Maidorn K (1979) Der arterielle Druck bei ergometrischer Leistung. In: Mellerowicz H (Hrsg) Ergometrie. Urban & Schwarzenberg, München Wien Baltimore, S. 147
286. Malek I, Waagstein F, Hjalmarson A, Holmberg S (1978) Hemodynamic effects of the cardioselective β-blocking agent metoprolol in acute myocardial infarction. Acta Med Scand 204:195
287. Mallion JM, Debru JL, Avezon F, Cau G, Mueller JM (1975) Intérêt de l'étude à l'effort chez le normotendu et chez l'hypertendu des chiffres de la pression artérielle. Arch Mal Coeur 68:1001
288. Management Committee (1980) The Australian therapeutic trial in mild hypertension. Lancet 6:1261

289. Matsumoto N, Whisnant JP, Kurland LT, Okazaki N (1973) Natural history of stroke in Rochester, Minnesota, 1955 through 1969: An extension of previous study, 1945 through 1954. Stroke 4:20

290. Matthes D, Hüllemann KD, Schütz P, Brinkhus HB (1975) Direkte kontinuierliche Blutdruckmessung mit der Mikrokathetermethode während körperlicher Belastung. Techn Med 5:12

291. Matthes D, Schütz P, Hüllemann K-D (1978) Unterschiede zwischen indirekt und direkt ermittelten Blutdruckwerten. Med Klin 11:371

292. Matzdorff F (1975) Herzinfarkt, Prävention und Rehabilitation. Urban & Schwarzenberg, München Berlin Wien

293. Mayer S, Moran NC Fain J (1961) The effect of adrenergic blocking agents on some metabolic actions of catecholamines. J Pharmacol Exp Ther 134:8614

294. McDonald RH jr, Goldberg LI, McNay JL, Tuttle EP jr (1964) Effect of dopamine in man. Argumentation of sodium excretion, glomerular filtration rate and renal plasma flow. J Clin Invest 43:1116

295. McFate Smith W (1977) Treatment of mild hypertension. Results of a ten-year intervention trial. Circ Res [Suppl 1] 40:1

296. Meesmann W, Stöveken HJ, Billing CP (1968) Eine einfache Methode zur Bestimmung des Basisblutdrucks und deren Bedeutung für die Praxis. Lebensversicherungsmedizin 20:118

297. Meesmann W, Stöveken HJ, Billing CP (1970) Die Bestimmung des Basisblutdrucks in der Praxis durch die Ermittlung des sogenannten Entspannungswertes. Dtsch Med Wochenschr 95:734

298. Mellerowicz H (1956) Vergleichende Untersuchungen über das Ökonomieprinzip in Arbeit und Leistung des trainierten Kreislaufs und seine Bedeutung für die präventive und rehabilitative Medizin. Arch Kreislaufforsch 24:70

299. Mellerowicz H, Roskamm H, Hettinger Th, Hollmann W, Klaus EJ, König K, Mies H, Reindell H, Stoboy E (1964) Vorschläge zur Standardisierung der ergometrischen Leistungsmessung. 2. Mitteilung. Z Kreislaufforsch 53:856

300. Mellerowicz H (1979) Ergometrie. Urban & Schwarzenberg, München Wien Baltimore

301. Mellerowicz H (im Druck) Standardisierung der Ergometrie. In: Mellerowicz H, Franz I-W (Hrsg) Ergometrie – Kalibrierung, Standardisierung, Methodik. Peri-Med, Erlangen

302. Menard J, Bertagna X, N'Guyen PT, Degoulet P, Corwe P (1976) Rapid identification of patients with essential hypertension sensitive to acebutolol. Am J Med 60:886

303. Merimce TJ, Rabin O (1973) A survey of growth hormone secretion and action. Metab Clin Exp 22:1235

304. Metropolitan Life Insurance Company: Blood pressure: Insurance experience and its implications. New York, 1961

305. Miall WE, Bell RA, Lovell HG (1968) Relation between changes in blood pressure and weight. Br J Prev Soc Med 22:73

306. Miall WE, Chinn S (1974) Screening for hypertension: Some epidemiological observations. Br Med J 7:595

307. Mocellin R, Rutenfranz J (1970) Methodische Untersuchungen zur Bestimmung der körperlichen Leistungsfähigkeit (PWC_{170}) im Kindesalter. Z Kinderheilkd 108:61

308. Moeller J, Heyden O (1959) Die labile Blutdrucksteigerung. Z Kreislaufforsch 48:413

309. Mordasini R, Glück Z, Weichmann P, Keusch G, Meyer A, Riesen W (1980) Zur Pathogenese der Diuretikainduzierten Hyperlipoproteinämie. Klin Wochenschr 58:359

310. Morgan T, Adam W, Carney S, Gibbard R, Brown S, Wheeler D (1979) Treatment of mild hypertension in elderly males. Clin Sci 57:355s

311. Moser L, Schmidt M, Lundt PV (1979) Die Wirkungen eines Beta-Rezeptorenblockers auf die Kraftfahreigenschaft. Med Klin 74:1134

312. Muiesan G, Magnani B, Agabati-Rosei E, Alicandri C, Ambrosionie E, Miele N (1976) Evaluation of the effect of timolol alone and in combination with hydrochlorothiazide and amiloride in the treatment of mild to moderate arterial hypertension: a doubleblind controlled study. Clin Sci Mol Med 51:529

313. Nagle FJ, Naughton J, Balke B (1966) Comparison of direct and indirect blood pressure with pressure flow dynamics during exercise. J Appl Physiol 21:317

314. Nelson RR, Gobel FL, Jorgensen CR (1973) Hemodynamic predictors of myocardial oxygen consumption during static and dynamic exercise. Circulation 50:1173

315. Nerem RM, Cornhill JF (1980) Hemodynamics and atherogenesis. Atherosclerosis 36:151
316. Neuendörfer B, Kömof D, Marx P (1979) Risikofaktoren beim Hirninfarkt. Med Welt 49:1837
317. Neus H, Schulte W, Friedrich G, Rüddel H, Schirmer G, Eiff AW von (1981) Relationship between blood pressure reactions on an ergometric and an emotional stress test. Klin Wochenschr 59:a47
318. Neus H, Eiff AW von, Friedrich G, Heusch G, Schulte W (1981) Das Problem der Adaptation in der klinisch-therapeutischen Hypertonieforschung. Dtsch Med Wochenschr 106:622
319. Nüssel E (1977) Some new results from the epidemiological research in Heidelberg. World Health Organization meeting on comprehensive cardiovascular community control programs. Geneva
320. Nyberg G (1976) Effect of β-adrenoreceptor blockers on heart rate and blood pressure in dynamic and isometric exercise. Drugs [Suppl 1] 11:185
321. O'Brien ET, McKinnon J (1972) Propranolol and polythiazide in treatment of hypertension. Br Heart J 34:1042
322. Oliver MB, Kurien VA, Greenwood TW (1968) Relation between serum-free-fatty-acids and arrythmias and death after acute myocardial infarction. Lancet 1:710
323. Overlack A, Stumpe KO (1978) Antihypertensiver Effekt einer fixen β-Rezeptorenblocker-Diuretikum-Kombination bei täglich einmaliger Applikation. Med Welt 39:1517
324. Patyna WD (1981) Die Beeinflussung des Blutdruckverhaltens Hochdruckkranker während Ergometrie durch eine Reserpin-Diuretikum-Kombination und β-Rezeptorenblockade. In: Franz I-W (Hrsg) Belastungsblutdruck bei Hochdruckkranken. Springer, Berlin Heidelberg New York, S. 139
325. Peart WS (1976) The problems of morbidity and therapy in borderline hypertension. Schweiz Med Wochenschr 106:1706
326. Pernow B, Saltin B (1971) Availability of substrates and capacity for prolonged heavy exercise in man. J Appl Physiol 31:416
327. Philipp Th, Cordes U, Distler A (1977) Sympathetic responsiveness and antihypertensive effect of beta-receptor blockade in essential hypertension. Dtsch Med Wochenschr 102:569
328. Philipp Th, Distler A, Cordes U (1978) Sympathetic nervous system and blood pressure control in essential hypertension. Lancet 11:559
329. Philipp Th, Distler A (1979) Gefäßreagibilität unter Diuretika. Med Welt 26:1015
330. Pinter EJ, Pattee CP (1967) Effect of β-adrenergic blockade on resting and stimulated fat mobilization. J Clin Endocrinol 27:1441
331. Placheta Z, Novak A (1971) Einige Probleme der Funktionstests bei submaximaler Belastung. Med Sport 5:153
332. Poliner LR, Dehmer GJ, Lewis SE, Parkey RW, Blomquist CG, Willerson JT (1980) Left ventricular performance in normal subjects: a comparison of the response to exercise in the upright and supine position. Circulation 62:123
333. Ponari O, Civardi E, Poti R (1972) Action of some betablockers on plasma fibrinolysis in vitro and in vivo in man. Arzneim Forsch 22:629
334. Prachar H, Heller G, Jobst Ch, Kiss E, Nobis H, Spiel R, Enenkel W (1976) Zum koronaren Risiko bei Hypertonikern. Herz Kreisl 8:174
335. Prachar H, Enenkel W, Nobis H, Ogis E (1979) Zur Wertigkeit verschiedener Untersuchungen bei der arteriellen Hypertonie. Wien Klin Wochenschr 91:552
336. Prennschütz-Schützenau H, Baller D, Hellige G, Sigmund-Duchanova H, Vennebusch HJ (1977) Wirkungen von Isobiddinnitrat und Pindolol auf Herzdynamik, O_2-Verbrauch des Herzens und Koronarzirkulation bei alleiniger und kombinierter Applikation. Herz Kreisl 9:217
337. Prichard BNC (1964) Hypotensive action of pronethalol. Br Med J 1:1227
338. Prichard BNC (1977) Pressor responses to betaadrenergicblocking drugs. Lancet 1:536
339. Pruett ED, Maehlum S (1973) Muscular exercise and metabolism in male juvenile diabetics. Energy metabolism during exercise. Scand J Clin Lab Invest 32:139
340. Putzeys MR, Hoobler SW (1972) Comparison of clonidin and methyldopa on blood pressure and side effects in hypertensive patients. Am Heart J 83:464
341. Pyörälä K, Mattila S, Leirisalo M, Taivonen S (1974) A new beta-adrenergic blocking drug, timolol maleate, in combination with hydrochlorothiazide in the treatment of arterial hypertension. In: Magnani B (ed) Beta-adrenergic blocking agents in the management of hypertension and angina pectoris. Raven, New York, p.59

222   Literatur

342. Rabkin SW, Mathewson FAL, Tate RB (1978) Predicting risk of ischemic heart disease and cerebrovascular disease from systolic and diastolic blood pressures. Ann Intern Med 88:342
343. Rasmussen S, Rasmussen K (1979) Influence of metoprolol, alone and in combination with a thiazid diuretic, on blood pressure, plasma volume, extracellular volume and glomerular filtration rate in essential hypertension. Eur J Clin Pharmacol 15:305
344. Recklinghausen H von (1901) Über Blutdruckmessung beim Menschen. Arch Exp Pathol Pharmakol 46:78
345. Reindell H, König K, Roskamm H (1967) Funktionsdiagnostik des gesunden und kranken Herzens. Schattauer, Stuttgart
346. Reisin E, Abel R, Modan M, Silverberg DS, Eliahon HE, Modan B (1978) Effect of weight loss without salt restriction on the reduction of blood pressure in oberweight hypertensive patients. N Engl Med 298:1
347. Relman AS (1980) Mild hypertension: no more benign neglect. N Engl J Med 302:293
348. Remington JW (1963) The physiology of the aorta and major arteries. In: Hamilton WF, Dow P (eds) Handbook of physiology, section 2, Circulation, vol II. American Physiological Society, Washington DC, p. 799
349. Renner F, Haber P, Rainer P (1981) Ergebnisse elektrokardiographischer und ergometrischer Untersuchungen an 18jährigen männlichen Stellungspflichtigen. Z Kardiol 70:495
350. Report of Medical Research Council Working Party on Mild to Moderate Hypertension (1981) Adverse reactions to bendrofluazide and propranolol for the treatment of mild hypertension. Lancet 9:539
351. Reybrouck T, Amery A, Billiet L (1977) Hemodynamic response to graded exercise after chronic beta-adrenergic blockade. J Appl Physiol 42:133
352. Richardson DW, Honour AJ, Fenton GW, Stoff FH, Pickering GW (1964) Variation in arterial pressure throughout the day and night. Clin Sci 26:445
353. Ricci DR, Orlick AE, Cipriano PR, Guthaner DF, Harrison DC (1979) Altered adrenergic activity in coronary arterial spasm: Insight into mechanism based on study of coronary hemodynamics and the electrocardiogramm. Am J Cardiol 43:1073
354. Richter-Heinrich E, Borys M, Sprung H, Läuter J (1971) Psychophysiologische Reaktionsprofile von Hypo- und Hypertonikern. Dtsch Gesundheitswes 26:1481
355. Ritter G (1973) Neuere Ergebnisse über das Blutdruckverhalten junger Männer. Muench Med Wochenschr 115:763
356. Riva-Rocci S (1896) Un nuova sigmomanometro. Gaz Med Torino 47:981
357. Rizza RA, Cryer PE, Gerich JE (1979) Role of glucagon, catecholamines and growth hormone in human glucose counter regulation. J Clin Invest 64:62, 71
358. Robinson SK (1973) Indentification of mild hypertension and some risk factors that influence prognosis. J Am Geriatr Soc 21:379
359. Rosenman RH, Scholtz RI, Brand J (1976) A study of comparative blood pressure measures in prediciting risk of coronary heart disease. Circulation 54:51
360. Rosenthal T, Holtzman E, Segal P (1980) The effect of chlortalidone on serum lipids and lipoproteins. Atherosclerosis 36:111
361. Rost R, Hollmann W, Liesen H (1976) Körperliches Training mit Hochdruckpatienten, Ziele und Probleme. Herz Kreisl 2:680
362. Roth J, Glick GM, Yalow RS, Berson SA (1963) Hypoglycaemia: a powerful stimulus to secretion of growth hormone. Science 140:987
363. Rutenfranz J (1968) Möglichkeiten und Grenzen der Funktionsprüfungen von Herz und Kreislauf im Kindesalter. Z Aerztl Fortbild 62:931
364. Sackett DL (1974) Screening for disease: cardiovascular disease. Lancet 2:1189
365. Safar ME, Weiss YA, London GM, Frackowiak RF, Milliez PL (1974) Cardiolpulmonary blood volume in borderline hypertension. Clin Sci Mol Med 47:153
366. Sannerstedt R (1966) Hemodynamic response to exercise in patients with arterial hypertension. Acta Med Scand [Suppl] 180:458
367. Sannerstedt R (1969) Hemodynamic findings at rest and during exercise in mild arterial hypertension. Am J Med Sci 258:70
368. Sannerstedt R (1975) Haemodynamic effects of adrenergic beta-receptor-blocking agents in arterial hypertension. In: Berglund G, Hansson L, Werkö L, Lindgren A (eds) Pathophysiology and management of arterial hypertension. Mölndal, p. 194

369. Sarnoff S, Case JRB, Stainsky WN, Macruz R (1958) Hemodynamic determinants of oxygen consumption of the heart with special reference to the tension-time-index. Am J Physiol 192:148

370. Schalch DS, Kipnis DM (1965) Abnormalities in carbohydrate tolerance associated with elevated plasma nonesterified fatty acids. J Clin Invest 44:2010

371. Scheler F (1977) Warum Hochdrucktherapie? Therapiewoche 27:7168

372. Schellong F, Heinemeier M (1933) Über die Kreislaufregulation in aufrechter Körperstellung und ihre Störungen. Z Ges Exp Med 89:49

373. Schettler G (1979) Ist der Kampf gegen die Herz- und Gefäßkrankheiten zu gewinnen? Z Allg Med 55:667

374. Schimert E (1965) Körperbelastung und Koronarerkrankungen. Muench Med Wochenschr 18:894

375. Schneider KW (1962) Einfluß einer mäßigen körperlichen Belastung auf die wichtigen hämodynamischen Parameter des Hypertonikers. Verh Dtsch Ges Kreisl Forsch 28:102

376. Schneider KW (1968) Pathogenese der Herzinsuffizienz bei Hypertonie. In: Reindell H, Keul J, Doll E (Hrsg) Herzinsuffizienz. Schattauer, Stuttgart, S.396

377. Schmidt HD, Hoppe H, Heidenreich L (1979) Direct effects of dopamine, orciprenaline and norepinephrine on the right and left ventricle of isolated canine hearts. Cardiology 64:133

378. Schoknecht G, Thefeld W, Hoffmeister H (1980) Bluthochdruck, Übergewicht und Hypercholesterinämie – unabhängige Faktoren? Med Welt 31:588

379. Schulte W (1981) Blutdruckreaktivität unter emotionalem Stress bei essentieller Hypertonie – pathophysiologische und diagnostische Aspekte. In: Franz I-W (Hrsg) Belastungsblutdruck bei Hochdruckkranken. Springer, Berlin Heidelberg New York, S.59

380. Schulte W, Neus H, Noffke HK, Eiff AW von (1978) Zur Problematik der Einteilung in Blutdruckgruppen aufgrund von Ruhemessungen. Verh Dtsch Ges Inn Med 84:789

381. Schulte W, Neus H, Noffke H-K, Malsch B (1978) Zur Problematik der Hypertonieeinteilung nach klinischen Blutdruckwerten. Med Welt 43:1669

382. Schulte W, Neus H (1979) Bedeutung von Streßreaktionen in der Hypertoniediagnostik. Herz Kreisl 11:541

383. Schwalb H, Eberl J, Meier G (1970) Sauerstofftransportökonomie und Leistungsbreite des Kreislaufs in Beziehung zum Blutdruck bei Männern mittleren Lebensalters. Arch Kreisl Forsch 63:78

384. Schwalb H (1974) Training bei Hypertonikern. In: Mellerowicz H, Weidener J, Jokl E (Hrsg) Rehabilitative Kardiologie. Karger, Basel, S.105

385. Seipel L, Breithardt G, Döhring HP (1977) Die Wirkung von Atenolol auf den Sinusknoten und die intrakardiale Erregungsleitung beim Menschen im Vergleich zu Propranolol. Z Kardiol 66:719

386. Seliger V, Buchberger J, Pachlopnikova I (1968) Zur Untersuchungsmethodik der physischen Arbeitskapazität des Menschen. Teor Praxe Tel Vych 16:730

387. Shaw DB, Holman RR, Gowers JI (1980) Survival in sinoatrial disorder. Br Med J 1:139

388. Shekelle RB, Ostfeld AM, Klawans HL (1974) Hypertension and risk of stroke in an elderly population. Stroke 5:71

389. Sheps DS, Ernst JC, Briese FW, Myerburg RJ (1979) Exercise-induced increase in diastolic pressure: Indicator of severe coronary artery disease. Am J Cardiol 43:708

390. Simon H (1978) Herzwirksame Pharmaka. Urban & Schwarzenberg, München Wien Baltimore

391. Simon AC, Safar MA, Levenson JA, Kheder AM, Levy BT (1979) Systolic hypertension: hemodynamic mechanism and choice of antihypertensive treatment. Am J Cardiol 44:505

392. Sinclair RG (1975) Hypertension. In: Hart CR (Hrsg) Screening in general practice. Churchill, Livingstone Edinburgh

393. Sivertson R, Andersson O, Hansson L (1979) Blood pressure reduction and vascular adaption. Acta Med Scand 205:477

394. Smirk FH (1944) Casual and basal blood pressure. IV. Their relationship to the supplemental pressure with a note on statistical implications. Br Heart J 6:176

395. Smithen CS, Balcon R, Sowton E (1971) Use of his potentials to assess changes in atrioventricular conduction produced by a series of beta-adrenergic blocking agents. Br Heart J 33:995

396. Snedecor CW (1971) Statistical methods, 6th edn. Towa State University Press, Towa

397. Soltero I (1978) Trends in mortality from cerebrovascular diseases in the United States, 1960 to 1975. Stroke 9:549

398. Stamler J (1973) Epidemiology of coronary heart diseases. Med Clin North Am 57:5

399. Stamler J, Schoenberger JA, Schekelle RB, Stamler R (1974) Hypertension. The problem and the challenge. In: Merck, Sharp & Dohme: The hypertension handbook (Merck, West Point, Pa 19486

400. Stamler JSt, Farinario E, Mojounier LM, Haie Y, Moss D, Stamler R (1980) Prevention and control of hypertension by nutritional-hygienic means. JAMA 18:1819

401. Stegemann J, Kenner T (1974) A theory on heart control by muscular metabolic receptors. Arch Kreislaufforsch 64:185

402. Stein G The heart load of several kinds of sports in rehabilitation after heart infarction (Abstr). II. World Congress on Cardial Rehabilitation, Jerusalem, 1981

403. Steinmann B (1980) Physiologische Altersveränderungen als Risikofaktoren. Aktuel Gerontol 10:149

404. Stephan E (1979) Kombination Schirmbild-Blutdruckmessung, Erfahrungen und Ergebnisse im Kanton Bern. Schweiz Med Wochenschr 109:234

405. Stewart McDG (1976) Compared incidence of first myocardial infarction in hypertensive patients under treatment containing propranolol or excluding β-receptor-blockade. Clin Sci Mol Med 51:509s

406. Stoker JB, Sreeharan N, Linden RJ, Barbour MP, Lorimer AR, Hillis WS, Lawrie TDV (1979) The effects of exercise in hypertension controlled with metoprolol or methyldopa. Clin Sci 57:391$_s$

407. Strauer BE (1979) Das Hochdruckherz. Springer, Berlin Heidelberg New York

408. Strauss HC, Gilbert M, Svenson RH, Miller HC, Wallace AG (1976) Electrophysiological effects of propranolol on sinus node function in patients with sinus node dysfunction. Circulation 54:452

409. Strong JP, Eggen DA, Oalmann MC (1972) The natural history, geographic, pathology and epidemiology of atherosclerosis. In: Wiss RW, Geer JC (eds) The pathogenesis of atherosclerosis. Williams & Wilkins, Baltimore, p.20

410. Studer A, Baumgärtner R, Siebenschein R, Satz N, Grimm J, Siegenthaler W, Vetter W (1980) Prävalenz der Hypertonie und Grenzwerthypertonie bei Studenten. Schweiz Med Wochenschr 110:338

411. Sturm A, Schuster P (1977) Rehabilitation bei Hypertonie. Dtsch Med Wochenschr 102:1732

412. Suwa N, Iakahashi I (1971) Morphological and morphometrical analysis of circulation in hypertension and ischemic kidney. München Berlin Wien

413. Svärdsudd K, Berglund G, Tibblin G (1976) Morbidity and mortality in treated and untreated hypertension: results from the Göteborg 50-year-old men study. Drugs [Suppl] 1:34

414. Svärdsudd K, Tibblin G (1979) Mortality and morbidity during 13,5 year's follow-up in relation to blood pressure. Acta Med Scand 205:483

415. Tarazi RC, Dustan HP (1972) Beta adrenergic blockade in hypertension. Practical and theoretical implications of long-term hemodynamic variations. Am J Cardiol 29:633

416. Taylor SH (1975) The circulation in hypertension. In: Burley DM, Birdwood GFB, Fryer JH, Taylor SH (eds) Hypertension – its nature and treatment. Metropolis, London, p.29

417. Taylor CB, Farguhar JW, Nelson B (1977) Relaxation therapy and high blood pressure. Arch Gen Psychiatr 34:339

418. Thadani U, Parker JO (1979) Propranolol in angina pectoris. Duration of inproved exercise tolerance and circulatory effects after acute oral administration. Am J Cardiol 44:118

419. Thomas RD (1981) Ventricular fibrillation in myocardial infarction and hypokalaemia (Abstr). Symposium: Potassium, the Heart and Hypertension. Rome

420. Thulesius O (1974) Die Diagnose der orthostatischen Hypertonie anhand einfacher Kreislaufparameter. In: Dengler H-J (Hrsg) Das Orthostasesyndrom. Schattauer, Stuttgart New York, S.177

421. Tibblin G, Wilhelmsen L, Werkö L (1975) Risk factors for myocardial infarction and death due to ischemic heart disease and other causes. Am J Cardiol 35:514

422. Trafford JAP, Horn CR, O'Neal H, McGonigk R, Halford-Maw L, Evans R (1981) Five year follow-up of effects of treatment of mild and moderate hypertension. Br Med J 282:1111

423. Traub YM, Aygen MM, Rosenfeld JB (1979) Hazards in treatment of systolic hypertension. Am Heart J 2:174

424. Trieb G, Nüsser E, Aschke HJ (1973) Untersuchungen der Blutdruckregulation bei essentieller Hypertonie unter Orthostasebelastung vor und nach Therapie. Herz Kreisl 5:202

425. Turner GG, Nelson RR, Nordstrom LA, Diefenthal HC, Gobel FL (1978) Comperative effect of nadolol and propranolol on exercise tolerance in patients with angina pectoris. Br Heart J 12:1361

426. Undeutsch K, Lang E (1976) Besonderheiten der Hochdruckkrankheit des alternden Menschen. Geriatrie 6:284

427. United States Public Health Service Hospitals: Morbidity and mortality in mild essential hypertension. Circ Res [Suppl II] 30, 31:110

428. Varnauskas B, Cramer G, Malmcrona R, Werkö L (1961) Effect of chlorothiazide on blood pressure and blood flow at rest and on exercise in patients with arterial hypertension. Clin Sci 20:406

429. Vedin A, Wilhelmson C, Werkö L (1975) Chronic alprenolol treatment of patients with acute myocardial infarction after discharge from hospital. Acta Med Scand [Suppl] 575:7

430. Veterans Administration Cooperative Study Group on Antihypertensive Agents: Effects of treatment on morbidity in hypertension: results in patients with diastolic blood pressure averaging 115 through 129 mm Hg. JAMA 202:1028 (1967)

431. Veterans Administration Cooperative Study Group on Antihypertensive Agents. Effects of treatment on morbidity in hypertension. II Results in patients with diastolic blood pressure averaging 90 through 114 mm Hg. JAMA 213:1143 (1970)

432. Veterans Administration Cooperative Study Group on Antihypertensive Agents. Effects of treatment on morbidity in hypertension. III Influence of age, diastolic pressure and priorcardiovascular disease; further analysis of side effects. Circulation 45:991 (1972)

433. Veterans Administration Cooperative Study Group on Antihypertensive Agents: Effects of treatment on morbidity in hypertension. Circulation 51:1107 (1975)

434. Von Eiff AW (1967) Essentielle Hypertonie. Klinik, Psychophysiologie und Psychopathologie. Thieme, Stuttgart

435. Von Eiff AW, Neus H, Schulte W (1978) Streßreagibilität als Charakteristikum von Blutdruckgruppen. Verh Dtsch Ges Inn Med 84:792

436. Vorburger C (1977) Die antihypertensive Wirkung von Timololmaleat (Blocadren) in gestaffelter Kombination mit einem Diuretikum. Schweiz Med Wochenschr 106:1474

437. Waagstein F, Hjalmarson A, Varnauskas B, Wallentin I (1975) Effects of chronic beta-adrenergic receptor blockade in congestive cardiomyopathie. Br Heart J 37:1022

438. Waern U, Åberg H (1979) Blood pressure in 60-year-old men. Acta Med Scand 206:99

439. Wahlund H (1948) Determination of the physical working capacity. Acta Med Scand [Suppl 215] 132:1

440. Wagner G (1976) Hypertonie. Methodik und Ergebnisse einer Vorsorgeuntersuchung in einem chemischen Großbetrieb. BASF-Studie III. Schattauer, Stuttgart

441. Wald H, Guerney M, Stoff FH (1937) Some effects of alteration of posture on arterial blood pressure. Am Heart J 14:319

442. Watson RDS, Stallard TJ, Littler WA (1979) Influence once-daily administration of β-adrenoceptor antagonists on arterial pressure and its variability. Lancet 6:1210

443. Weber E, Gundert-Remy U, Schrey A (1977) Patienten Compliance. Witzstrock, Baden-Baden

444. Weidener J, Mellerowicz H (1970) Dosiertes Training bei hypertonen Kreislaufregulationsstörungen. Internist 11:287

445. Weidmann P, Glück Z (1979) Grenzwert-Hypertonie. Schweiz Med Wochenschr 109:417

446. Wessels F, Heinze A, Werth HW (1977) Antihypertensive therapy with a new β-blocking agent timolol. Double blind study and comparison with aprenolol and pindolol. Med Klin 72:1689

447. Wilson L, Meyer B, Albury J (1979) Early prediction of hypertension using exercise blood pressures. Med Sci Sports 11:110

448. Wirtzfeld A, Klein G, Delius W, Sack D (1978) Behandlung des akuten Myokardinfarktes mit Metoprolol. Dtsch Med Wochenschr 103:566

449. Wolff G (1978) Bluthochdruck – die Pest unserer Zeit. Mod Med 2:87

450. Wollheim E (1975) 50 Jahre Hochdruckforschung, Probleme und Ergebnisse. Vortrag anläßlich der 1. Mitgliederversammlung der Deutschen Liga zur Bekämpfung des hohen Blutdruckes, Bonn. Heidelberg, S. 25

451. World Health Organization: Hypertension and coronary heart disease: classification and criteria for epidemiological studies. Technical Report series No. 168 (1959)

452. World Health Organization: Arterial hypertension and ischaemic heart disease. Technical Report series No. 231 (1962)

453. Zerzawy R, Bachmann K, Fleischer H (1976) Telemetrische Untersuchungen der Herz- und Kreislaufbelastung auf einem Trimmpfad. Dtsch Med Wochenschr 17:664
454. Zerzawy R, Reis A, Bachmann K (1977) Belastungshypertonie bei Hochdruckkranken und Grenzwerthypertonikern. Jahrestagung. Dtsch Ges Kreislaufforsch 43:112
455. Zerzawy R (1981) Belastungshypertonie bei stabiler und grenzwertiger Hypertonie – Vergleich geistiger, isometrischer und dynamischer Belastungen. In: Franz I-W (Hrsg) Belastungsblut-druck bei Hochdruckkranken. Springer, Berlin Heidelberg New York, S. 49
456. Zerzawy R (1981) Telemetrie von arteriellem Druck und Herzfrequenz unter alltäglichen und sportlichen Belastungen im Vergleich zur Fahrradergometrie. In: Franz I-W (Hrsg) Belastungs-blutdruck bei Hochdruckkranken. Springer, Berlin Heidelberg New York, S. 161

Sachverzeichnis

Belastungsblutdruck bei Hochdruckkranken

Ausmaß, Bedeutung und Konsequenzen für die Praxis

Herausgeber: I.-W. Franz

1981. 79 Abbildungen. XV, 173 Seiten
Gebunden DM 38,–
ISBN 3-540-10754-1

Inhaltsübersicht: Pathogenetische Faktoren bei der arteriellen Hypertonie. – Diagnostische Maßnahmen bei der arteriellen Hypertonie. – Blutdruckvariabilität bei Hochdruckkranken. Ergebnisse telemetrischer Langzeitmessungen. – Belastungshypertonie bei stabiler und grenzwertiger Hypertonie. – Vergleich geistiger, isometrischer und dynamischer Belastungen. – Blutdruckreaktivität unter emotionalem Streß bei essentieller Hypertonie – pathophysiologische und diagnostische Aspekte. – Grundlagen der Ergometrie. – Ergometrische Untersuchungen zur Diagnostik bei der arteriellen Hypertonie. – Medikamentöse Hochdruckbehandlung. – Hämodynamik bei der essentiellen Hypertonie in Ruhe und während Ergometrie und deren Beeinflussung durch Diuretika, ß-Rezeptorenblocker und Vasodilatatoren. – Telemetrische Untersuchungen zum Ausmaß des Belastungsblutdrucks unbehandelter und behandelter Hochdruckkranker. – Die Beeinflussung des Blutdruckverhaltens Hochdruckkranker während Ergometrie durch eine Reserpin-Diuretikum-Kombination und ß-Rezeptorenblocker. – Ergometrische Untersuchungen zur Therapiekontrolle bei der arteriellen Hypertonie. – Telemetrie von arteriellem Druck und Herzfrequenz unter alltäglichen und sportlichen Belastungen im Vergleich zur Fahrradergometrie. – Sachverzeichnis.

Der Blutdruckwert als die zentrale Größe in der Diagnostik der arteriellen Hypertonie unterliegt einer großen Variabilität. Dies gilt besonders für die ausgeprägten Blutdruckanstiege von Hochdruckkranken schon bei alltäglichen physischen und psychischen Belastungen. Das vorliegende Buch behandelt die sich hieraus ergebenden Probleme bei der Diagnostik und der prognostischen Abschätzung der Hypertonie, aber auch die therapeutischen Konsequenzen. Da die Beurteilung der Hypertonie und die Effizienz einer antihypertensiven Therapie unter Ruhebedingungen erfolgt, wird auf die Bedeutung einer ergometrischen Untersuchung zur Diagnostik und Therapiekontrolle in der ärztlichen Praxis hingewiesen.

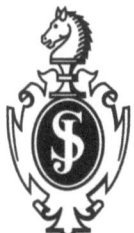

Springer-Verlag
Berlin
Heidelberg
New York

Arterielle Hypertonie

Ätiopathogenese – Diagnostik – Therapie.
Herausgeber: J. Rosenthal
Mit Beiträgen zahlreicher Fachwissen-
schaftler
1980. 174 Abbildungen, 75 Tabellen.
XII, 556 Seiten
Gebunden. DM 89,–
ISBN 3-540-08713-3

Beta-Rezeptorenblocker

Aktuelle klinische Pharmakologie und
Therapie
Herausgeber: H.-D. Bolte, A. Schrey
Unter Mitarbeit zahlreicher Fachwissen-
schaftler.
1981. 79 Abbildungen, 48 Tabellen.
XI, 188 Seiten (etwa 34 Seiten in Englisch).
Gebunden. DM 48,–
ISBN 3-540-11224-3

Essentielle Hypertonie

Psychologisch-medizinische Aspekte
Herausgeber: D. Vaitl
1982. 72 Abbildungen. XII, 229 Seiten
ISBN 3-540-10975-7

Frontiers in Hypertension Research

Editors: J. H. Laragh, F. R. Bühler, D. Seldin
1981. 242 figures, XXXIX, 628 pages
(Proceedings of an International Sympo-
sium held May 19–21, 1980 in New York
and sponsored by USV Pharmaceutical
Corp., Revlon Health Care Group)
Cloth DM 92,–
ISBN 3-540-90557-X
Distribution rights for Japan:
Igahu Shoin, Tokyo

Hypertension: Mechanisms and Management

Editors: T. Philipp, A. Distler
1980. 72 figures, 17 tables. XVII, 279 pages
(23 pages in German)
(International Boehringer Mannheim
Symposia, International Symposium, Mainz,
Germany, October 1 and 2, 1979)
DM 68,–
ISBN 3-540-10171-3

Kardiologie. Hypertonie.

Von F. Anschütz, U. Gaissmaier, W. Hahn,
D. Klaus, H. Lydtin, J. Schmidt, E. Zeh
Bandherausgeber: D. Klaus
2., neubearbeitete Auflage. 1979. 42 Abbil-
dungen, 11 Tabellen. XXV, 297 Seiten.
(Taschenbücher Allgemeinmedizin)
ISBN 3-540-09236-6

H. Mörl
Herzinfarkt

Mit einem Geleitwort von G. Schettler
Ätiologie – Diagnose – Therapie
1981. 27 Abbildungen, 1 Farbtafel,
25 Tabellen. XI, 156 Seiten
DM 28,–
ISBN 3-540-10536-0

B. E. Strauer
Das Hochdruckherz

Funktion, koronare Hämodynamik und
Hypertrophie des linken Ventrikels bei der
essentiellen Hypertonie.
1979. 50 Abbildungen, 15 Tabellen.
V, 92 Seiten
DM 28,–
ISBN 3-540-08966-7

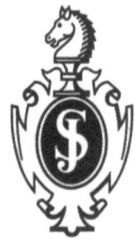

Springer-Verlag Berlin Heidelberg New York

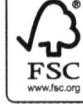